Dinesh Chauhan

Die homöopathische Fallaufnahme bei Kindern

Dinesh Chauhan

Die homöopathische Fallaufnahme bei Kindern
Zeichnungen, Gestik und Träume als neue Wege zur Mittelfindung
Die Sankaran-Methode in der Praxis

Titel der englischen Original-Ausgabe:
A Wander with a Little Wonder -
Child-Centric Case Witnessing
Text Copyright © Philosia publications, Mumbai, Indien
Artwork Copyright © Dr. Urvi Chauhan, Mumbai, Indien

ISBN 978-3-941706-46-0

1. deutsche Ausgabe 2011

© 2011, Narayana Verlag GmbH,
Blumenplatz 2, 79400 Kandern, Tel.: +49 7626 974970-0,
Email: info@narayana-verlag.de, Homepage: www.narayana-verlag.de

Übersetzt von Angela Nowicki

Alle Rechte vorbehalten. Ohne schriftliche Genehmigung des Verlags darf kein Teil dieses Buches in irgendeiner Form – mechanisch, elektronisch, fotografisch – reproduziert, vervielfältigt, übersetzt oder gespeichert werden, mit Ausnahme kurzer Passagen für Buchbesprechungen.

Dinesh Chauhan

Die homöopathische Fallaufnahme bei Kindern

Zeichnungen, Gestik und Träume
als neue Wege zur Mittelfindung

Die Sankaran-Methode in der Praxis

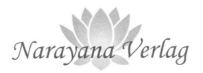

Inhalt

Widmung 6
Danksagungen 7
Vorwort 10

DIE THEORIE

Das Kind 15
Die Fallbeobachtung: Ein kindzentrierter Anamneseansatz .. 18
    Voraussetzungen für die Fallbeobachtung: 18
    Wann ist die Anwesenheit der Eltern angebracht? 20
    Wann ist die Anwesenheit der Eltern nicht angebracht? .. 22
    Zuhören: Die Essenz aller Techniken 22
    Beobachten: Die Mutter aller Techniken 24
Während der Fallbeobachtung 26
    Der Prozess der Fallbeobachtung 27
    Die passive Phase der Fallbeobachtung 27
    Die aktive Phase der Fallbeobachtung 32
    Die aktiv-aktive Phase der Fallbeobachtung 34
Fenster zum Energiemuster des Kindes 38
    Ängste 39
    Träume 45
    Kunst 51
    Tanz 70
    Musik 71
Der Sinn im Unsinn: Die innere Beobachtung 73
Die vorgeburtliche Mutter-Kind-Beziehung 83

DIE PRAXIS

Hinweise für den Leser 100

Fallbeispiele

    Schnell, konzentriert und treffsicher muss man sein 101

    Meine Freundin ist verrückt und verseucht 129

    Allein auf der Welt 153

    Angst vor Verletzungen 169

    Ich liebe Farben! 186

    Glitzernde Farben mischen, die im Dunkeln leuchten . . . 204

    Das ist eine Bombe, kein Ball 220

    Meine Mutter ist ein Drache 242

    Mama riecht so gut! 263

Eine Mahnung an alle Erwachsenen 287

ANHANG

Literaturverzeichnis 289

Arzneimittelverzeichnis 290

Über den Autor 291

Widmung

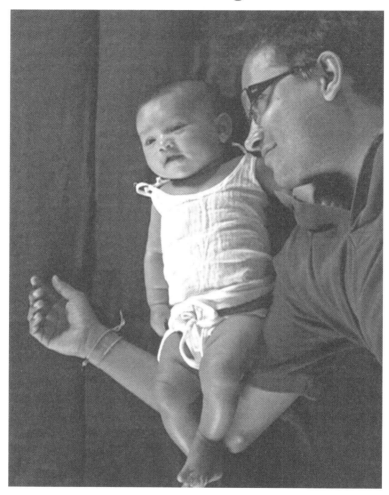

Dieses Buch ist unserer Tochter Rahi gewidmet. Der Name Rahi kommt aus dem Arabischen und bedeutet „Frühling", der Inbegriff des Lebens, Wachstums und Beginns; auf Hindi bezeichnet dieser Name einen Reisenden. Sie ist wie der Frühling in unser Leben gekommen, und ihre reine Energie hilft uns, uns des inneren Kindes gewahr zu sein und uns ihm bedingungslos auszuliefern.

Danksagungen

Ein Buch ist wie ein Wesen mit eigenem Atem und eigener Identität. Es ist wie ein Pflanzensetzling, der darauf wartet zu keimen, Wurzeln zu schlagen, Blüten zu treiben und Früchte zu tragen. An einer Pflanze wie an einem Buch arbeiten viele Hände zusammen, und viele Herzen verbünden sich, um sie oder es großzuziehen. Wie eine Pflanze, hat auch ein Buch nicht nur einen Ursprung. Der Same des Buches ist der Gedanke, der Traum, das leise Wispern einer Vision. Aus dem Geist des Visionärs aufgetaucht, tut es seine ersten schwankenden Schritte: Es erforscht seine Umwelt, macht Entdeckungen, geht in die Welt hinaus und gestaltet seine eigene Geschichte.

Auf diesem Buch ruht ein Segen. Die Geschichte seiner Entstehung ist so reich wie die auf seinen Seiten. Viele Geister haben es gehegt, gepflegt und bewässert. Der erste Same jedoch wurde durch die Verbindung mit meinem Lehrer, Dr. Rajan Sankaran, gelegt. Dieses Buch verdankt ihm seinen Lebensatem. Letztlich waren es seine Begeisterung und Ermutigung, seine Führung und seine Zuversicht, die diesem Buch zum Dasein verholfen haben. Geschrieben habe ich es, doch er war der treibende Geist hinter der Schöpfung dieses Buches.

Auf den Weg machen konnte sich der Sprössling nur, weil Dr. Jui Mokashi und Dr. Priyanka Jain so viel Vorarbeit geleistet haben. Sie haben den Boden bestellt. Hätten sie nicht so sorgfältig gearbeitet, hätten sie das Unternehmen nicht in die Wege geleitet, dann hätte dieses Buch nie das Tageslicht erblickt. Danke, Jui und Priyanka. Ich schulde euch beiden viel.

Als Jui und Priyanka mit der Vorarbeit beschäftigt waren, halfen ihnen Dr. Sarika Nanivadekar, Dr. Deepti Khatanhar, Dr. Sumegha Sharma, Dr. Devhuti Torpani, Dr. Bhavna Mav und Dr. Kadambari Khona bei der Bestellung des Bodens. Ich danke euch allen aus tiefem Herzen.

Als der Boden bereit war, musste ich nur noch einen Gärtner suchen, und der erschien in Gestalt meiner Frau, Dr. Urvi Chauhan. Ich hätte für diese Arbeit keinen besseren Mitarbeiter finden können, denn sie ist nicht nur eine akademische Wissenschaftlerin, sondern auch eine passionierte Studentin der Homöopathie. Mit unbeugsamer Energie und unendlicher Anmut hat sie sich augenblicklich auf die Essenz meiner Gedanken eingestimmt. Sie hat den zarten Schößling vom ersten Entwurf an bewässert. Sie war auch meine Zuflucht in Zeiten der Bedrängnis, und meine Dankbarkeit ihr gegenüber ist größer, als Worte es ausdrücken könnten.

Als das Buch seine eigene Identität herauszubilden begann, seine eigene Stimme fand und zu einer Persönlichkeit wurde, halfen mir meine Freundinnen Rebecca Williams (www.himalayansensation.com) und Barbara Burgess (www.burgesswrite.com) mit ihren genialen Anregungen und ihrer redaktionellen Kompetenz. Mit ihrer Unterstützung konnte mein Buch Wurzeln schlagen. Danke, Rebecca und Barbara.

Auch meinen Kollegen und Studenten aus Indien, Japan, Großbritannien, Dänemark, Serbien, Belgien und Israel, mit denen ich meine Erfahrungen aus der Fallbeobachtung bei Kindern teilen durfte, möchte ich danken. Mein Austausch mit ihnen, bei dem ich ihre Anfragen beantworten und ihre Wissbegierde über den Prozess der Fallbeobachtung bei Kindern stillen konnte, hat mir geholfen, ihn besser zu verstehen und mein Wissen zu verfeinern.

Nicht zuletzt bedanke ich mich bescheiden und ehrerbietig bei allen, die an mich geglaubt haben, die meinen Wurzeln Regen und Nahrung gegeben haben.

Es hat lange gebraucht, dieses Buch fertigzustellen, und ich bin dankbar für jede Anregung. Mein Ziel, die Tiefe eines Kindes beobachtend auszuloten und zu verstehen, habe ich schließlich erreicht. Es gibt keine Worte, die geeignet wären, das volle Ausmaß meiner Dankbarkeit auszudrücken. Für mich blüht der Baum (das vorliegende Buch) jetzt und trägt Früchte. Dieser Baum wird immer weiter zu wachsen und zu wurzeln bestrebt sein, doch nun ist er begierig, seine Früchte und seine Süße allen darzubieten. Nachdem ich selbst die Früchte genossen habe, biete ich sie bescheiden allen zum Genuss an. Wenn Sie sie gekostet haben, freue ich mich über Ihr Feedback.

Ihre Anregungen können Sie an folgende Adressen mailen: drchauhan@vsnl.net, swasthyahealing@yahoo.com. Sie werden mir helfen, Fakten zu überprüfen, die einer Überarbeitung bedürfen, was wiederum dem Baum helfen wird, seine Wurzeln im Mutterboden zu stärken.

Vorwort

Dies ist Dr. Dinesh Chauhans zweites Buch, in dem er seine Methode der Fallbeobachtung erläutert. Er nimmt uns mit auf eine wissenschaftlich begründete Reise zu den Quellen, eine Reise, die uns durch den gesamten Anamneseprozess führt und uns so manches Wunder offenbart.

Dinesh gibt uns klare Richtlinien an die Hand, die uns zeigen, wann wir das richtige Arzneimittel für einen Patienten gefunden haben. Für mich kumuliert dies im Wissen, dass das komplette veränderte Energiemuster des Patienten zum Zentrum der Quelle passen muss. Anders gesagt: Das Zentrum des Patienten muss zum Zentrum des Arzneimittels passen.

Eines der Beispiele, die er in seinem ersten Himalaya-Seminar 2009 anführte, betraf ein Kind, dessen Mittel, wie sich herausstellte, der Tintenfisch war. Dieses Kind jedoch hatte während der ersten zehn Minuten kaum etwas gesagt. Nur von Zeit zu Zeit hatte es den Namen einer Farbe erwähnt. Dinesh ließ es fortfahren und notierte die Farben. Das Kind zählte jede Menge Farben auf und fügte dieser Liste dann das Wort „Neon" hinzu. Darauf folgte eine Liste mit Obstsorten, deren Farben der Junge nannte (nicht den Geschmack, nicht die Form). Anschließend zählte er Sehenswürdigkeiten auf: Den Eiffelturm, Disneyland, durchsetzt mit dem Wort „hellgelb". Seine Aufzählungen schienen nicht enden zu wollen: Länder, Farben, Fische, Spiele und wieder Fische – Wal, Stachelrochen, Qualle… Was fängt man an mit einem kleinen Patienten, der so wenig zu sagen hat? Dinesh fragte ihn, was er mit den Farben tun möchte. „Gefährliche Monster anmalen", lautete die Antwort. Und er zeichnete eine 8. Dinesh lässt seine Patienten zeichnen und achtet darauf, wie sie seine Fragen durch ihre Zeichnungen interpretieren. Jenes Kind zeichnete einen Tintenfisch und schwarze Tinte. Sein Tintenfisch versteckte sich in einer Flasche, die die Form einer 8 hatte. So wird uns nach und nach klar, dass das Zentrum des Kindes Farben, Meerestiere und die 8 sind. Aus der Zoologie wissen wir, dass das Zentrum eines Tintenfisches Farben sind – mit seiner Fähigkeit zur Biofluoreszenz ist er das Chamäleon des

Meeres. Das Kind hatte nur sehr wenig gesagt, und doch konnten seine Anamnese beendet und sein Mittel gefunden werden: Sein verändertes Energiemuster passte zu dem des Tintenfisches.

Dinesh hat auch bemerkt, dass die Beschreibung der Quelle zum Unbewussten des Patienten passen muss – sei es der Bereich der Träume, der Einbildungen, der Ängste und so fort.

Ich kann nur staunen über die Gelassenheit eines Arztes, der bereit ist, seine Patienten ebenso zwanglos wie aufmerksam zu begleiten, und entschlossen, in seiner Fallaufnahme wissenschaftliche Beweise zum Tragen zu bringen. Die Homöopathie folgt natürlichen Gesetzen, die uns Dinesh Schritt für Schritt enthüllt.

Er ist ein leidenschaftlicher Lehrer und ein sorgfältiger Behandler. In diesem Buch dürfen wir uns mit ihm auf die Reise durch die Welt der homöopathischen Wunder begeben.

Jenni Tree
Fulbeck, Großbritannien 2010

Diesen Ausspruch mag ich sehr:

*Ein kleiner Junge zeichnete etwas, und seine Mutter fragte ihn: „Was zeichnest du da, Jimmy?"
Ohne aufzusehen antwortete der Junge:
„Ein Bild von Gott."
„Aber, Jimmy", entgegnete seine Mutter.
„Niemand weiß, wie Gott aussieht."
„Wenn ich fertig bin, wissen sie's", sagte Jimmy.*

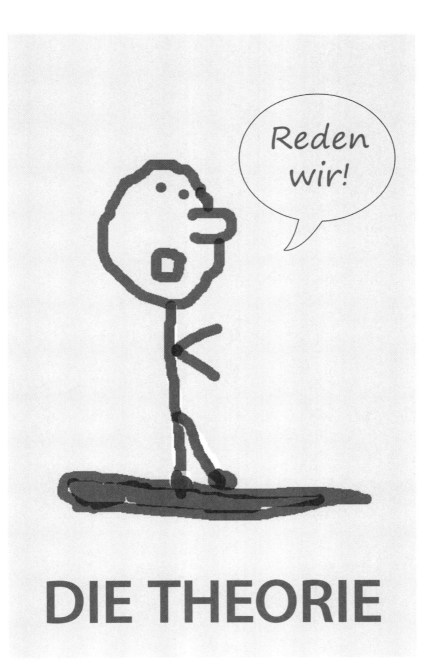

Ich bin so tief wie ein Ozean. Wenn du tief genug hinabtauchst, kannst du seltene, exotische Schätze finden.

—Christina Anguise

DAS KIND

Ein kleines Kind ist ein wahrer Wissenschaftler, ein einziges großes Fragezeichen. Was? Warum? Wie? Ich höre nicht auf zu staunen über das wiederkehrende Wunder der Entwicklung, fasziniert zu sein vom Geheimnis dieses unerschrockenen Eifers.
—Victoria Wagner

Wir alle haben den Eifer dieses jungen, neugierigen Wissenschaftlers schon erlebt. Wir alle haben schon ungestüme Fragestunden hinter uns gebracht, die von Kindern verschiedenster Altersgruppen angestiftet wurden; über manche Fragen mussten wir uns das Gehirn zermartern, während uns andere nie gestellt wurden. Manchmal haben wir aus Verzweiflung aufgehört, nach einer Antwort zu suchen. Manchmal haben uns die simplen, unbefangenen Antworten der Kinder auf ihre eigenen Fragen in Erstaunen versetzt: *Wo haben sie das her?*

Voller Elan und Energie sind Kinder begierig darauf, das Leben auf ihre eigene Art zu entdecken; sie haben die erstaunliche Fähigkeit zu beobachten, zu lernen und intuitiv zu wissen. Sie haben auch ein sehr gutes Gedächtnis. Kinder sind kreativ und erfinderisch, sie haben Unmengen von Ideen und Plänen. In Wirklichkeit sind sie ein riesiger Energiespeicher. Interessanterweise drückt jedes Kind diese Energie auf seine ganz eigene Weise aus, wie bei einem Fingerabdruck, der für jede Person einzigartig ist.

Ich bin überzeugt, dass jedes Kind ein Genie in sich trägt. Dieses Genie enthüllt sich in den Handlungen, Gefühlen, Vorstellungen, Träumen, Spielen und Zeichnungen des Kindes und auf zahllosen anderen Wegen. Picasso sagte einmal: „Ich habe vier Jahre gebraucht, um malen zu können wie Raffael, aber ich habe ein Leben lang gebraucht, um malen zu können wie ein Kind."

Kinder sind unschuldig. Ihre Gedanken sind originell, und sie können alles natürlich und mühelos tun. Sie drücken ihre Energie gekonnt in Worten, Taten, Verhalten und vielerlei anderen Lebensäußerungen aus. Das unterscheidet sie von jedem anderen Geschöpf.

Alle diese Beobachtungen und Erfahrungen brachten mich zu folgenden Fragen:

◊ Wie können wir als Homöopathen die kindlichen Ausdrucksweisen in unserer Fallbeobachtung auf bestmögliche Weise erfassen?

◊ Wie können wir das Energiemuster eines Kindes dazu bringen, sich zu äußern, und wie können wir seinen ureigenen Kern aus der Reserve locken, der seine tiefsten Gedanken, Gefühle, Wahnideen und Empfindungen enthält?

◊ Wie kann ein Kind sein komplettes Energiemuster, seinen Zustand und seine gesamte Essenz ausdrücken, wenn dies schon den Erwachsenen mit ihren gut entwickelten verbalen Fähigkeiten so schwer fällt?

Als ich mit der Fallaufnahme bei Kindern begann, wurden einige meiner Fragen beantwortet. Ich bemerkte, dass einige meiner besten Fälle die von Kindern waren; trotz ihres begrenzten Wortschatzes konnten sie ihr komplettes verändertes Energiemuster auf wunderbar klare Weise ausdrücken. Ihre Abwehrmechanismen waren begrenzt, es waren nur wenige Techniken der Fallbeobachtung erforderlich, und der ganze Prozess brauchte weniger Zeit. Nach der Verabreichung des Similiums zeigten sich erstaunlich rasch Resultate.

Je häufiger ich Kindern in ihr Innerstes folgte, um so tiefere Einsichten in ihr komplettes Energiemuster und dessen Ausdrucksweisen gewann ich. Die zahlreichen Fälle, die ich behandelt habe, halfen mir, eine logische, wissenschaftlich haltbare und, was noch wichtiger ist, reproduzierbare Methode der Fallbeobachtung zu entwickeln; das Endergebnis (das veränderte Energiemuster des Kindes) ist durchweg nicht-menschlich und un-sinnig.

Als ich damit begann, in meiner Praxis Kinder auf der Reise zu ihrem Energiemuster zu begleiten, wurde ich von vielen meiner Kollegen mit Fragen bombardiert:

- ◊ Wie kann ein Kind seinen eigenen Fall darstellen?
- ◊ Ist sein Intellekt denn entwickelt genug, deine Fragen zu verstehen?
- ◊ Weiß es überhaupt, was es sagen soll?
- ◊ Wenn es schon Erwachsenen schwer fällt, ihr Energiemuster auszudrücken, wie soll das dann erst einem Kind gelingen?

Auf die Frage: „Kann ein Kind seinen eigenen Fall darstellen?" kann ich nur mit einem nachdrücklichen „Ja!" antworten. Kinder mit ihrer überreichen Energie sind definitiv in der Lage, sich auf ihre ganz individuelle Art Ausdruck zu verschaffen. Zudem haben kleine Kinder noch keine „Maske" zur Verfügung, sie sind ihrem inneren Selbst viel näher. Sie können ihr Energiemuster in Reinform erleben und ihm kraftvollen Ausdruck verleihen. Die Fallbeobachtung bei Kindern ist eine Kunst – es hängt alles davon ab, den richtigen Zugang zu finden.

Die nächste Frage wäre: „Wie können wir Homöopathen die Sprache des Kindes ungeachtet seines Alters verstehen?" Mir wurde schnell klar, dass ich mich vor allem anderen auf das Kind zu konzentrieren hatte, seine Energie und Aktivitäten beobachten und es selbst in den Mittelpunkt stellen musste. Je mehr Kindern ich zuhörte, je mehr ich sie beobachtete, um so feiner wurde mein Verständnis, und ich begriff, dass Kinder die Drehbuchschreiber, Regisseure, Produzenten und Darsteller ihres eigenen Films sind. Wir Homöopathen hingegen sind nur die Beleuchtungstechniker, die hinter den Darstellern stehen und die Scheinwerfer auf sie richten. In diesem Sinne entwarf ich einen systematischen Zugang zur Fallbeobachtung bei Kindern.

Die Fallbeobachtung:
Ein kindzentrierter Anamneseansatz

„Wir sollten jedem Kind sagen:
Weißt du, was du bist?
Du bist ein Wunder.
Du bist einzigartig.
In all den Jahren, die vergangen sind,
hat es niemals ein Kind wie dich gegeben."
— Pablo Casals

Um den ganzen Prozess klarer und einfacher darstellen zu können, habe ich diese Methode in zwei grundlegende Teile aufgeteilt:

1. Vor der Fallbeobachtung
2. Nach der Fallbeobachtung

Vor der Fallbeobachtung

Bevor wir anfangen, hier einige wichtige Punkte, die wir immer im Kopf behalten müssen. Wir müssen unvoreingenommen bleiben und alle festen Prinzipien oder Regeln über Bord werfen, sonst riskieren wir, maßgebliche Hinweise zu übersehen, die das Kind uns durch seine Aktivitäten geben möchte. Wir müssen uns ganz auf die Welt des Kindes einlassen.

Voraussetzungen für die Fallbeobachtung:

> **Achten Sie darauf, alle festen Regeln außen vor zu lassen.**

Da jedes Kind ein Individuum ist, ist es ganz entscheidend, dass wir immer daran denken, es als einzigartiges Geschöpf zu behandeln. Keine festen Regeln und Prinzipien! Beobachten Sie das Kind einfach.

> **Werden Sie zum Katalysator.**

Ein Katalysator ist eine Substanz, die nicht selbst an der Reaktion beteiligt ist, deren Anwesenheit jedoch den Reaktionsverlauf absichert. Solch ein Katalysator ist der Homöopath. Er muss einfach nur anwesend sein und darf nicht in den Erkenntnisprozess des kindlichen Energiemusters eingreifen.

Folglich sollte der Homöopath vor der Fallbeobachtung seine Sinne schärfen, um alle Daten, die das Kind ihm liefern wird, empfangen zu können. Um Zugang zur inneren Welt des Kindes zu erhalten, muss der Homöopath selbst zum Kind werden; er muss seine „Doktormaske" ablegen. Diese Verwandlung ist eine notwendige Voraussetzung für die Fallbeobachtung.

> Das Ambiente des Sprechzimmers sollte kinderfreundlich sein.
> Entfernen Sie möglichst alle Gläser und zerbrechlichen Gegenstände aus dem Sprechzimmer.
> Stopfen Sie das Zimmer nicht mit Gegenständen voll, die die Bewegungen und Ausdrucksmöglichkeiten des Kindes behindern könnten.
> Verlangen Sie von dem Kind nicht, auf seinem Platz sitzen zu bleiben.
> Ermuntern Sie das Kind, alles zu tun, was es möchte.
> Geben Sie dem Kind sowohl geistigen als auch körperlichen Raum.

Unser kleiner Patient A. zum Beispiel kletterte unaufhörlich auf der Liege und auf dem Regal herum. Er blieb nie an einer Stelle sitzen und fiel beim Herumspringen allen auf die Nerven. Später, als wir den Fall durch Beobachtung und unter Berücksichtigung der Schwangerschaftsgeschichte der Mutter abgeschlossen hatten, war das vollständige Energiemuster des Kindes zum Vorschein gekommen und zeigte das Similium an: **Lac rhesus**.

> Halten Sie alle Hilfsmittel bereit, die das Kind braucht, um sich ausdrücken zu können, wie leeres Papier, Buntstifte, Spielzeug, Bücher, Geduldsspiele usw.

Uns ist bewusst, dass jedes Kind ein einzigartiges Individuum ist und dass unser Ansatz, es kennen zu lernen, daher ebenfalls individuell sein muss. Nicht alle Kinder drücken ihre Energie durch Worte oder Handlungen aus. Manche zeichnen oder spielen lieber. Um auf alle Eventualitäten vorbereitet zu sein, muss der Homöopath sein gesamtes Instrumentarium zur Hand haben.

Wann ist die Anwesenheit der Eltern angebracht?

Zu Beginn können Mutter, Vater oder beide Eltern zusammen mit dem Kind im Sprechzimmer Platz nehmen, so lange, bis das Kind sich in der Nähe des Homöopathen wohl fühlt und mit der Umgebung vertraut geworden ist.

Viele Homöopathen sind der Meinung, dass ein Kind von einem Elternteil ins Sprechzimmer begleitet werden sollte. Ich glaube, dass jedes Kind in der Lage ist, sich selbst in vollem Umfang Ausdruck zu verschaffen. Wenn die Eltern diesen Selbstausdruck störend beeinflussen, sollten wir überlegen, ob wir nicht besser mit dem Kind allein sprechen. Dennoch gibt es Fälle, in denen die physische Anwesenheit der Eltern erforderlich ist.

- ◊ Wenn das Kind zu klein ist – jünger als ein Jahr.
- ◊ Wenn die Anwesenheit der Eltern den Zustand des Kindes verschärft und uns dies später helfen kann.
- ◊ Wenn die bloße Anwesenheit der Eltern das Kind ermutigt, seinen Zustand auszudrücken, und wenn die Eltern als Katalysatoren wirken.
- ◊ Wenn die Eltern nicht ihre eigenen Gefühle äußern und das Kind ungestört reden lassen.
- ◊ Wenn die Eltern einfach nur neben dem Kind sitzen, ohne aktiv am Gespräch teilzunehmen und zu reagieren.
- ◊ Wenn das Kind sich durch seine Eltern ausdrückt. Manche Kinder halten beispielsweise beim Zeichnen die Hand ihrer Mutter.

In einem Fall trug die Mutter ihr Kind am Leib und sagte, es sitze in einer externen Gebärmutter. Darauf folgte die gesamte Fallaufnahme, die auf das Mittel **Känguruh** hinauslief.

In einem anderen Fall weigerte sich ein Mädchen zu sprechen, als sie zum ersten Mal zu uns kam. Da sie sich durchaus nicht öffnen wollte, bestellten wir sie zu einem anderen Termin wieder. Ein weiteres Mal waren all unsere Bemühungen vergeblich, denn sie sprach kein Wort mit dem Arzt und sagte die ganze Zeit nur: „Bitte holen Sie meine Mutter herein!" Zunächst hörte ich nicht auf sie, doch als sie zu weinen begann, rief ich die Mutter herein. Das Mädchen nahm seine Mutter bei der Hand und begann endlich zu sprechen. Wir begriffen, dass ihr Problem die Angst vor dem Verlust der Mutter war, die ganz typisch für Strontium carbonicum ist.

◊ Wenn das Kind sich nicht artikulieren kann oder sehr klein ist und die Eltern dem Homöopathen helfen, seinen Zustand zu verstehen, ohne den natürlichen Gesprächsfluss zu stören.

In einem Fall begleitete die Mutter ihr Kind ins Sprechzimmer. Als der Arzt das Mädchen fragte, was ihm fehle, antwortete die Mutter nicht, sondern sagte dem Kind, es solle zum Doktor gehen und ihm alles erzählen. Die Mutter fragte mich, ob sie hinausgehen solle. Von Zeit zu Zeit ermunterte sie ihre Tochter zum Sprechen, ohne jedoch den natürlichen Gesprächsfluss zu stören. Sie reagierte auf nichts, was das Kind als Antwort auf meine Fragen äußerte. Ich bat es: „Erzähle mir von deinen Träumen, Ängsten usw.", und die Mutter blieb still sitzen, schuf eine angenehme Atmosphäre und suggerierte dem Kind nichts.

◊ Erlauben Sie den Eltern, im Sprechzimmer zu bleiben, wenn sie Fakten über ihr Kind, dessen Aktionen und Reaktionen berichten können, ohne etwas wegzulassen oder von sich aus hinzuzufügen. Das gilt insbesondere, wenn sie folgende Informationen liefern:

- womit das Kind sich beschäftigt
- wovon das Kind spricht
- welche präzisen und / oder wiederholten Gesten es macht
- was das Kind tut, wenn es allein ist
- worüber es mit anderen Kindern spricht
- welche Fragen das Kind seinen Eltern wiederholt stellt

◊ Erlauben Sie den Eltern, im Sprechzimmer zu bleiben, wenn die Eltern-Kind-Beziehung es dem Energiemuster des Kindes erleichert, zum Vorschein zu kommen, wenn sie das Energiemuster des Kindes ausdrücken und dem Homöopathen bei dessen Verständnis helfen.

Wann ist die Anwesenheit der Eltern nicht angebracht?

◊ Wenn die Eltern anfangen, ihre Gefühle auf das Kind zu projizieren oder an seiner Stelle zu sprechen.
Eine Mutter sagte: „Mein Kind fühlt sich einsam, ist eifersüchtig und sehr konkurrenzorientiert."
◊ Wenn das Kind nach seinen Empfindungen gefragt wird und die Eltern für das Kind zu sprechen beginnen, obwohl es selbst sprechen kann.
◊ Wenn die Eltern das Kind wiederholt unterbrechen und zu seinen Gunsten sprechen.
◊ Wenn Sie bemerken, dass das Kind nicht frei über ein bestimmtes Thema reden kann oder sich in Anwesenheit der Eltern unbehaglich bei der Erörterung bestimmter Themen fühlt.

Nun, da wir die Voraussetzungen kennen, wollen wir uns mit zwei entscheidenden Fähigkeiten bekannt machen, die sich ein Homöopath aneignen muss, um die Kunst der Fallbeobachtung bei Kindern meistern zu können.

Immer wieder betone ich, dass die Fallbeobachtung ein wissenschaftliches, logisches, herleitbares und, was das Wichtigste ist, reproduzierbares Phänomen ist. Dabei kommen zwei unverzichtbare Techniken zum Einsatz: Zuhören und Beobachten.

Zuhören: Die Essenz aller Techniken

Beim Lesen dieser Überschrift mögen Sie sagen: „Ich höre den Menschen doch ununterbrochen tagein, tagaus zu!" Zuhören ist etwas, was wir so mühelos tun, dass man denken mag: „Muss man denn etwas besprechen, was wir ohnehin die ganze Zeit im Alltag praktizieren, ob nun mit oder ohne unser Wissen?"

Der Akt des Zuhörens umfasst mehr als das physische Hören. Er erfordert auch *die psychische Anteilnahme am Gegenüber.* Zuhören beinhaltet:

1. Hinwendung:
Ihre Körperhaltung, Ihr Augenkontakt und Ihre Bewegungen zeigen dem Gegenüber, dass er im Mittelpunkt Ihrer Aufmerksamkeit steht, und dass Sie ihm „mit dem ganzen Körper" zuhören.

2. Beteiligung:
Wahrnehmung der Körpersprache des Patienten

Laden Sie Ihr Gegenüber durch Ihre Zuwendung ein, sich mitzuteilen, reagieren sie positiv auf den Patienten und kommunizieren Sie non-verbal Ihre Anteilnahme.

Schweigen

3. Paraphrasierung:
Zusammenfassung der empfangenen Botschaft mit eigenen Worten

Spiegeln

Wenn wir bei der Fallbeobachtung dem Kind passiv mit unserem ganzen Wesen zuhören, können wir folgende nützliche Tipps zur Anwendung bringen:

◊ Hören Sie sich *die ganze Botschaft an, ohne sie zu interpretieren.*
◊ Erfassen Sie *den Geist des Gesprächs,* „wie es ist".
◊ Versuchen Sie, „zwischen den Zeilen zu lesen". Achten Sie auf die nonverbalen Hinweise, die Sie erhalten.
◊ Achten Sie auf Unstimmigkeiten zwischen den verbalen und nonverbalen Botschaften des Kindes; hören Sie heraus, was sein Bewusstsein Ihnen zu sagen versucht, und erfassen Sie die Botschaft seines Unbewussten: Worte, Gesten, Gesichtsausdruck, Klang der Stimme usw.
◊ Achten Sie beim Zuhören auf wiederkehrende Belange und Muster des Kindes.

◊ Was passt nicht ins Bild? Seien Sie aufmerksam, wenn dem Kind etwas „herausrutscht", was es gar nicht sagen wollte, und es den Lapsus zu überspielen versucht, indem es behauptet, es habe etwas anderes gemeint. Achten Sie auf jeden falschen Zungenschlag, auf alles, was aus dem Zusammenhang gerissen oder in diesem Moment keinen Sinn zu haben scheint.

Beobachten: Die Mutter aller Techniken

Ich nenne das Beobachten die Mutter aller Techniken, weil wir, ungeachtet dessen, welche speziellen Techniken wir bei der Behandlung von Patienten sonst noch einsetzen mögen, Kinder bei der Fallaufnahme immer beobachten müssen: Wir müssen zum „Zeugen" werden.[1]

„Zeugen" kennen wir vor allem aus der Rechtsprechung.

- Ein Zeuge ist ein naher Beobachter, der zu einer beobachteten Sache Angaben aus erster Hand machen kann.
- Ein Zeuge beschreibt die von ihm beobachtete Situation, wie sie ist, ohne zu seiner Aussage auch nur ein Wort hinzuzufügen oder etwas wegzulassen.
- Ein Zeuge sieht den beobachteten Vorgang, wie er ist, ohne ihn durch eigene Bewertungen zu verfälschen.

Wir dürfen nicht vergessen, dass Kinder bei der Fallaufnahme eine hundertprozentige Beobachtung erfordern. Es dürfte mittlerweile klar sein, dass man, um „Zeuge" zu werden, sich nicht nur auf bloßes Zuschauen beschränken darf. Als Homöopathen müssen wir unser Augenmerk vollständig auf die präzise Beobachtung jedes von uns behandelten Kindes richten, und damit müssen wir von seinem Eintritt ins Sprechzimmer bis zum Ende der Behandlung zu seinem Zeugen werden. Die Fallbeobachtung ist eine fundamentale und unverzichtbare Technik, bei der man, um erfolgreich vom Energiemuster des Kindes Zeugnis ablegen zu können, selbst zum Kind werden muss.

---

[1] Die originale engl. Bezeichnung „Case Witnessing Process" – dt. wörtlich „Prozess der Fallbezeugung" – wurde mangels einer exakten deutschen Entsprechung mit „Fallbeobachtung" übersetzt, es wurden jedoch die engl. Abkürzungen (CWP, PCWP, ACWP usw.) beibehalten, um eine einheitliche Nomenklatur einzuführen. Anm.d.Ü.

Bei der Behandlung von Kindern gilt folgende Rangordnung: Erstens – zum Zeugen werden, zweitens – beobachten und drittens - zuhören.

Meine Überzeugung ist die folgende:

◊ 90% der Fallbeobachtung bestehen in der aufmerksamen Wahrnehmung jedes Musters, jeder Bewegung und jeder Aktion des Kindes, 9% im Zuhören, was das Kind sagt, und 1% im Zuhören, was die Mutter sagt.

◊ Es heißt, die Natur habe uns zwei Ohren, aber nur eine Zunge gegeben, als sanften Wink, dass *wir doppelt so viel zuhören wie sprechen sollen.*

Dies ist der Grund dafür, warum ich lieber von „*Fallbeobachtung*" spreche als von „*Fallaufnahme*". Im Sinne dieser Theorie lassen Sie mich nun tiefer in die feinen Nuancen der eigentlichen Fallbeobachtung eintauchen und erörtern, was ein Homöopath **während der Fallbeobachtung** bei einem Kind braucht.

Während der Fallbeobachtung

*„Tritt der Realität gegenüber wie ein Kind,
sei bereit, jede Vorstellung aufzugeben,
folge demütig allen Wegen der Natur,
zu welchen Abgründen sie dich auch führen mögen.
Anders wirst du nichts lernen."*
— Thomas H. Huxley

Wenn ein Kind neu zu uns in Behandlung kommt, lautet unser erster Gedanke oft: „Oh je!" Wir Homöopathen gehen seltsamerweise davon aus, dass Kinder die schwierigsten Patienten sind. Häufig ergeben wir uns dieser Angst und stellen uns eine Gruppe bevorzugter Arzneimittel zusammen. Sobald das Kind dann das Sprechzimmer betritt, versuchen wir, es in ein Raster zu pressen:

sehr nettes und gesprächiges Kind = Phosphorus
nervös, will getragen werden = Chamomilla
furchtsames und anhängliches Kind = Stramonium

Die Energie eines Kindes lässt sich aber nicht in Raster pressen. Unsere ganze Wissenschaft dreht sich um die Idee der Individualisierung. Der gesamte Prozess der Fallbeobachtung (CWP) sollte auf die Individualität des Kindes zugeschnitten sein und vom Kind selbst geleitet werden. Er darf sich an keine Theorien halten, wir dürfen bei der Fallaufnahme nicht mechanisch nach irgendeiner schriftlichen Anleitung verfahren. Damit aus der „Fallaufnahme" eine „Fallbeobachtung" wird, muss sie heilsam und spontan ablaufen. Der gesamte Prozess der Fallbeobachtung bei Kindern kann wie folgt definiert werden:

integrativ; einfach und doch wissenschaftlich; kindzentriert; imperfekt perfekt; reproduzierbar; wissenschaftlich und doch intuitiv; eine heilsame Erfahrung

Der Prozess der Fallbeobachtung (CWP) besteht aus zwei Schritten:

A) **Passive Phase**   wissenschaftlich/allgemein zentriert
B) **B (1) Aktive Phase**   humanzentriert/
  B (2) Aktiv-aktive   wissenschaftlich-intuitiv } individualisiert/
  Phase

A) Die passive Phase der Fallbeobachtung (PCWP)

(wissenschaftlich / allgemein zentriert)

Um die passive Phase der Fallbeobachtung richtig verstehen zu können, lassen Sie uns das Symbol des Adlers benutzen und schauen, wie ein Adler seine Beute jagt.

Zu Beginn schwingt sich der Adler in weiten Kreisen hoch in den Himmel auf. Aus diesem Blickwinkel weiß er nichts über seine Beute, wo sie sich befindet und mit welchen Mitteln sie gefasst werden kann. Er kreist nur passiv am Himmel, ohne einen Flügelschlag, ohne sich aktiv zu bewegen. Passiv späht er alles aus, was auf der Erde unter ihm vor sich geht. Vielleicht erblickt er ein Kaninchen, eine Schlange, ein Küken oder eine andere Beute. Dieses visuelle Abtasten kann zwei, drei oder auch fünf Stunden lang andauern, bis er schließlich seine Aufmerksamkeit auf eine bestimmte Beute richtet. Mit dieser passiven Phase beginnt der Adler jeden seiner Jagdzüge; es handelt sich um eine universelle Praxis, die bei Adlern in der ganzen Welt angetroffen wird.

In der passiven Phase der Fallbeobachtung überlassen wir den Fall seinem natürlichen Lauf; das ganze Ziel liegt darin, der verbalen und nonverbalen Sprache des Kindes zuzuhören, ohne sie zu verändern.

Die passive Phase legt den Grundstein für die gesamte Anamnese. Sie bildet die Anfangsphase der Fallbeobachtung, wenn wir noch nichts über das Kind wissen, sie bleibt für alle Fälle konstant und wird universell bei allen Kindern angewendet. In dieser Phase erlauben wir dem Kind, im Augenblick zu sein, zu sagen, was immer es auch sagen möchte, und wir überlassen uns dem natürlichen Gesprächsfluss, um zu sehen, was zum Vorschein kommt. Ohne Beteiligung des Intellekts, ohne Einmischung lehnen wir uns einfach zurück und folgen dem Kind.

Die passive Phase hilft uns, zwischen allgemeinen und charakteristischen Eigenschaften zu unterscheiden. Charakteristische Eigenschaften sind Ausdruck einer Störung des vitalen Energiemusters in einem Kind, sie sind das, was wir den nicht-menschlichen Ausdruck nennen. Diese Äußerungen heben sich von den allgemeinen ab, weil sie im Gesprächsfluss so deplatziert, so ungeordnet, aus dem Kontext gerissen und unverhältnismäßig erscheinen. Häufig übersteigen sie das Begriffsvermögen des Behandlers wie auch das des Kindes. Sie weisen kaum eine Beziehung zum momentanen Leben des Kindes auf. Anders gesagt, ergeben sie im Gesprächskontext keinen Sinn, weshalb wir solche Äußerungen auch als „UN-SINN" bezeichnen. Die passive Phase lenkt unsere Aufmerksamkeit auch auf wichtige charakteristische Worte, Wendungen und Gesten, die wiederholt auftauchen. Sie hilft uns, die Erfahrungsebene des Kindes zu erkennen. Was aber noch wichtiger ist: Die passive Phase hilft uns bei der Bestimmung des Zentrums eines Falls. Im weiteren Verlauf der Fallbeobachtung werden all die Informationen, die wir in der passiven Phase gesammelt haben, uns gleichsam als Leitfackel dienen. Das, was immer und immer wieder auftaucht, ist definitiv das Zentrum und der Kern des Kindes.

Ziele der passiven Phase (um sowohl die aktive als auch die Aktiv-aktive Phase systematisch und intuitiv gestalten zu können):

Das erste Ziel ist es, **deplatzierte, ungeordnete, nicht zum Gesprächsfluss passende, nicht zum Inhalt passende, unverhältnismäßige, für Sie oder das Kind unverständliche und unzeitgemäße** verbale und nonverbale Äußerungen herauszufinden.

Wir beachten den verbalen und nonverbalen Ausdruck des Kindes, um uns keine un-sinnigen und nicht-menschlichen Äußerungen entgehen zu lassen. Diese Äußerungen tauchen sporadisch auf und haben häufig keinen Bezug zum sonstigen Inhalt. In der passiven

Phase wird das Kind eine ganz gewöhnliche, oberflächliche Unterhaltung führen, doch zwischen den Zeilen der bewussten Erzählung werden sich die für uns bedeutsamen Äußerungen in den verbalen und nonverbalen Ausdrucksweisen des Kindes manifestieren.

Das zweite Ziel ist es, das **Zentrum** des Kindes herauszufinden. Das Zentrum des Kindes finden wir, wenn es uns gelingt, die Themen, Punkte oder Äußerungen zu verstehen, die wiederholt auftauchen und im laufenden Erzählfluss des Kindes deplatziert oder ungeordnet erscheinen. Diese Äußerungen können verbal oder nonverbal sein, und sie wiederholen sich in mehr als zwei verschiedenen, nicht miteinander in Beziehung stehenden unbewussten Bereichen des Kindes. So können beispielsweise die Ausdrücke, die das Kind verwendet, um seine Hauptbeschwerde zu schildern, wiederum im Mittelpunkt seiner Träume, Interessen, Hobbys, Einbildungen, Ängste oder wichtigen Lebensereignisse stehen.

Das dritte Ziel ist es, die **Erfahrungsebene** des Kindes festzustellen. Während dieser Anfangsphase können wir herausfinden, auf welcher Erfahrungsebene sich das Kind zum jeweiligen Zeitpunkt bewegt, was uns später bei der Potenzwahl helfen wird.

- ◊ Nennt das Kind einfach nur seine Probleme, oder erzählt es die schlichten Fakten über sich selbst? NAMEN UND FAKTEN [Erfahrungsebene]
- ◊ Berichtet das Kind nur über gewöhnliche Gefühle, die jeder kennt? EMOTIONEN [Erfahrungsebene]
- ◊ Hat das Kind Kontakt zur Welt der Fantasie? (Die meisten Kinder schwingen auf dieser Ebene.) Spricht das Kind eindrucksvoll von seinen Wahnideen? EINBILDUNGEN WAHNIDEEN [Erfahrungsebene]
- ◊ Erlebt das Kind seine Empfindungen sogar physisch und erzählt davon? EMPFINDUNGEN [Erfahrungsebene]

Die gesamte aktive und aktiv-aktive Phase – das ist der *kindzentrierte*, individualisierte Teil – hängt davon ab, auf welcher Ebene das Kind während der passiven Phase schwingt.

Das vierte Ziel ist es herauszufinden, **wie das Kind seine Erfahrungsebene ausdrückt**.

◊ Steht das Kind auf seiner augenblicklichen Erfahrungsebene in Kontakt mit sich selbst? Spricht das Kind über alles, was mit ihm zu tun hat?
◊ Steht das Kind in Kontakt mit einer anderen Person, zum Beispiel einem Freund? [PROJEKTION]
◊ Leugnet oder vermeidet das Kind einfach alles? [LEUGNUNG/VERMEIDUNG]
◊ Rationalisiert oder intellektualisiert das Kind?

Nehmen wir ein Beispiel:

Befindet sich ein Kind auf der Ebene der Emotionen, und projiziert seine Gefühle auf seinen Freund, dann fragen wir: „Wie geht es deinem Freund?" und nicht: „Wie geht es dir?"

Zusammen mit der Ausdrucksweise hilft uns die Erfahrungsebene, die Fallbeobachtung zu einem individualisierten Anamneseansatz zu machen.

Wenn Gefühle die Erfahrungsebene des Kindes sind, kann ich es nicht bitten, seine Erfahrungen zu beschreiben. Ich muss das Kind dort abholen, wo es steht, und ich muss meine Fragen und meine Frequenz an die des Kindes anpassen, erst dann kann ich das Kind allmählich zur Empfindung hinleiten.

Schauen wir uns ein anderes Beispiel an:

Befindet sich das Kind zum Ende der passiven Phase auf der Ebene der Wahnideen, kann es die verschiedensten Bilder schildern, bei denen es selbst im Mittelpunkt steht, die es auf jemand anderen projiziert oder die es verleugnet, verbirgt oder vermeidet.

In diesem Fall würde die aktive Phase der Fallbeobachtung auf der Ebene der Wahnideen beginnen, nur die Fragen wären entsprechend andere:

◊ Ich bin in einem Käfig eingeschlossen. *(stellt sich selbst in den Mittelpunkt)* Die Frage würde lauten: „Was erlebst du dort?"

- ◊ Als ob jemand in einem Käfig eingeschlossen ist. *(projiziert das Bild auf jemand anderen)* Die Frage würde lauten: „Wie empfindet dieser Mensch das?"
- ◊ Ich habe in der Zeitung gelesen, dass jemand in einem Käfig eingeschlossen war. *(Projektion)* Die Frage würde lauten: „Erzähle mir, was du in der Zeitung gelesen hast."
- ◊ Ich meide Situationen, in denen ich in einen Käfig eingeschlossen werden könnte. *(Vermeidung)* Die Frage würde lauten: „Welche Situationen meidest du?"
- ◊ Ich habe nie das Gefühl, in einem Käfig eingeschlossen zu sein. *(Verleugnung)* Die Frage würde lauten: „Welche Situationen beengen dich nicht oder geben dir nicht das Gefühl, in einem Käfig eingeschlossen zu sein?"

In der passiven Phase suchen wir den Kern des Kindes, und wir ersparen uns eine Menge Zeit, wenn wir nicht alle Techniken anwenden, die wir kennen; vielmehr wenden wir nur die spezifischen Techniken an, die für jeden Fall erforderlich sind. Wir stellen allgemeine, offene, nicht suggestive und unspezifische Fragen. Unser Ziel ist es nur, das Kind zum Reden zu bringen:

- ◊ *Erzähle mir mehr von dir.*
- ◊ *Ich verstehe nicht.*
- ◊ *Fahre fort.*
- ◊ *Gibt es noch etwas über dich zu berichten?*
- ◊ *Was belastet dich sonst noch?*
- ◊ *Erzähle mehr davon.*

Wann ist die passive Phase der Fallbeobachtung abgeschlossen?

Die Dauer der passiven Phase ist nicht vorhersehbar, da jedes Kind, je nach seiner Erfahrungsebene, unterschiedlich viel Zeit braucht. Das wichtigste Ziel ist es, das Zentrum des Kindes herauszufinden. Wenn das Kind unwissentlich in zwei oder drei verschiedenen Bereichen seines Lebens das Gleiche wiederholt (ein Gefühl, eine

Wahnidee, eine Empfindung, eine Handgeste), dann finden wir darin sein Zentrum. Selbst wenn wir, wie es in manchen Fällen vorkommt, das Zentrum nicht erkennen können, so erhaschen wir doch einen flüchtigen Blick auf das, was dem Kind wichtig ist, und von dort aus können wir zur aktiven Phase der Fallbeobachtung übergehen, um das vollständige Zentrum aufzudecken.

Mithilfe der korrekten Anwendung der passiven Phase können wir Folgendes vorhersagen:

- ◊ die Dauer der Fallbeobachtung
- ◊ die Potenz
- ◊ die in der Fallbeobachtung einzusetzenden Techniken
- ◊ wann wir zur aktiven und aktiv-aktiven Phase übergehen müssen
- ◊ welche Fragen wir dem Kind stellen müssen
- ◊ die Dauer der aktiven und der aktiv-aktiven Phase
- ◊ die Prognose
- ◊ jeden Schritt in der aktiven und der aktiv-aktiven Phase
- ◊ welche Antworten von dem Kind in allen seinen unbewussten Bereichen zu erwarten sind

Man kann gewissermaßen alles über den Fall vorhersagen, mit Ausnahme des Arzneimittels.

B (1) Die aktive Phase der Fallbeobachtung (ACWP)

Nachdem der Adler lange passiv am Himmel gekreist ist, richtet er seine volle Aufmerksamkeit auf seine Beute und ist dann bereit, sich auf sie zu stürzen (so, wie wir am Ende der passiven Phase unser zentrales Thema kennen). Nachdem er seine Beute ausgemacht hat, zieht der Adler langsam immer kleinere Kreise und lässt sich dabei in den Bereich treiben, in dem er seine Beute ganz sicher weiß.

Die aktive Phase leitet den Fluss nach innen, zum Zentrum, zum Kern, zum veränderten Energiemuster des Kindes hin. Unter Verwendung der Anhaltspunkte aus der passiven Phase zielen wir darauf ab, das komplette Muster, das gesamte Phänomen hervorzuholen.

WÄHREND DER FALLBEOBACHTUNG

Dies ist die Phase, in der wir dem Kind gezielte Fragen stellen und ihm nicht erlauben abzuweichen. Wir haben ein ganz bestimmtes Ziel im Kopf und einen starken wissenschaftlichen Rückhalt; wir laufen nicht einfach in jede sich bietende Richtung, sondern kreisen das Zentrum des Kindes ein, so dass wir schließlich in sein *komplettes verändertes Energiemuster* eintauchen können.

Dieser Teil der Fallbeobachtung ist kindspezifisch und humanzentriert. Das bedeutet, dass wir die Tiefen des Kindes bis in die kleinsten Einzelheiten kennenlernen wollen. Um seinen Kern zu verstehen, machen wir von Techniken Gebrauch, die spezieller auf das Kind abgestimmt sind, mit anderen Worten: Wir verwenden einen individualisierten Zugang. Hier werden wir aktiv, um den Fluss der Anamnese in die richtige Richtung zu lenken.

War das Zentrum am Ende der passiven Phase noch unklar, dann untersuchen wir das Unbewusste des Kindes – Einbildungen, Träume, Fantasien, Ängste usw. –, um es zu klären. Wir können auch unterschiedliche Fragen und Techniken in zwei bis drei verschiedenen unbewussten Bereichen, die *nicht miteinander in Beziehung stehen und verschiedene Zeiten betreffen*, anwenden. Wenn das Kind sehr viele Situationen liefert, können uns folgende Fragen helfen, das Zentrum zu finden:

- ◊ *Was fühlst du in dieser Situation?*
- ◊ *Wie fühlt sich das an?*
- ◊ *Was ist es für ein Gefühl, so ein Problem zu haben?*
- ◊ *Was erlebst du in dieser Situation?*
- ◊ *Wir wirkt sich diese Situation auf dich aus?*
- ◊ *Erzähle mir mehr davon…*

Wenn wir das Kind nach dem Zentrum fragen, und es beginnt, alle deplatzierten und ungeordneten Ausdrücke, die es bereits in der passiven Phase verwendet hat, miteinander zu verbinden, dann wissen wir, dass es sich seinem Kern nähert, und können zur aktiv-aktiven Phase übergehen.

B (2) Die aktiv-aktive Phase der Fallbeobachtung (AACWP)

Dieser Teil ist das große Finale.

Hier zoomt der Adler, vollständig konzentriert, seine Beute heran, holt zum entscheidenden Schlag aus und greift sie sich.

Wenn wir uns ganz sicher sind, das Zentrum des Kindes erreicht zu haben, zielen unsere Fragen darauf ab, das komplette veränderte Energiemuster, den Kern, das Zentrum des Falls ans Licht zu holen.

Während der AACWP bleibt der Behandler äußerst konzentriert und spielt eine aktive Rolle, indem er dem Kind nicht erlaubt, in irgendeinen nicht-spezifischen oder bewussten Bereich abzudriften. Der Anamnesefluss wird in eine ganz bestimmte Richtung kanalisiert, um das komplette veränderte Energiemuster zu verstehen, das uns die natürliche Sprache der Substanz oder Quelle liefert, die das Kind erhalten wird. Sobald das Zentrum gesichert ist, zoomt der Behandler es heran und lässt das ganze veränderte Energiemuster zum Vorschein kommen.

Die aktiv-aktive Phase der Fallbeobachtung wird weiter in drei Schritte unterteilt:

A) Vom Zentrum zum kompletten Energiemuster oder Phänomen

Wir bemerken, dass das Kind all die isolierten, sporadischen Fragmente, die verstreut in der passiven Phase aufgetaucht sind, zu einem wunderbaren Phänomen zusammenfügt; mit seiner Beschreibung des kompletten Energiemusters verleiht das Kind dem Zentrum Leben. An diesem kritischen Punkt gleichen sich verbaler und nonverbaler Ausdruck einander an. In der passiven Phase fällt uns häufig eine sonderliche Handbewegung des Kindes auf, doch die Worte, von denen sie begleitet wird, stehen damit entweder in keiner Beziehung oder sind ganz gewöhnlich. Später, während der aktiv-aktiven Phase, passt dieselbe Handbewegung auf einmal zum verbalen Ausdruck.

Dieser Prozess hat zwei Ziele:

- ◊ das komplette veränderte Energiemuster oder Phänomen ans Licht zu bringen

- ◊ das Naturreich, das Unterreich und das Miasma des Falls zu erfassen

Um den ganzen Prozess oder das Phänomen in seiner Gesamtheit zu erfassen, können folgende Suggestionen und Fragen verwendet werden:

- ◊ Konzentrieren Sie sich auf das „Was" und reduzieren Sie alle Fragen nach dem „Warum", „Wo", „Wie", „Wer", „Mit wem" und alle Konjunktive.
- ◊ Beschreibe den Prozess, das Phänomen, das Energiemuster in seiner Gesamtheit.
- ◊ Beschreibe das ganze Phänomen mit einer Handbewegung.
- ◊ Beschreibe die ganze Erfahrung so, wie du sie erfährst.
- ◊ Welche körperlichen Empfindungen bekommst du dabei?
- ◊ Beschreibe das ganze Phänomen so vollständig wie möglich.
- ◊ Mache diese Handbewegung noch einmal und erzähle, was dir dazu einfällt.

Zu dem Zeitpunkt, an dem wir zur aktiv-aktiven Phase übergehen, ist das Bewusstsein eingeschlafen, und das gesamte nicht-menschliche Geplapper kommt aus dem Unbewussten. Sobald also der Stein einmal ins Rollen gekommen ist, wenn das Kind unausgesetzt zu sprechen beginnt, können wir uns zurücklehnen, wieder passiv werden und beobachten, wie das ganze Phänomen zum Vorschein kommt.

Hier können wir dieselben Suggestionen benutzen wie in der passiven Phase:

- ◊ Erzähle mir etwas mehr darüber.
- ◊ Ich verstehe nicht.
- ◊ Fahre fort.
- ◊ Was belastet dich sonst noch?
- ◊ Bleibe einfach im Augenblick und sage alles, was dir von selbst in den Sinn kommt.
- ◊ Schau einfach, was dir alles dazu einfällt, egal, ob es einen Sinn ergibt oder nicht.

◊ Sei spontan und erzähle einfach weiter.
◊ Du machst das sehr gut; alles, was du sagst, ergibt für mich genau den richtigen Sinn.
◊ Lass dich einfach treiben.

Sobald das komplette veränderte Energiemuster ans Licht kommt, erhalten wir unweigerlich Hinweise darauf, dass der Fall wissenschaftlich vollständig ist.

B) Vom kompletten Energiemuster zur Quelle

Dieser Schritt ist optional in der Fallbeobachtung. Nicht alle Kinder durchlaufen dieses Stadium. Mithilfe der ausführlichen passiven Phase haben wir die Erfahrungsebene des Kindes erkannt. Mit diesem Wissen können wir vorhersagen, ob das Kind sich auf den Weg zur Quelle begeben wird oder nicht. Wenn das Kind am Ende der passiven Phase auf einer höheren Erfahrungsebene schwingt, zeigt das, dass es weniger Zeit und Mühe brauchen wird, um zur Ebene der Quelle zu gelangen, denn es steht in engem Kontakt mit seinem Unbewussten. Daher lassen sich folgende Schlussfolgerungen ziehen:

Je höher die Erfahrungsebene in der passiven Phase der Fallbeobachtung, um so größer die Chancen, an das komplette Energiemuster der Quelle und deren Namen zu gelangen.

In diesem Stadium spricht das Kind verbal oder nonverbal die natürliche Sprache einer im Universum existierenden Substanz, die seinem veränderten Energiemuster, seiner Quellensprache ähnelt. Hier lässt sich nicht mehr unterscheiden, ob das Kind über sich selbst oder über die Quelle spricht. Die gesamte Sprache wird nicht-menschlich, und es erfolgt eine Identifikation mit der Quelle, die deutlich auf das Similium verweist. Manchmal kommt das Kind von selbst dorthin, während wir zu anderen Zeiten – um ihm auf diese Ebene hinauf zu verhelfen – folgende Fragen stellen:

◊ Kannst du dieses Muster näher beschreiben? Erzähle etwas mehr über dieses Energiemuster.
(Fragen Sie so lange weiter, bis das Kind eine Verbindung zwischen der Sprache und dem Namen der Substanz herstellt.)
◊ Wenn du dir dieses Energiemuster vor Augen hältst, was fällt dir dazu spontan ein?

◊ Wiederhole diese Geste oder Bewegung noch ein paarmal und sag mir, was dir dazu einfällt.

Gehen Sie zu anderen Bereichen über, zu seinen Interessen, Hobbys, Träumen oder Einbildungen, damit das Kind sie mit der Quelle verknüpfen kann.

C) Von der Quelle zur Bestätigung

Dies ist der letzte Schritt – wir platzieren das Sahnehäubchen auf dem Kuchen. Sobald uns das Mittel oder die Quelle bekannt ist, stellen wir direkte Fragen, um sie uns bestätigen zu lassen. Dies geschieht durch gezielte Fragen nach

◊ den Leitsymptomen des Mittels
◊ Verlangen und Abneigungen
◊ Temperaturmodalitäten
◊ sonderlichen Modalitäten
◊ den charakteristischen Verhaltensweisen oder Eigenschaften der Quelle oder Substanz

Diesen Punkt erreichen wir nur in wenigen Fällen. Eine Bestätigung durch charakteristische Symptome ist die Würze, die dem Gericht ein besonderes Aroma verleiht. Gibt es keine positiven Bestätigungen, schließt das das von uns gewählte Mittel nicht aus, denn das Kind hat das komplette Energiemuster ja bereits ganzheitlich preisgegeben. Da der Prozess der Fallbeobachtung sowohl intuitiv als auch wissenschaftlich verläuft, steht die Quelle zu diesem Zeitpunkt unerschütterlich fest. Ähnlich wie bei Punkt B ist dieser Teil der aktiv-aktiven Phase Ermessenssache.

Ist es nicht spannend, solch einen systematischen Zugang zur Fallbeobachtung zu haben? Es ist eine wissenschaftliche Reise, passive Phase, kombiniert mit wissenschaftlicher Intuition, der aktiven und aktiv-aktiven Phase. Aufgrund seiner Wissenschaftlichkeit ist dieser Ansatz nicht nur auf Kinder anwendbar, sondern universell. Den vollständigen Prozess – der zunächst wissenschaftliche Bemühungen unternimmt, damit der spätere Teil der Fallbeobachtung intuitiv mühelos verlaufen kann – werde ich näher im Buch *A Journey into the Case Witnessing Process* erörtern.

Fenster zum Energiemuster des Kindes

Ängste

Wir glauben, dass Kinder näher an ihren Ängsten sind, weil ihr intellektuelles Bewusstsein noch nicht die Führung über das unbewusste Selbst übernommen hat. Ihr Unbewusstes spiegelt sich echt und rein in ihrer Unschuld wider. Da Kinder mit ihren Ängsten so vertraut sind, können sie ihnen auf wunderbare und anschauliche Weise auf ihre ganz eigene Art Ausdruck verleihen. Als Konsequenz finden wir in der Mehrzahl der Fälle den Eingang zum innersten Muster, dem Zentrum des Kindes, in seinen Ängsten. Wenn wir die potenziellen wunden Punkte des Unbewussten erst einmal getroffen haben, entfaltet sich das komplette Energiemuster von selbst.

In der Vergangenheit bin ich bei der Fallbeobachtung bei Kindern immer aktiv geworden, sobald das Kind seine Ängste äußerte, und habe direkte Fragen gestellt. Als Ergebnis landete ich oft im völligen Chaos! Äußerte das Kind hingegen keine Ängste, ging ich nahtlos in einen anderen Bereich über. Nach und nach habe ich dann begriffen, wie man die Tiefe des Unbewussten eines Kindes richtig auslotet.

Passive Phase der Fallbeobachtung

Zu Beginn können wir fragen: *„Wovor hast du Angst?"* Damit werden wir aktiv, denn wir haben nach einem bestimmten unbewussten Bereich gefragt. Dennoch hören wir dem Kind weiterhin passiv zu. Manche Kinder reagieren direkt auf unsere Frage, indem sie ihre Ängste aufzählen, während andere nur ein paar Ängste nennen und innehalten. Gleichwohl bleiben wir hier nicht stehen, denn tief im Inneren des Kindes können noch viele andere Ängste ruhen. In vielen Fällen gelangen wir zum Zentrum des Falls, wenn wir herausfinden, welche Angst oder welche Komponente einer Angst im Zentrum der Worte des Kindes steht. Wir müssen dem Kind genügend Zeit geben, Kontakt zu seinem Unbewussten aufzunehmen und sich frei zu äußern. Daher bleiben wir im passiven Modus und ermuntern das Kind nur zu sprechen, indem wir die nächste Frage stellen: *„Erzähle *mir etwas mehr über deine Ängste.*" Jedes Kind hat sein eigenes Tempo und seinen individuellen Abwehrmechanismus. Diese Frage wird wiederholt, bis

- ◊ keine Ängste mehr geäußert werden und das Kind still bleibt,
- ◊ das Kind anfängt, dieselben Ängste zu wiederholen.

Bei der Frage nach ihren Ängsten leugnen manche Kinder rundheraus vor irgendetwas Angst zu haben (Verleugnung). Wir hören an dieser Stelle aber nicht auf zu fragen und wechseln auch nicht den Bereich. Wir probieren andere Wege aus, wie zum Beispiel folgende Fragen:

- ◊ Wovor hattest du als Kind Angst? (auch wenn der Patient noch ein Kind ist)
- ◊ Erzähle mir von den Ängsten, von denen du mir schon einmal erzählt hast.
- ◊ Erzähle mir von den Ängsten, von denen du deiner Mutter erzählt hast.
- ◊ Nenne mir einmal ganz spontan vier oder fünf Dinge, vor denen du dich fürchtest.

Wenn Sie fragen: „Wovor hattest du als Kind Angst?", glaubt das Kind, es könne ruhig von seinen Kindheitsängsten erzählen, denn schließlich hatte jeder als Kind vor irgendetwas Angst. Häufig fällt seine Abwehr dann automatisch in sich zusammen, und es öffnet sich ohne zu zögern. Die Aufforderung: „Erzähle mir von den Ängsten, von denen du mir schon einmal erzählt hast", hilft jüngeren Kindern, deren logisches Denken noch nicht voll entwickelt ist, ebenfalls ihre Abwehr fallen zu lassen.

Wir werden häufig feststellen, dass ein Kind auf die Frage nach seinen Ängsten entweder deren Vorhandensein leugnet oder sie auf jemand anderen projiziert. In solchen Fällen wenden wir verschiedene Fragetechniken an:

- ◊ Wovor möchtest du keine Angst haben? (Verleugnung)
- ◊ Wovor hast du überhaupt keine Angst? (Verleugnung)
- ◊ Wovor haben deine Freunde Angst? (Projektion)

Es heißt, das Abwehrsystem eines Kindes sei labil und bröckle leicht. Sobald es das tut, entdecken wir oft ein ganzes Gestrüpp an Ängsten. Da uns jedoch nicht bekannt ist, welche Ängste für das Kind besonders wichtig sind, können wir uns nicht einfach eine Angst herauspicken und das Kind darüber ausfragen, denn es könnte sich erweisen, dass sie gar nicht zum *Zentrum* des Kindes gehört. Solange das Zentrum noch unklar ist, machen wir mit der Fallbeobachtung weiter:

- ◊ Welche von all diesen Ängsten setzt dir am meisten zu?
- ◊ Welches von all diesen Dingen macht dir am meisten Angst?
- ◊ Welche von all diesen Ängsten hat dich besonders beeinflusst?
- ◊ Welche von all den Ängsten, die dein Freund hat, ist deiner Meinung nach die schlimmste?

Die oben genannten Fragen haben nur eine einzige Absicht: Sie sollen uns helfen, aus all den verschiedenen Ängsten die herauszufinden, die das Kind wissentlich oder unwissentlich (verbal oder nonverbal) ins *Zentrum* stellt. Dabei achten wir auch darauf, welche Angst von Energie begleitet wird – von einer Handbewegung, Körpersprache oder einer veränderten Stimme –, denn das hebt sie als wichtig und sonderlich hervor.

Sobald wir das Zentrum des Kindes in aller Deutlichkeit wahrnehmen können, gehen wir zur aktiven und zur aktiv-aktiven Phase über. Ist es noch nicht klar, können wir das Kind um Folgendes bitten:

- ◊ Beschreibe diese Ängste so ausführlich wie möglich.
- ◊ Beschreibe diese Ängste noch einmal ganz von vorn.

Die Untersuchung der Ängste des Kindes in der passiven Phase hilft uns, Antworten auf folgende Fragen zu finden:

- ◊ Auf welcher Erfahrungsebene bewegt sich das Kind?
- ◊ Wie drückt es seine Erfahrungsebene aus?
- ◊ Steht das Kind in Kontakt mit sich selbst?
- ◊ Befindet sich das Kind in der Vermeidung, der Verleugnung oder der Projektion?

Betrachten wir das anhand eines Beispiels:

> Kind A: „Ich fürchte mich vor Gespenstern."
> Kind B: „Ich fürchte mich vor einem Gespenst, das ist weiß, hat grüne Augen, eine rote Zunge und ist riesengroß."
> Kind C: „Ich fürchte mich vor gar nichts, aber mein Freund hat Angst vor einem weißen Gespenst mit grünen Augen und einer roten Zunge."

Aus diesem Beispiel können wir ersehen, dass Kind A seine Furcht äußert, indem es sich selbst in den Mittelpunkt stellt; es ist in Kontakt mit sich selbst, aber auf der Erfahrungsebene der Fakten. Kind B ist auch in Kontakt mit sich selbst, doch die anschauliche Beschreibung des Gespenstes ist ein deutlicher Hinweis darauf, dass es seine Furcht auf der Ebene der Wahnideen erlebt. Kind C hingegen projiziert seine Furcht auf seinen Freund; es ist in Kontakt mit der Projektion. Gleichzeitig ist die Vorstellung des Gespenstes bei Kind C ein Indikator dafür, dass es sich auf der Erfahrungsebene der Wahnideen befindet.

Die oben genannten Punkte werden uns überdies helfen, *die geeigneten Fragen* in der aktiven und der aktiv-aktiven Phase zu formulieren. Basiert die Erfahrungsebene eines Kindes auf Fakten, und wir fragen: *„Was erlebst du infolge dieser Angst in dir selbst?"*, dann wird das Kind wahrscheinlich nicht mehr antworten, und wir finden uns in einer Sackgasse wieder, denn diese Frage passt nur zur Empfindungsebene. Oft bleiben wir erfolglos, weil wir *die richtige Frage zur falschen Zeit* stellen. Damit das Kind Fragen auf dieser Ebene beantworten kann, müssen wir es Schritt für Schritt von der niederen zu höheren Erfahrungsebenen führen. Aus diesem Grund ist es so notwendig für uns, die Erfahrungsebene des Kindes zu kennen und zu wissen, wie es diese Ebene ausdrückt, bevor wir zur aktiven und der aktiv-aktiven Phase übergehen können.

Die aktive und die aktiv-aktive Phase der Fallbeobachtung

Sobald das Zentrum des Kindes klar ist, engen wir unsere Vorgehensweise ein und konzentrieren uns nur noch auf das *Zentrum*. Hier stellen wir keine allgemeinen und offenen Fragen mehr, sondern besonders abgestimmte, um den ganzen Prozess, das ganze Phänomen, das ganze Energiemuster so vollständig wir möglich zu erforschen. Steht das Kind in Kontakt mit sich selbst, können wir die folgenden Fragen stellen, bis alle Komponenten der Angst klar sind:

Auf der Erfahrungsebene der Fakten:	*„Erzähle mir mehr von dieser Angst."*
Auf der Erfahrungsebene der Gefühle:	*„Wie fühlt sich diese Angst an?"*
Auf der Erfahrungsebene der Wahnideen:	<ul><li>*„Beschreibe mir diese Angst so anschaulich wie möglich."*</li><li>*„Kannst du mir diese Angst aufmalen?"*</li><li>*„Kannst du das ganze Bild deiner Angst noch einmal beschreiben?"*</li><li>Es kann nach allen auffallenden HG[2] gefragt werden, die die Angst begleiten.</li></ul>
Auf der Erfahrungsebene der Empfindungen:	*„Was erlebst du in deinem Körper, wenn du Angst hast?"* *„Was passiert in deinem Körper, wenn du so ein Bild siehst?"*
Steht das Kind in Kontakt mit Vermeidung, Verleugnung oder Projektion, müssen entsprechende Fragetechniken in Verbindung mit seiner Erfahrungsebene zur Anwendung kommen.	

Werfen wir einen Blick auf ein weiteres Beispiel:

Ein Kind projiziert seine Ängste auf der emotionalen Ebene auf seinen Freund. Fragen Sie das Kind nun: *„Was fühlst du, wenn du Angst hast?"*, wird es schlicht nicht antworten, sondern alle Ängste weiterhin abstreiten. Da es sich im Projektionsmodus befindet, muss die richtige Frage lauten: *„Was glaubst du, was dein Freund fühlt, wenn er Angst hat?"*

Ein weiterer Punkt, den ich hier erwähnen möchte, ist die *Technik der Dissoziation*. Wenn sich das Kind im Modus der Vermeidung,

---

[2] HG = Handgeste

Verleugnung oder Projektion befindet, können wir diese Technik anwenden, um den ganzen Prozess, das ganze Phänomen oder Energiemuster bis in die letzten Tiefen zu verstehen. Zu diesem Zweck stehen uns folgende Aufforderungen und Fragen zur Verfügung:

- ◊ „Erzähle einmal ganz allgemein von dieser Angst, nicht auf dich bezogen."
- ◊ „Schließe deine Augen und erzähle, was dir als erstes in den Sinn kommt."
- ◊ „Kannst du mir zwei oder drei Beispiele für diese Angst nennen?"

Am Ende werden wir sehen, wie das komplette Muster oder Phänomen der Quelle in voller Schönheit aus dem Inneren an die Oberfläche steigt. Damit scheint unsere Anamnese zu Ende zu sein, und in der Tat ist sie an diesem Punkt nicht selten abgeschlossen, doch… wir haben noch eine letzte Etappe vor uns.

Der finale Schritt zur bewussten Erkenntnis

Bei diesem Schritt reduziert sich der ganze Prozess darauf, dass das Kind sich seines Energiemusters gewahr wird, und das bedeutet Heilung. Hier wird die Fallbeobachtung selbst zum Similium des Kindes. Natürlich erreichen nicht alle Fälle diese Ebene der Heilung, doch es sollte immer unser Ziel sein, sie zu erreichen.

Auf dieser Ebene können die Fragen wie folgt formuliert werden:

- ◊ „Was fühlst du jetzt in diesem Augenblick, wenn du von diesen Ängsten erzählst?"
- ◊ „Was erlebst du jetzt gerade in deinem Körper?"

An dieser Stelle stellt das Kind vielleicht eine Beziehung her zwischen seiner innersten Erfahrung und einem Traum oder einem Ereignis in seinem Leben.

Ein Fall von **Lyssinum**: Das Mädchen projiziert zunächst auf seine Freundin, indem es sagt, die sei wie ein tollwütiger Hund. Dann projiziert sie dasselbe auf Straßenhunde. Auf die Bitte, das näher zu beschreiben, sagt sie, sie benehme sich selbst manchmal wie ein tollwütiger Hund. Dann kommt die bewusste Erkenntnis, und sie sagt: *"Eigentlich bin ich ja ein tollwütiger Hund."* Am Ende sehen wir, wie das komplette Muster oder Phänomen der Quelle wunderschön an die Oberfläche steigt. Das ist heilende Erkenntnis.

Viele von uns haben bereits etliche dieser Fragen mit mehr oder weniger guten Resultaten in der Fallbeobachtung gestellt. Ich hoffe, dass das Konzept durch diese systematische und wissenschaftliche Schritt-für-Schritt-Anleitung nun viel klarer geworden ist und Ihnen helfen wird, das Energiemuster eines Kindes in der Anamnese mithilfe seiner Ängste zu enthüllen.

Träume

Es ist eine bewiesene Tatsache, dass wir jede Nacht während der REM-Phase (Rapid Eye Movement) viele Träume haben, von denen wir uns jedoch nur an wenige erinnern. Manchmal erinnern wir uns noch nicht einmal an einen davon. Wieso? Der Grund dafür ist, dass wir uns im bewussten Zustand von unserem Unbewussten entfernen. Der unbewusste Teil unseres Lebens wird schnell ganz tief in uns begraben.

Die Erforschung der Träume bildet einen unverzichtbaren Teil der Fallbeobachtung bei Kindern. Da das Reich der Träume einen wichtigen Bereich des Unbewussten einnimmt, eignet es sich ideal zur Erforschung und Aufdeckung des kompletten Energiemusters des Kindes. Haben wir das Muster bereits verstanden, helfen uns die Träume zusätzlich bei dessen Bestätigung.

Kinder sind sehr natürlich, und ihr Abwehrsystem ist noch nicht so ausgeprägt wie bei Erwachsenen. Sie können ihre Gedanken frei äußern und von ihren Erlebnissen erzählen, denn sie sind sich der gesellschaftlichen Gepflogenheiten und Traditionen noch nicht so bewusst. Wenn wir ein Kind fragen: „Was träumst du nachts?", ist es sehr wahrscheinlich, dass es gleich ein paar Träume erzählt. Im Reich der Träume stehen Kinder in Kontakt mit ihren Einbildungen und können sie anschaulich schildern. Wenn es Ihnen gelingt, diesen Bereich anzuschneiden, können Sie ganz leicht in die Tiefe des Kindes vordringen.

Meist erkundige ich mich nach den Träumen, wenn ich mir des Energiemusters in einem Bereich sicher bin und es mithilfe unbewusster Ausdrucksformen bestätigt haben möchte. In manchen Fällen steht das Kind in ganz engem Kontakt mit seinen unbewussten Ausdrucksformen und wird sehr lebhaft von seinen Träumen erzählen. In diesen Fällen erkunden wir zuerst das Energiemuster mithilfe der Träume und suchen dann nach Bestätigung in einem anderen Bereich.

Erzählt ein Kind nicht geradeheraus von seinen Träumen, bleiben Sie beharrlich und fragen Sie auf verschiedene Arten weiter, zum Beispiel:

- ◊ Du hast mir/deiner Mutter einmal von einem Traum erzählt, den du damals hattest.
- ◊ Beschreibe einmal einen gruseligen Traum, den du damals hattest.

Sagt das Kind: „Ich weiß keinen Traum mehr" oder „Ich träume nie etwas", können Sie folgende Fragen stellen:

- ◊ Hast du in deinem ganzen Leben schon einmal etwas geträumt, was dich sehr beeindruckt hat?
- ◊ Hast du schon einmal etwas geträumt, was mit deinem Leben gar nichts zu tun hatte?
- ◊ Hast du schon mehrmals dasselbe geträumt?

Verneint das Kind weiterhin, fragen Sie es:

- ◊ Du hast den Traum vergessen, aber erinnerst du dich vielleicht an einen Teil oder ein Fragment davon?

Sogar ein kleines Kind können Sie schon fragen:

- ◊ Erzähle mir, was du als Kind oder kleines Baby geträumt hast.

Da ihre Abwehr minimal ist, werden sie meistens von irgendeinem Traum berichten. Wenn Sie das Kind fragen, was es als Baby geträumt hat, wird es sich „erwachsener" fühlen und Ihnen vielleicht einen Traum erzählen. Doch selbst wenn das Kind sich eine Geschichte ausdenkt oder sich etwas vorstellt und uns davon erzählt, können wir das für bare Münze nehmen, denn diese Information ist für uns gleichermaßen bedeutsam. Erzählt das Kind ein Traumfragment, fragen wir es nach den damit verbundenen Gefühlen.

Manchmal erinnern sich Kinder nicht einmal an Traumfragmente. Dann können wir fragen:

- ◊ Du erinnerst dich nicht mehr richtig an den Traum, aber du hast doch bestimmt schon einmal etwas geträumt?
- ◊ Kannst du dich vielleicht erinnern, wie sich der Traum angefühlt hat?
- ◊ Bist du irgendwann schon einmal nachts aufgewacht mit dem Gefühl, dass du etwas geträumt hast und dass etwas mit dir passiert ist?

Fünf bis zehn Prozent der Kinder erinnern sich an das mit dem Traum verbundene Gefühl, aber nicht an den Traum selbst. Manche Kinder sagen: „Ich kann mich an den Traum nicht mehr erinnern, aber ich weiß noch, dass ich voller Entsetzen aufgewacht bin. Mein ganzer Körper war starr vor Schreck." Auch diese Information ist bedeutsam für uns, da sie uns einen Schritt tiefer in die Welt des Kindes hineinführt.

Wir erkundigen uns nicht in allen Fällen nach den Träumen, da wir in den meisten Fällen zum Zentrum gelangen, bevor wir das Stadium erreichen, in dem wir nach Träumen fragen. In allen Einzelheiten tun wir das aber, wenn die Träume das Zentrum der Untersuchung bilden und wenn das Kind in ganz engem Kontakt mit der Fantasiewelt steht. Wenn Kinder einen guten Zugang zu ihrem Unbewussten haben, sollten wir unser Augenmerk darauf richten, das Kind eine Zeit lang in dieser Welt festzuhalten und es ihm zu ermöglichen, alles noch einmal so plastisch wie möglich zu erleben, mit allen feineren Nuancen: Farben, Gesichter, Ungeheuer und Geister sollen wieder zum Leben erweckt werden. Sobald es uns gelungen ist, die gesamte Erfahrung für das Kind real werden zu lassen, ist es unser Hauptanliegen, sein Zentrum in seinen Träumen zu finden. Wir wollen den Teil auskundschaften, über den das Kind lebhaft spricht, den es mit ganzem Herzen fühlt, wissentlich oder unwissentlich, verbal oder nonverbal.

- ◊ Welcher Traum von denen, die du mir berichtet hast, ist besonders wichtig für dich?
- ◊ Welcher Traum beeindruckt dich am meisten?
- ◊ Welcher Teil des Traumes wirkt auf dich wie ein Fremdkörper?
- ◊ Welchen Traum träumst du immer wieder?

Sobald das Kind auf diese Fragen antworten kann, sollten wir jede auffällige Äußerung festhalten, die in den Träumen auftaucht, und das Kind bitten, den gleichen Traum noch einmal zu schildern, dabei aber jeden Bestandteil vollständig und bis in die kleinsten Einzelheiten zu beschreiben. Wenn bei einem Kind der Traum das einzige Fenster ist, durch das wir in die Tiefe, zu seinem Zentrum hin gelangen können, können wir es sogar bitten, seinen Traum zwei- oder dreimal zu erzählen. Ist das Kind ganz drin in seinem Traum, fragen wir:

- ◊ Welcher Teil des Traumes ist der bemerkenswerteste und wichtigste für dich?

Für Homöopathen ist diese Frage zwingend notwendig, denn wir müssen verstehen, welcher Aspekt des Traumes für das Kind charakteristisch ist, da wir versuchen, seine Welt mit seinen Augen zu sehen. Natürlich ist jeder Teil des Traumes von Bedeutung für uns, doch unser Augenmerk sollte darauf gerichtet sein, was für das Kind von Bedeutung ist.

Von hier an werden unsere Fragen in Abhängigkeit von der Erfahrungsebene des Kindes spezifischer und individueller.

ERFAHRUNGSEBENE	FRAGEN
FAKTEN	Beschreibe diesen Traum.
GEFÜHLE	Wie fühlte sich dieser Traum an?
	Was hast du in diesem Traum gefühlt?
	Wie fühlte es sich an, dort zu sein, wo du im Traum warst?
WAHNIDEEN	Beschreibe das Traumbild so anschaulich wie möglich.

EMPFINDUNGEN	Was hast du dabei empfunden? Was passierte in deinem Körper, und welche körperlichen Empfindungen hattest du dabei?
ENERGIEMUSTER	Beschreibe das Muster.
PROJEKTION	Wie fühlt sich das für den Gegenstand / das Tier / die Person an, auf die das Kind projiziert?

Wenn das Zentrum klar und tatsächlich das Zentrum des Kindes ist, wird das Kind es von selbst mit seinen anderen Lebensbereichen verknüpfen: mit der Hauptbeschwerde, seinen Ängsten, Interessen und Hobbys. Tut es das nicht von selbst, können Sie es auch in einem anderen Lebensbereich bestätigen lassen.

Wird das Energiemuster klarer, kann es geschehen, dass das Kind sich dieses Prozesses bewusst wird und nun Abwehrmechanismen einsetzt:

- Manche husten.
- Manche bitten um Wasser.
- Manche sagen: „Ich will nicht mehr darüber reden."
- Manche lächeln.

Sobald das Kind so etwas tut, können Sie davon ausgehen, dass Sie auf dem richtigen Weg zum Energiemuster, zum inneren Prozess oder Phänomen des Kindes sind. Wenn Sie nun mit der Fallbeobachtung fortfahren, verknüpft das Kind den Traum vielleicht mit einem anderen Aspekt seines Lebens. Es kann ihn beispielsweise mit einem Vorfall in Verbindung bringen, der es tief beeindruckt hat. Das Kind mag sich seines Zentrums bewusster werden und bemerken: „DAS BIN ICH." Sie wiederum begreifen, dass dieses Phänomen allgemein gültig und im Leben des Kindes überall präsent ist, denn es ist der Kern des Kindes.

Wenn uns das Kind einen unvollständigen Traum geschildert hat und wir bei ihm den Erkenntnisprozess in Gang setzen wollen, können wir es fragen: „Wenn dein Traum weitergegangen wäre oder wenn du ihn weiterträumen könntest, was glaubst du, was dann passiert wäre?" Mithilfe dieser einfachen Übung wird der kleine Patient sein Zentrum offen legen.

Wir können das Kind aber auch mit folgenden Fragen dorthin bringen:

- ◊ Mal angenommen, du würdest das heute wieder träumen, was glaubst du, würde da passieren?
- ◊ Wenn du irgendeinen Teil dieses Traums verändern könntest, welcher wäre das?

Wenn es wirklich das Zentrum des Kindes ist, wird es nochmals dieselbe Sache schildern oder den Teil ändern, auf den es am empfindlichsten reagiert. Das deutet dann auf sein Zentrum hin, denn was in der Vergangenheit das Zentrum des Kindes war, ist es auch heute noch, da das Zentrum oder der Kern sich nie ändern.

Jetzt, da wir alles über Träume erfahren haben, müssen wir noch wissen, dass der wichtigste Schritt auf der Reise der Fallbeobachtung die *bewusste Erkenntnis* ist. Es muss unser höchstes Ziel sein, das Kind sein Energiemuster bewusst erkennen zu lassen, denn das ist bereits der erste Schritt zur Heilung; einer kurzzeitigen Heilung ohne Similium. Zu diesem Zweck können wir die **Konzentrationstechnik** anwenden:

- ◊ Stelle dir den Traum noch einmal so vollständig wie möglich vor. Schließe die Augen und stell dir vor, dass du jeden Teil des Traums noch einmal vor dir siehst.
- ◊ Was passiert dabei in deinem Körper? Versuche, das so genau und vollständig wie möglich zu erspüren. Lass dir Zeit und bleibe so lange wie möglich dabei.
- ◊ Versuche, es dir so genau wie möglich vorzustellen. Visualisiere es.
- ◊ Erzähle davon. Beschreibe das ganze Bild. Schildere, was du innerlich erlebst.

Das Bild selbst ist hier für uns bedeutungslos. Von Bedeutung ist nur die Empfindung, die das Kind innerlich wahrnimmt, wenn es dieses Bild vor seinem inneren Auge sieht. Das ist der Augenblick der bewussten Erkenntnis, da das Kind seinen Traum zu diesem Zeitpunkt der Fallbeobachtung wiedererlebt. Damit haben wir das Kind durch die gesamte Fallbeobachtung geführt, von seinen Träumen bis zur bewussten Erkenntnis seines Energiemusters.

Kunst

Die Kunst ist ein Fenster zur Welt, zur Fantasie und zum Unbewussten des Kindes. Sie ist ein Medium, über das es seinen inneren Konflikt mitteilen kann. Sie gibt uns einen flüchtigen Einblick in die inneren Wirren des Künstlers und transportiert seine inneren Schwingungen. Die Kunst ist ein Mittel, mit dessen Hilfe wir das Energiemuster des Kindes ausleuchten können, und daher ein wichtiges Instrument beim Versuch, in den inneren Kern einzudringen. Kunst ist der beste Weg zum Verständnis eines Kindes.

Dem Homöopathen hilft sie, die Fantasiewelt des Kindes zu auszuforschen und zu entdecken, wie das Kind fühlt, wahrnimmt, empfindet und reagiert. Sie kann uns auch zeigen, wie das Kind mit seiner Krankheit und seiner ganzen Umwelt klarkommt. In der Fallbeobachtung selbst öffnet die Kunst die Türen zur Kommunikation mit dem Kind (Künstlerische Anamnese). Sie gibt dem Kind ausreichend Spielraum, Emotionen, die es schwer in Worte fassen kann, auszudrücken und zu verarbeiten. Außerdem hilft sie uns, die verbalen Äußerungen des Kindes besser zu verstehen. Die Kunst liefert dem Kind einen Einblick in die Themen, mit denen es sich unbewusst auseinandersetzt, was wiederum die bewusste Erkenntnis seiner Emotionen fördert und ihm damit ein Stück weit zur Heilung verhilft.

Zeichnungen

Es können unterschiedliche künstlerische Ausdrucksmittel zur Anwendung kommen, wie Zeichnungen, Basteleien, Tanz, Poesie, Gesang, Geschichten, Schauspiel, Musik und so weiter. Von all diesen verschiedenen Ausdrucksweisen sind Kinderzeichnungen für den Homöopathen das einfachste Mittel zum Verständnis des Kindes. Es ist die universellste und praktischste Kunstform. Zeichnungen eignen sich wunderbar, um eine engere Beziehung herzustellen, die Kommunikation zu erleichtern und in neue Lebensbereiche einzudringen, die uns helfen, die unausgesprochenen Gefühle, Wahrnehmungen und Empfindungen des Kindes ausfindig zu machen und zu begreifen.

Wenn das Kind zeichnet, achten wir auf den gesamten Vorgang: wie es zeichnet, seine Fingerbewegungen (rasch, ruckartig oder langsam) und die Farbwahl. Dabei vermeiden wir Suggestionen und Interpretationen, denn jedes Kind hat seine eigene Fantasiewelt, die es nur selbst erklären kann. Wenn das Kind sein Bild beim Zeichnen verbal erläutert, können umfassendere Vorstellungen angeschnitten oder eingehend studiert werden.

Die einzelnen Altersgruppen haben unterschiedliche Arten zu zeichnen. Die Zwei- bis Vierjährigen befinden sich in der „Kritzelphase". In dieser Altersgruppe können die Kinder noch keine Formen zeichnen, sondern nur zufällige Spuren. Psychologen behaupten, Kinder verfügten über Darstellungsfähigkeiten, noch bevor sie in der Lage seien, Formen zu zeichnen. Erkennbar werden diese Fähigkeiten durch das Muster der Zeichnung, die Art zu skizzieren, die Reihenfolge, in der Bilder oder Spuren entstehen, wie auch aus den spärlichen Erläuterungen des Kindes zu seiner Zeichnung in Form von Worten, Gesten oder Geräuschen. Die Spuren können für das Kind ganz bestimmte Dinge repräsentieren: eine Bewegung, ein Muster, eine Schwingung oder ein Geräusch. All das gehört zum inneren Selbst des Kindes. Der Homöopath sollte darauf achten, wie das Kind zeichnet, denn auch das enthüllt einen Teil von sich: Zeichnet es zu schnell, zu langsam oder mit ruckartigen Bewegungen?

Der Psychologe Wolf beobachtete ein anderthalbjähriges Kind, das den Stift nahm und ihn über das Blatt hüpfen ließ, wo er bei jedem Eindruck eine Spur hinterließ. Die Erklärung des Kindes lautete: „Häschen *hopp hopp*." Dieses Kind stellte symbolisch die Bewegung eines Hasen dar und nicht seine Größe, Umrisse oder Farbe. Das Kind ahmte die Bewegung eines Hasen nach. Die Punkte repräsentierten die Fußabdrücke des Hasen. Mittels dieser zufälligen Zeichenmethode erschaffen Kinder dieser Altersgruppe die Empfindung eines Musters. Daher wird bei der homöopathischen Fallaufnahme berücksichtigt, wie das Kind seine Zeichnung selbst wahrnimmt und empfindet.

Ich konnte dieses Prinzip in meiner Praxis an einem dreijährigen Jungen beobachten. Bei der passiven Phase fiel mir auf, dass das Kind, kaum dass es das Sprechzimmer betreten und sich gesetzt hatte, spontan zu zeichnen und zu erzählen begann. Es zeichnete etwas auf ein Blatt Papier, das aussah wie kreisförmig gekritzelte Striche. Auf meine Frage, was das sei, sagte es zu meiner äußersten Überraschung, das sei ein Delphin.

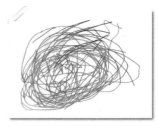

Das Kind befand sich bereits auf der Ebene der Wahnideen und öffnete sich bereitwillig. Wir ließen uns vom natürlichen Fluss des Kindes führen und wurden schon früh aktiv. In der aktiven Phase zeichnete der Junge weiter. Als wir ihn baten, die zweite Zeichnung zu beschreiben, meinte er, das seien alles Delphine, die im Kreis herumschwimmen. Sie bewegten sich im Wasser wie andere Fische auch. Sie bildeten eine Gruppe und tauchten auf und wieder unter. Uns fiel auf, dass das Kind beim Zeichnen etwas murmelte. Als wir genau

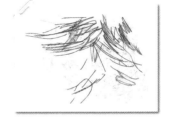

hinhörten, wurde uns klar, dass es ein Lied über Fische sang. Auf die Frage, was es sonst noch gern habe, antwortete es, es liebe Tiere, Vögel, Fische und blaue Fische.

Die dritte Zeichnung wurde auf dieselbe Art gekritzelt. Nach Aussage des Jungen stellte sie lauter Delphine dar, die zusammen im Kreis tanzen. Nun wurde das Zentrum klarer, also baten wir ihn, noch etwas zu zeichnen. Während er das tat, berichtete seine Mutter, dass er immer alle Familienmitglieder um sich haben wolle.

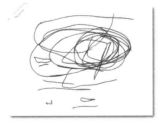

Auf die Bitte, seine vierte Zeichnung zu beschreiben, sagte er, das seien fünf Fische, die zusammen schwimmen, und es seien alles Delphine.

Fallauswertung:

- hohe Energie
- spricht lebhaft
- Vorliebe für Delphine, Tiere, Vögel und Fische

Das verwies eindeutig auf das **Tierreich**.

- will alle Familienmitglieder um sich haben
- Auf allen Zeichnungen schwimmen viele Delphine zusammen und tanzen miteinander im Kreis.

Dies ist das Thema der **Säugetiere**.

- Wasser
- sich im Kreis bewegen
- Delphine
- alle zusammen – Synchronizität
- auf- und untertauchen
- Lied über Fische

Diese Eigentümlichkeiten decken die Quelle der **Delphine** ab.

Er erhielt **Lac delphinum 1M**.

Die Altersgruppe der Vier- bis Siebenjährigen befindet sich in der so genannten „vorschematischen Phase", auf die bei den Sieben- bis Neunjährigen die „Schema-Phase" folgt. In diesem Alter entwickeln die Kinder Symbole für Objekte und zeichnen intuitiv. Ihre Vorstellung von menschlichen Figuren ist schon teilweise ausgebildet.

Neun- bis dreizehnjährige Kinder sind in der „realistischen Phase". Hier werden aus Umrissen Formen, und die Zeichnungen spiegeln Emotionen wider. Dies ist das Alter, in dem die Ausdrucksfähigkeit voll entwickelt ist. Die Kinder können ihre Fantasien, Wahrnehmungen und Gedanken künstlerisch darstellen. Wenn der Homöopath sie bittet, ihre Zeichnungen zu beschreiben, beschreiben sie Gefühle, Wahrnehmungen, Empfindungen und deren Energiemuster.

Welcher Altersgruppe ein Kind angehört, ist für uns nur von sekundärer Bedeutung. Das Wichtigste, was wir wissen müssen, ist, dass alle Kinder, unabhängig vom Alter, in der Lage sind, sich verständlich auszudrücken.

Wann fordern wir ein Kind zum Zeichnen auf? Der Zeitpunkt ist gekommen, sobald wir bemerken, dass es mit den Fingern auf dem Tisch zu zeichnen beginnt, dass es etwas mitteilen möchte, was es nicht formulieren kann, oder wenn es von sich aus nach Papier fragt und spontan zu zeichnen anfängt, wie im folgenden Fall eines fünfjährigen Mädchens.

Während der passiven Phase bemerkten wir, dass das Mädchen sehr schüchtern war, sie stellte keinen Augenkontakt her und war kein bisschen gesprächig. Wir baten die Mutter, ihr Kind zu beschreiben und uns ihre Beobachtungen mitzuteilen. Sie sagte, dem Mädchen sei *sehr wichtig, wie es aussehe und gekleidet sei. Es ahme seine Schwester nach, suche nach Aufmerksamkeit und rivalisiere stark mit ihr.* Während die Mutter erzählte, nahm die Kleine einen Stift und ein Blatt Papier und begann zu kritzeln. Während der ganzen passiven Phase der Fallbeobachtung gab sie einen eigenartigen Laut von sich: *„Quack quack!"*. Bis zu diesem Zeitpunkt war uns das Zentrum des Kindes unklar. Da wir mit der Anamnese nicht vorankamen, mussten wir schon in einem frühen Stadium aktiv werden. Dennoch stellten wir allgemeine und offene Fragen und hörten dem Kind passiv zu.

Während der aktiv-aktiven Phase fiel uns auf, dass das Mädchen jedesmal nur lächelte, wenn wir sie etwas fragten oder versuchten, eine engere Beziehung zu ihr aufzubauen. Das war für uns ein Hinweis darauf, dass Lächeln ihre Abwehrstrategie war. Während der passiven Phase hatten wir gesehen, dass sie aus eigenem Antrieb zu zeichnen begann, und das verriet uns, dass ihre Energie in dieser Kunstform lag. Daher baten wir sie, etwas zu zeichnen.

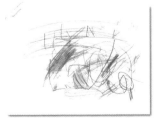

Nach den Zeichnungen befragt, sagte sie spontan: „Das ist eine Ente." Immer, wenn sie gebeten wurde, ihre Zeichnungen etwas näher zu erläutern, machte sie denselben Laut: *„Quack quack",* ohne jedoch mehr dazu zu sagen. Wir versuchten dann, den unbewussten Bereich der Ängste zu erkunden, doch anstatt etwas zu sagen, wiederholte sie nur ständig ihr: *„Quack quack!"* Da ihre Mutter die Geschwisterrivalität erwähnt hatte, fragten wir die Kleine nach ihrer Schwester. Sie wiederholte: *„Quack quack!"*

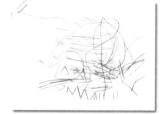

An dieser Stelle der Anamnese begriffen wir, dass das Zentrum der Laut *„quack quack"* sein musste, der in drei unterschiedlichen Bereichen aufgetaucht war: beim Zeichnen, bei den Ängsten und bei ihrer Schwester. Der Laut klang ganz ähnlich wie Entengeschnatter. Wenn das Mädchen ihre Zeichnung mit diesem Laut verknüpfen würde, könnten wir sicher sein, dass wir keinen falschen Interpretationen aufsaßen und sie nicht nur das Bild einer Ente lieferte, sondern die Ente ihre Quelle war. Wir baten sie, noch ein paar Zeichnungen anzufertigen.

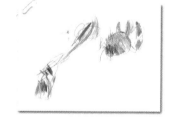

Auf allen Zeichnungen des Mädchens erschien die Ente. Dann wechselte sie spontan zu einem anderen Interessengebiet: Spielzeug. Sie sagte, sie habe *eine Entenmama und ein Entenbaby.* Sie beschrieb, wie sie sie ins Wasser setzte, wo sie schwammen und schnatterten. Als wir sie fragten, wie die Enten machen, machte sie sofort: *„Quack quack!"* Damit war der Fall gelöst, denn sie hatte ihr Zentrum mit den anderen Bereichen in Verbindung gebracht: ihren Zeichnungen und ihrem Spielzeug. Am Ende bestätigte die Mutter, dass das Kind, als es krank war, immer gleich baden wollte, sobald es meinte, es rieche nicht gut, und dass es sich auch gern nass mache.

Fallauswertung:
◊ Geschwisterrivalität
◊ Attraktivität
◊ verlangt Aufmerksamkeit

All das verwies eindeutig auf das **Tierreich.**
- der eigentümliche Laut *„quack quack"*
- All ihre Zeichnungen stellten Enten dar.
- Im Bereich ihrer Interessen besaß sie Spielenten: Entenmama und Entenbaby.
- Als sie krank war, wollte sie häufig baden, wenn sie glaubte, nicht gut zu riechen.
- macht sich gern nass

Diese Besonderheiten bildeten den zentralen Kern des Kindes und benannten den zentralen Kern des Mittels.

Sie erhielt eine Einmalgabe **Ente 1M.**

Künstlerische Anamnese: Wann fragen wir ein Kind nach seinen Zeichnungen?
- wenn die Erfahrungsebene des Kindes die Wahnideen sind
- wenn ein Kind während der Fallbeobachtung von einer niedrigeren Erfahrungsebene zur Ebene der Wahnideen gelangt
- wenn das Kind ein gut entwickeltes nonverbales Kommunikationsvermögen hat (insbesondere Handgesten, Körperbewegungen) und während der passiven Phase mimisch sehr aktiv ist
- wenn das Kind wissentlich oder unwissentlich eine Kunstform in den Mittelpunkt seiner Erzählung bei der passiven Phase stellt

Das erinnert mich an den Fall eines fünf Jahre alten Jungen, der verbal wenig kommunikativ, dafür aber körperlich sehr ausdrucksstark war. Während der langen Gesprächspausen fiel uns auf, dass er ständig seine Finger im Halbkreis auf dem Tisch bewegte. Zwischendurch machte er immer wieder eine Bewegung, als zeichne er einen Kreis. Das deutete auf eine hohe nonverbale Energie hin. Daher gaben wir dem Jungen ein Blatt Papier, und von da an erschloss sich uns der ganze Fall reibungslos. Vorher war nur ein Energiemuster ohne verbale Entsprechung da gewesen. Bei der Beschreibung seiner Zeichnungen jedoch deckten sich die Handbewegungen des Jungen immer mehr mit seinem verbalen Ausdruck; er verknüpfte die halbkreisförmigen Fingerbewegungen mit der folgenden Beschreibung: „Eine schwarze Bombe explodiert… da kommen kleine Bomben raus… alles geht kaputt… Feuer." Das gesamte Phänomen, das das Kind schilderte, verwies auf sein Similium. (Die wortgetreue Wiedergabe des Falls findet sich im Fallbericht „Das ist eine Bombe, kein Ball".)

Worum bitten wir das Kind?

- ◊ Zeichne irgendetwas, was dir einfällt.
- ◊ Zeichne noch mehr Sachen, die dir in den Sinn kommen.

Geben Sie dem Kind mehr Papier und ermuntern Sie es weiterzuzeichnen,

- ◊ bis es etwas Neues hinzufügt oder eine Verbindung zu unbewussten Bereichen herstellt, d.h. zu seinen Träumen, Fantasien, Ängsten, Phobien, zu Ereignissen, die es tief beeindruckt haben, oder zur Hauptbeschwerde.
- ◊ solange es immer etwas Neues zeichnet.
- ◊ bis uns oder dem Kind selbst das Zentrum durch die Zeichnungen klar wird.
- ◊ bis das gesamte Energiemuster auf eine bestimmte Quelle hinweist; zu diesem Zeitpunkt bekommt das Kind oft das Bedürfnis, seine Zeichnungen in Worten auszudrücken.
- ◊ Bitten Sie das Kind so lange, jede Zeichnung zu erläutern, bis Ihnen das Zentrum durch die Zeichnung klar geworden ist.
- ◊ Sobald es klar ist, stellen Sie Fragen, die zur Erfahrungsebene passen.
- ◊ Dann bitten Sie das Kind, dieses Zentrum zu zeichnen.

Welche Fragen stellen wir, um tiefer einzudringen?

ERFAHRUNGSEBENE	FRAGEN
FAKTEN	Was hast du da gezeichnet?
GEFÜHLE	Was fühlst du, wenn du das zeichnest? Was fühlst du, wenn du diese Zeichnung anschaust?

WAHNIDEEN	Beschreibe dieses Bild so anschaulich wie möglich.
EMPFINDUNGEN	Was für eine Erfahrung drückt dieses Bild aus? Was passiert in deinem Körper? Welche körperliche Empfindung drückt das Bild aus?
ENERGIEMUSTER	Kannst du das Muster beschreiben?
PROJEKTION	Wie fühlt sich das für den Gegenstand/das Tier/die Person (auf die das Kind projiziert) an?

Wir fragen so lange weiter, bis das Kind eine Beziehung zu seinem Energiemuster herstellen und es so lebhaft wie möglich beschreiben kann. Dieser Vorgang ermöglicht es dem Kind, zu visualisieren und sein Energiemuster zu erleben. Unser Hauptziel ist es hier, das Zentrum zu klären, um fortfahren zu können, bis sich vor unseren Augen ein deutliches Bild der Welt des Kindes herausschält.

Sobald wir das Zentrum kennen, gehen wir an dessen Feinabstimmung, indem wir uns mit all seinen Dimensionen vertraut machen. Dazu gehen wir folgendermaßen vor:

Wir formulieren unsere Fragen passend zur Erfahrungsebene des Kindes und bewegen uns weiter auf das komplette veränderte Energiemuster zu, bis das Kind eine Verbindung zu seinem Wesen herstellt.

Bei einigen Kindern, die nur in der Fantasiewelt der Bilder leben, erfolgt die gesamte Fallbeobachtung mithilfe von Zeichnungen. Hier fordern wir sie auf, etwas auf ein Blatt Papier zu zeichnen. Der folgende Fall veranschaulicht das sehr schön:

Ich liebe Herzen

Das ist der Fall eines sechsjährigen Mädchens, das mich am 18. Dezember 2008 aufsuchte.

Die erste Besonderheit, die uns auffiel, war, dass das Mädchen beim Eintreten ins Sprechzimmer *die Hand seiner Mutter festhielt*.

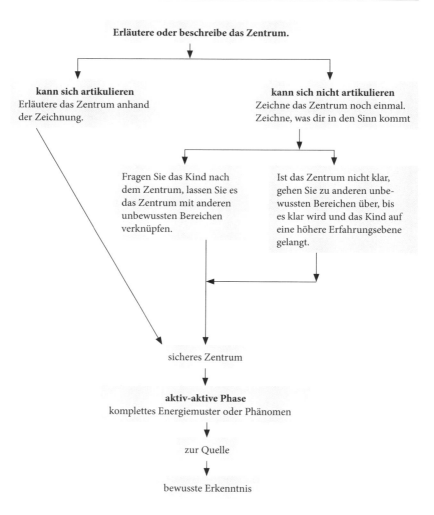

M: „Sie hat etwas für Sie gezeichnet."

In der Vergangenheit hatte das Mädchen jedes Mal, wenn sie mit ihrer Schwester, die ebenfalls bei uns in Behandlung war, in die Praxis gekommen war, gezeichnet. Das zeigt uns die enge Verbindung mit ihrem Unbewussten über das Zeichnen. Dieses Mal hatte sie die folgenden Zeichnungen mitgebracht.

M: "Sie hat keine gesundheitlichen Probleme, aber ich möchte sie behandeln lassen, um ihre allgemeine Entwicklung zu fördern."

Passive Phase der Fallbeobachtung:

B: „Erzähle mir, was du so machst. Darf ich deine Mutter hinausschicken?"
P: „Nein."

Beobachtung: Das Kind klammert sich fest an seine Mutter.

B: „In Ordnung. Wie heißt du denn?"
P: „N… P…"

Beobachtung: Das Kind sitzt auf dem Schoß seiner Mutter und hat die Arme um deren Hals gelegt.

B: „Erzähle mir etwas über dich."
P: (schweigt)

Beobachtung: Das Kind lächelt und *klammert sich stärker an seine Mutter*.

B: „Was hast du für Interessen und Hobbys? Was machst du gern?"
P: „Ich schwimme gern, und ich zeichne gern. Ich renne gern… und spiele."

B: „Toll! Was noch?"
P: „Ich spiele gern am Computer. Ich sehe gern fern."

Beobachtung: Jetzt nimmt sie die Arme vom Hals der Mutter und lehnt sich an den Tisch. Sie sitzt immer noch auf dem *Schoß der Mutter*.

B: „Was machst du noch gern?"
P: „Ich gehe gern zur Schule."

B: „Sehr schön, sehr schön. Wirst du dich mit mir unterhalten?"
M: „Setz dich auf den Stuhl und unterhalte dich mit dem Doktor."

Beobachtung: Das Kind sitzt auf einem Stuhl neben seiner Mutter, hält sich aber immer noch *an deren Arm fest*. Als die Mutter Anstalten macht, das Zimmer zu verlassen, springt das Kind vom Stuhl, beginnt zu weinen, läuft zu seiner Mutter und *umarmt sie*. Es verlässt den Raum mit ihr.

Einige Zeit später kommt die Mutter mit dem Kind wieder herein, doch jetzt setzt sich das Kind auf den Stuhl, und die Mutter sitzt auf dem Sofa hinter ihm.

B: „Gut. Dann erzähle mir einmal, was du sonst noch gern machst."
P: „Ich spiele gern… auf die Rutschbahn gehen. Ich lese gern Bücher."
B: „Sehr schön. Du erzählst wunderschön. Was machst du sonst noch gern?"
P: „Ich tanze gern… dann spiele ich gern, dann mache ich Hausaufgaben."

Beobachtung: Das Kind schaut nach hinten, zur Mutter.

> **Zentrum:** kein verbales Zentrum zu erkennen
> **Erfahrungsebene:** Namen und Fakten
> **Ausdrucksweise:** in Kontakt mit sich selbst

Bis jetzt sehen wir, dass das Kind eine direkte Verbindung zur Mutter hält, seit es das Sprechzimmer betreten hat. Ihr Klammern – sitzt auf dem Schoß der Mutter, hält die Mutter fest, hält die Hand der Mutter fest – ist sehr auffallend. *Doch aus dem Gespräch wurde das Zentrum nicht deutlich, deshalb werden wir aktiv, um es zu klären* und zu schauen, ob dasselbe Thema in verschiedenen Bereichen erscheint.

Aktive Phase der Fallbeobachtung:
B: „Wovor fürchtest du dich?"
P: „Vor Löwen, Tigern…"

B: „Wovor noch?"
P: *„Vor dem Bhoot.* (einem Geist)"

Die Mutter musste den Raum verlassen, um etwas zu erledigen. Kaum hatte sie sich erhoben, sagte das Kind sofort: „Nein."

B: „Du erzählst so schön. Erzähle einfach weiter, und deine Mutter ist in zwei Minuten wieder da."
P: „Nein… nein…"

Beobachtung: Das Mädchen steht auf, *klammert sich an seine Mutter und beginnt zu weinen.*

B: „In Ordnung, dann erzählst du eben nichts, aber du kannst zeichnen, bis deine Mama wiederkommt."

Beobachtung: Das Mädchen setzt sich hin und beginnt zu zeichnen.

Wir forderten sie auf zu zeichnen, weil sie trotz vieler Ermunterung nicht bereit war zu sprechen und weil sie bereits Zeichnungen in die Sprechstunde mitgebracht hatte.

Beobachtung: Sie *deckt das Papier mit der Hand ab* und zeichnet auf dem unteren Teil des Blattes.

B: „Toll! Was ist das?"
P: „Das sind meine Schwester und ich, und das sind mein Vater und mein Bruder."
B: „Und was ist das?"
P: *„Ein Herz."*

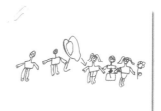

Zu Beginn, als das Mädchen das Sprechzimmer mit seinen Zeichnungen betreten hatte, war uns aufgefallen, dass sie Herzen enthielten. Wir folgerten daraus, dass „Herz" und „Verbundenheit" eine wichtige Bedeutung für sie haben mussten, zumal alle Figuren auf ihren Bildern einander an den Händen hielten. An dieser Stelle gingen wir zur aktiv-aktiven Phase über.

Aktiv-aktive Phase der Fallbeobachtung:

B: „Was macht das Herz hier?"
P: „Ich *liebe Herzen,* da hab ich eins gemalt."

B: „Du hast auch vorher schon Herzen gezeichnet. Was gefällt dir so daran?"
P: „Ich mag sie einfach so."

B: „Ein Herz mit Pfeilen, was bedeutet das?"
P: (blickt auf die Zeichnung und schweigt)

B: „Was macht ihr da alle auf dem Bild?"
P: Wir gucken alle das Herz an und fragen uns, was das ist.

B: „Was bedeutet das Herz?"
P: „Weiß ich nicht."

B: „Du zeichnest gern Herzen, nicht wahr? Wann zeichnest du welche?"
P: „In der Schule, in der Zeichenstunde male ich Herzen und Sterne. Einmal habe ich *Herzen und Sterne am Weihnachtsbaum gemalt.*"

B: „Wer ist das da mit der Blume in der Hand?" (Wir haben auf ihrer Zeichnung eine Blume entdeckt.)
P: „Meine Schwester. Sie hält sie einfach nur."

B: „Will sie sie jemandem geben?"
P: „Ja, mir."

B: „Und wer bekommt das Herz?"
P: „Mein Bruder und mein Vater."

B: „Warum?"
P: „Einfach so."

B: „Einfach so, ok. Möchtest du noch etwas für mich zeichnen?"
P: (zeichnet)

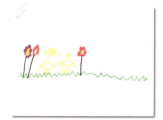

B: „Oh! Was ist das?"
P: „Ein Bild."

B: „Was ist das auf dem Bild?"
P: *„Ein Garten.* Das bin ich, und das ist mein Bruder."

B: „Was macht ihr beiden da?"
P: „Wir sind zum Spielen hergekommen."

B: „Was spielt ihr?"
P: „Rennen und Fangen."

B: „Was ist das?"
P: *„Blumen."*

B: „Was sind das für Blumen?"
P: „Das ist eine Blume, das ist eine Rose, und… das,… das ist eine rosa Blume."

B: „Zeichne noch etwas für mich."

Beobachtung: Sie zeichnet Menschen und verbindet sie dann alle miteinander.

B: „Wunderbar! Was ist das? Ich weiß nicht, was das ist."
P: „Meine Familie."

B: „Was macht deine Familie hier?"
P: *„Ringelreihen."*

B: „Ringelreihen. Was ist das?"
P: „Weiß ich nicht."

B: „Wen magst du am meisten in deiner Familie?"
P: „Meine Mama."

B: „Was magst du an deiner Mama am meisten?"
P: (schweigt)

B: „Wer mag deine Mama mehr, du oder deine Schwester?"
P: „Ich mag sie mehr."

B: „Was noch?"
P: (schweigt)

Wieder erkennen wir dieselben Themen: Verbundenheit mit der Familie, alle halten sich an den Händen. Zu diesem Zeitpunkt ist die zentrale Essenz des Mädchens sonnenklar. Jetzt suchen wir in anderen unbewussten Bereichen nach Bestätigung.

Aktiv-aktive Phase in einem anderen unbewussten Bereich: Ängste

B: „Wovor fürchtest du dich am meisten?"
P: „Löwe und Tiger."
B: „Was macht dir an denen am meisten Angst?"
P: „Weil der Löwe angekrochen kommt und uns frisst."
B: „Was machen sie noch?"
P: (lächelt)
B: „Du hast vorhin gesagt, du fürchtest dich auch vor Geistern. Was macht dir an denen Angst?"
P: (schweigt) „Ich habe einen Film gesehen, der hieß *Roadside Romeo*."

Als wir das Mädchen nach seinen Ängsten fragen, wechselt sie in den Bereich der Filme über, deshalb fragen wir aktiv-aktiv nach diesem Bereich.

Aktiv-aktive Phase in einem anderen Bereich: Filme

B: „Wovon handelt der Film?"
P: „Von einem Hund, von vielen Hunden, aber der Hund heißt Romeo."
B: „Sprich weiter."
P: „Da ist ein Mädchen, die heißt Leila, und die liebt… und der Hund, Romeo, der liebt Leila."
B: „Was machen sie? Ich weiß es nicht. Was heißt lieben?"
P: „Weiß ich nicht."
B: „Was gefällt dir an diesem Film am besten?"
P: „Leila."

B: „Was magst du an Leila?"
P: (schweigt)

Beobachtung: Das Mädchen sitzt an den Tisch gelehnt und verbirgt ihren Mund hinter beiden Händen.

B: „Welche anderen Filme magst du noch?"
P: „*Romeo* und *Du liebst mich, du liebst mich nicht...* (eine Bollywood-Romanze)"

B: „Und worum geht es in *Du liebst mich, du liebst mich nicht*?"
P: „Hab ich vergessen."

B: „Was gibt es noch über dich zu erzählen?"
(Die Patientin deutet ein Nein an.)

B: „Dir gefallen also alle Liebesfilme?"
(Die Patientin nickt zustimmend.)

B: „Was gefällt dir daran so?"
P: „Weiß nicht... die machen dort so schöne Sachen."

B: „Was denn?"
P: „*Na, die schreien nicht, die schlagen nicht* und so."

B: „Noch etwas?"
P: „Nein."

Das Kind geht hinaus und kommt zusammen mit der Mutter mit einer weiteren Zeichnung zurück.

Beobachtungen der Mutter zu ihrem Kind:

Sie ist sehr liebevoll. Sogar Fremde umarmt sie. Ihren jüngeren Bruder liebt sie sehr und bringt ihm alles Mögliche bei, indem sie sagt: „Du kannst dies und das gewinnen", und sie lässt ihn gewinnen. Sie ist eigentlich zu allen Menschen freundlich.

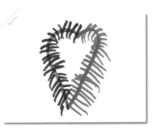

Fallverständnis

Folgende Elemente erschienen im Fallverlauf deplatziert oder ungeordnet:

Passive Phase der Fallbeobachtung:

Verbal hatte das Mädchen nichts Auffallendes geäußert, doch konnten wir an ihr sehr viele Auffälligkeiten beobachten.

- ◊ klammert
- ◊ sitzt auf dem Schoß der Mutter
- ◊ hält die Mutter fest
- ◊ hält beim Sprechen die Hand ihrer Mutter
- ◊ umarmt die Mutter

Aktive Phase der Fallbeobachtung:

- ◊ klammert sich an die Mutter, als diese das Zimmer verlassen will
- ◊ deckt das Papier beim Zeichnen mit der Hand ab
- ◊ ein Herz

Aktiv-aktive Phase der Fallbeobachtung:

- ◊ Ich liebe Herzen.
- ◊ Ich habe Herzen und Sterne am Weihnachtsbaum gemalt.
- ◊ zeichnet einen Garten
- ◊ Blumen
- ◊ zeichnet Menschen, die sie dann alle miteinander verbindet
- ◊ zu starke Familienbindung
- ◊ Ringelreihen
- ◊ Der Hund liebt Leila.
- ◊ Na, die schreien nicht, die schlagen nicht und so.

Was ist das Zentrum, die Essenz des Falls?

- ◊ Liebe, Verbundenheit und Zusammengehörigkeit
- ◊ Vorliebe für Herzen

Das geht ganz augenfällig aus der Körpersprache des Kindes und all seinen Zeichnungen hervor und wird von der Mutter durch deren Beobachtungen bestätigt.

Welches Naturreich?

- ◊ reine Sensibilität
- ◊ Zeichnungen von Gärten und Blumen

Das verweist eindeutig auf das **Pflanzenreich**.

Welche Familie?

Die enorme Verbundenheit mit der Mutter, die Zusammengehörigkeit der Familie, Umarmungen und Klammern und die Vorliebe für Herzen sind alles eindeutige Hinweise auf die Familie der **Malvengewächse** (Malvaceae).

Welches Miasma?

Uns ist aufgefallen, dass das Kind beim Zeichnen jedesmal das Papier mit der Hand abschirmt. Das führt uns zum **Sykose-Miasma**.

Welches Mittel?

Das Mittel aus der Familie der Malvaceae, bei dem das sykotische Miasma im Mittelpunkt steht, ist die Holländische Linde (Tilia europaea). In diesem Fall waren wir jedoch zu dem Schluss gekommen, dass, gemeinsam mit dem allgemeinen Thema der Malvengewächse, das Zentrum des Kindes das „Herz" ist. Interessanterweise fanden wir bei der weiteren Befragung, bei der wir uns auf das „Herz" konzentrierten, ein noch passenderes Mittel: Die Winterlinde (Tilia cordata). Dieser Baum gehört zur selben Familie und hat herzförmige Blätter.

Das Mädchen erhielt **Tilia cordata**.

Welche Potenz?

Zum Ende der passiven Phase schien das Mädchen verbal auf der Ebene der Namen und Fakten zu sein, die auffallende Körpersprache jedoch – die wir anfangs nicht verstanden, die aber später eine

Verbindung zum gesamten Phänomen bekam – präsentierte uns sein komplettes verändertes Energiemuster: Nonverbal schwang es auf der Ebene der Wahnideen.

Das Kind erhielt eine Einmalgabe **1M**.

Eine Zeichnung aus dem Follow-up:

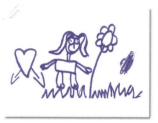

Tanz

Die alten Arier sahen im Tanz den Ausdruck der spirituellen Energie auf der irdischen Ebene. Der Tanz ist eine sinnliche Kunst, die die tieferen Gefühle des Menschen ausdrückt. Ihren Ausdruck finden diese Gefühle durch verschiedene Techniken der rhythmischen Körperbewegung, der Haltung von Kopf und Händen und der Mimik. Sie alle spiegeln den inneren Zustand des Menschen wider, also auch seine inneren Konflikte und seine unbewussten Inhalte. Daher sind Tänzer in der Lage, sich in ihren inneren Zustand hinein zu begeben und ihre Empfindungen sehr gut auszudrücken.

Um sein verändertes Energiemuster zum Vorschein bringen zu können, braucht ein Kind genügend Raum. Jedes Kind hat eine andere Körpersprache, und der Tanz drückt die Eigenart des Kindes in besonderem Maße aus. Wenn ein Kind uns seinen Lieblingstanz vorgeführt hat, bitten wir es, uns zu beschreiben, was es beim Tanzen gefühlt, wahrgenommen und empfunden hat. Was will das Kind durch sein rhythmisches Tanzen ausdrücken? Warum bevorzugt es besondere Bewegungen und Rhythmen? Gefühle, wie Zorn, Freude oder Kummer, sind häufig leicht aus dem Tanz zu ersehen, doch was hinter diesen Emotionen liegt, kann nur in Erfahrung gebracht werden, wenn wir das Kind fragen, nie durch unsere eigenen Interpretationen des Tanzes. Wir dürfen bei unserer Entdeckungsreise nie voreingenommen sein.

Musik

Dasselbe gilt für die Musik. Musik ist eine Kunstform, die von Kindern besonders häufig gelernt und ausgeübt wird. Bernstein sagt, Musik verstärke Gefühle wirksamer als Worte. Musik ist eine höhere Ebene der Sprache, sie ist eine universelle Ausdrucksform. Musik macht Gefühle erlebbar. Bei der Beobachtung der musikalischen Aktivitäten eines Kindes sollte der Homöopath die Darbietung beobachten und sich nach den Lieblingsmelodien, -klängen und -rhythmen des Kindes erkundigen. Er sollte das Kind auch nach seinen Gefühlen, Wahrnehmungen und Empfindungen im Zusammenhang mit der Musik befragen.

Wir können das Kind auch bitten, Bastelarbeiten, Porträts oder Gedichte mitzubringen, die es selbst gemacht hat oder die ihm besonders gefallen. Wir können das Kind ermuntern, selbst geschriebene Geschichten mitzubringen oder Tanzvideos, wenn Tanz eines seiner Hobbys ist. Diese künstlerischen und kreativen Werke können wir dann als Mittel zur weiteren Untersuchung des Kindes nutzen.

Die **künstlerische Anamnese** eignet sich innerhalb der Fallbeobachtung dazu, das Zentrum des Kindes zu finden und das tief innen liegende veränderte Energiemuster ans Tageslicht zu bringen. In bestimmten Fällen schauen wir uns auch nach der Verifizierung des Zentrums in unterschiedlichen Bereichen die Zeichnungen des Kindes an, um das komplette veränderte Energiemuster herauszufinden. Diese Technik heißt **innere Beobachtung** und wird im nächsten Kapitel besprochen.

*Es gibt Kinder draußen auf der Straße,
die einige meiner schwierigsten Physikaufgaben
lösen könnten, weil sie noch über eine Art der
sinnlichen Wahrnehmung verfügen,
die ich lange verloren habe.*

—J. Robert Oppenheimer

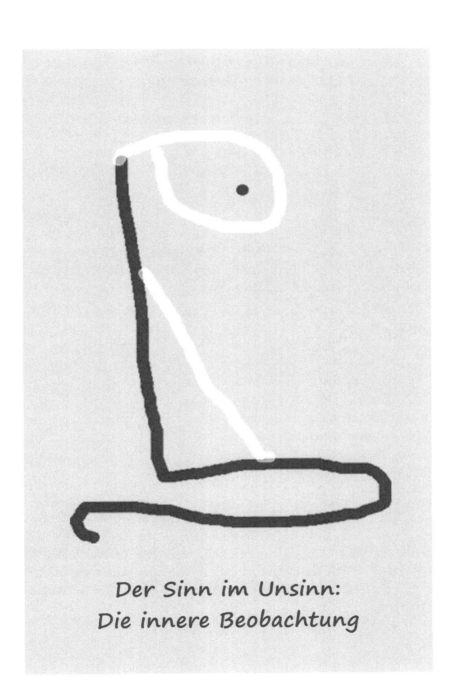

Der Sinn im Unsinn:
Die innere Beobachtung

Der Sinn im Unsinn:
Die innere Beobachtung

*„Es geht nicht ums Begründen und Aufklären,
sondern ums Erfahren und Beschreiben."*
—*Albert Camus*

Wir wissen, dass jeder Mensch fähig ist, sein innerstes Wesen zu erfahren, und dasselbe gilt auch für Kinder. Jedes Kind kann auf seine Weise sein innerstes Energiemuster und seine vitale Empfindung beobachten und bis zur Quelle vordringen.

Oft begegnen wir Kindern, die Folgendes äußern:

- ◊ Mir ist, als hätte ich Schmetterlinge im Bauch.
- ◊ Vor einer Prüfung spüre ich ein Zittern.
- ◊ Wenn ich in ein Riesenrad einsteige, spüre ich ein Unwohlsein im Magen.
- ◊ Wenn ich etwas Seltsames und Unerwartetes erlebe, passiert etwas in meinem Körper.
- ◊ Ich laufe vor Angst im Kreis.

Gewöhnlich hören wir uns solche Aussagen an und schenken ihnen keine weitere Beachtung, weil wir sie für unbedeutend halten, doch wir sollten das überdenken und uns fragen: Erlebt das Kind in diesen alltäglichen Aussagen vielleicht sein innerstes verändertes Energiemuster, seine körperlichen Empfindungen? Die Antwort lautet: Ja. Diese Beschreibungen körperlicher Empfindungen öffnen uns die Tür zur Beobachtung des Energiemusters, bis wir die Quelle des Kindes erreichen.

Bei der Behandlung von Kindern gestaltet sich die Annäherung an die Empfindung etwas schwierig, da ihre verbalen Fähigkeiten noch nicht genügend entwickelt sind, um ihr verändertes Energiemuster auszudrücken. Das Bindeglied zwischen der virtuellen Vorstellung und der verbalen Beschreibung ist noch nicht fest etabliert, daher fällt es ihnen schwer, gleichzeitig zu visualisieren und ihre körperlichen Empfindungen wiederzugeben.

Diese Überlegungen führten mich zu der Frage, ob es denn möglich sei, die vitale Empfindung von Kindern aufzudecken. Lässt sich eine Methode entwickeln, die Erfolg verspricht?

Meine Neugier erreichte ihren Höhepunkt, als ich mitten in der Fallbeobachtung eines Kindes steckte, das erst drei Jahre alt war. Im Verlauf der Anamnese fiel mir auf, dass das Kind um so länger schwieg, je mehr ich es bat zu beschreiben, was es in seinem Körper spürte. Alles, was es sagte, war: „Mein Bauch tut weh." Das Kind kam einfach nicht weiter. Dann fragte ich: „Was passiert in deinem Körper, wenn dein Bauch weh tut? Kannst du das für mich aufmalen?" Es entstand folgende Zeichnung:

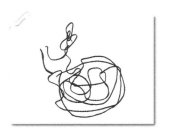

Als ich die Zeichnung sah, war mein erster Gedanke: ‚*Das sind doch nur Kritzeleien.*' Viele von Ihnen werden meiner anfänglichen Skepsis zustimmen. Die goldene Regel der Homöopathie besagt jedoch, dass der größte Unsinn den größten Sinn enthält. Ich bat den Dreijährigen dann, mir sowohl die Zeichnung zu beschreiben, als auch alles, was beim Zeichnen in seinem Körper passiert war. Zu meiner Überraschung antwortete er: „In meinem Bauch passiert was. In meinem Bauch läuft was ringsherum, überallhin, das nimmt alles raus aus meinem Bauch." Schließlich erwähnte er, es sei ein Python, der das mache. Heureka! Bis dahin hatten wir diese Technik nur bei Erwachsenen angewendet, doch nun dämmerte mir, dass sie ebenfalls bei der Behandlung von Kindern hilfreich sein könnte, um deren inneres Energiemuster durch das Studium ihrer Körperempfindungen zu finden. Diese Technik heißt **innere Beobachtung** (IWP). Auf dem Weg von Versuch und Irrtum fand ich heraus, dass die einfachste Art, die IWP bei der Behandlung von Kindern einzusetzen, Zeichnungen sind.

Diese Technik ist eine effektive Möglichkeit für Kinder, Kontakt zu ihrer eigenen vitalen Empfindung, dem kompletten veränderten Energiemuster herzustellen. Sie erleichtert die Aufdeckung der exakten vitalen Empfindung und des kompletten veränderten Energiemusters mithilfe der diffusen körperlichen Empfindungen, Gefühle und Wahrnehmungen des Kindes. Dem Kind ermöglicht sie es, sich auf sein Inneres zu konzentrieren, über Verstand und Körper hinauszugehen und seine Aufmerksamkeit auf das zu richten, was jenseits davon liegt.

Die innere Beobachtung kommt jedoch nicht in jedem Fall zur Anwendung. Sie wird eingesetzt, wenn

◊ das Kind nicht weiterkommt und seine innere Empfindung nicht beschreiben kann,

◊ wir das ganze, komplette Bild des veränderten Energiemusters wieder an die Oberfläche holen müssen,

◊ das Kind den allgemeinen Ausdruck der vitalen Empfindung und des Energiemusters erreicht hat, aber nicht weiterkommt und es nicht artikulieren kann,

◊ das nonverbale Muster (Handgesten und Körpersprache) auf einen inneren Vorgang hinweist.

Überdies kann diese Technik bei der Anamnese nicht aufs Geratewohl eingesetzt werden. Genauso, wie jeder Schritt in der Fallbeobachtung wissenschaftlich begründet ist, muss auch die innere Beobachtung wissenschaftlich angewendet werden. Die Zeichnungen, um die wir das Kind bei der inneren Beobachtung bitten, unterscheiden sich von denen, die während der Fallbeobachtung erstellt werden, wenn wir einen Zugang zum Fall suchen und das Zentrum finden wollen. Die innere Beobachtung erfolgt im Zuge der aktiv-aktiven Phase, wenn wir das Zentrum des Kindes bereits fixiert haben und die tiefer liegenden vitalen Empfindungen erforschen wollen. Die innere Beobachtung hängt auch von der Erfahrungsebene des Kindes ab: Wir greifen nur dann auf diese Technik zurück, wenn das Kind sich auf der Ebene der Wahnideen oder einer höheren Erfahrungsebene befindet. Demzufolge warten wir geduldig ab, bis die Erfahrungsebene des Kindes in der aktiven Phase zur Ebene der Wahnideen oder weiter fortgeschritten ist.

Es gibt bestimmte Schritte, die uns die Anwendung der inneren Beobachtung erleichtern:

- ◊ Untersuchen Sie zuerst die Idee, die hinter der Hauptbeschwerde des Kindes steckt, die volle Tiefe seiner Phobien, Fantasien und Träume und die Situationen, die es am meisten belasten.
- ◊ Finden Sie das zentrale Thema des Kindes heraus.
- ◊ Sobald das Zentrum klar ist, suchen Sie die dahinter liegende körperliche Empfindung.
- ◊ Wenn das Kind hier nicht mehr weiterkommt, ist der Zeitpunkt gekommen, zur Aufdeckung des kompletten Energiemusters bis hin zur Quelle die innere Beobachtung anzuwenden.

Da die innere Beobachtung auf einem individualisierten Ansatz beruht, differieren die Fragen und müssen der Erfahrungsebene des Kindes angepasst werden.

A) Manche Kinder sind auf einer höheren Erfahrungsebene (Wahnideen oder Empfindungen) und erleben ihr verändertes Energiemuster intensiv.

Solche Kinder können animiert werden, ihre Erfahrungen auf zweierlei Art auszudrücken: über körperliche Empfindungen oder über Zeichnungen. „Was spürst du bei diesen Ängsten, Phobien, Träumen, Fantasien oder belastenden Situationen in deinem Körper?" Alternativ können wir das Kind bitten, die Augen zu schließen und die Erfahrung zu erfühlen, bis sie ihm klar geworden ist.

Ebenso können wir folgende Fragen oder Suggestionen verwenden:

- ◊ Kannst du deine körperlichen Empfindungen oder inneren Erfahrungen einmal aufmalen?
- ◊ Lass dir Zeit, deinen körperlichen Empfindungen oder inneren Erfahrungen nachzuspüren und zeichne, was dir dabei in den Sinn kommt…
- ◊ Zeichne, was du innerlich fühlst…
- ◊ Weißt du, die Zeichnung muss nicht schön sein… zeichne einfach, was von innen hervorkommt.

B) Manche Kinder sind auf einer niedrigeren Erfahrungsebene und haben keine Verbindung zu ihrem veränderten Energiemuster.

Diese Kinder bitten wir zuerst, ihre Erfahrung zu zeichnen und sie dann so anschaulich wie möglich zu beschreiben. Wir können fragen:

- ◊ Kannst du deine Ängste, Phobien, Träume oder die dich am meisten belastenden Situationen einmal aufmalen?
- ◊ Kannst du mir sagen, was beim Zeichnen in deinem Körper vorgeht? Beschreibe das so vollständig wie möglich.

Wir werden oft feststellen, dass das Kind bei der ersten Konfrontation mit seiner Erfahrung sagt: „Ach, das? Das ist doch nur ein unangenehmes Gefühl, nichts weiter." Hier müssen wir es ermuntern, die innere Erfahrung zu fühlen und sie zu zeichnen. Wir fragen weiter: „Kannst du beschreiben, was in deinem Körper vorgeht, wenn du diese Erfahrung zeichnest?" und zwar so lange, bis das Kind seine gesamte Wahrnehmung zeichnet. Bei der Anwendung dieser Technik versuchen wir, die Themen einzugrenzen und uns auf diejenige Erfahrung zu konzentrieren, die alles umfasst (Wahnideen, Gefühle, Ängste, Einbildungen usw.). Wir sagen dem Kind, dass wir nichts Besonderes suchen. Wir fordern es nicht auf, ein bestimmtes Gefühl, wie Zorn oder Trauer, zu zeichnen. Sein inneres Wesen weiß, worum es geht, und das Kind wird zeichnen, was es zeichnen muss.

Normalerweise erinnern sich Kinder an ihre Ängste, Träume und Erfahrungen, vergessen jedoch manchmal die sie begleitenden körperlichen Empfindungen und die Art, wie sie sie erlebt haben. Die innere Beobachtung hilft dem Kind, jene Augenblicke wiederzuerleben und das komplette veränderte Energiemuster ans Licht zu bringen, wie es der folgende Fall anschaulich demonstriert.

Worte verletzen mich mehr als alles andere

P: „Mein Hauptproblem ist Bettnässen. Ich kann weder meine Verwandten besuchen noch an Klassenfahrten teilnehmen. Ich kann so vieles nicht tun. Ich kann nicht verreisen. Vieles geht einfach nicht. Ich kann keine Freundin besuchen, nicht mit zum Picknick gehen oder mit meinen Eltern weggehen. Ich habe alles versucht, damit es aufhört, aber es geht nicht. Mein kleiner Bruder macht sich schon darüber lustig."

B: „Was ist das für ein Gefühl, dieses Problem zu haben?"
P: „Ich möchte mich nicht lächerlich machen. Sie machen sich über mich lustig. Ich weiß nicht, mit wem ich darüber reden kann. Ich weiß nicht, ob meine Freundinnen das verstehen würden. Ich möchte es oft jemandem erzählen, aber *was, wenn der mich dann auslacht.* (beginnt zu weinen) Ich will nicht, dass meine Freundinnen es erfahren. Sie sollen es nicht wissen. Ich kann meine Blase einfach nicht kontrollieren. Ich will nicht, dass mein Bruder sich über mich lustig macht. Er lacht mich aus, und bevor ich es mich versehe, wird er es meinen Freundinnen sagen."

Auf der emotionalen Ebene sah dies ganz nach Barium oder Calcium aus. Das Mädchen schlug sich auch andauernd mit der Faust gegen die Brust.

B: „Was ist das für ein Gefühl?"
P: „Ein Gefühl, dass sie *mich auslachen.* Sie könnten über mich reden. Ich will dieses Problem loswerden, bevor sie es erfahren. Es könnte passieren, dass sie dann nicht mehr mit mir reden. Sie werden mich auslachen."

B: „Was könnte passieren, wenn sie sich über dich lustig machen?"
P: „*Sich über mich lustig machen!* Sie könnten gemein zu mir sein und nicht mehr mit mir reden. Sie werden es allen weitererzählen. Ich möchte nicht, dass es jemand erfährt, der nicht groß genug ist, um es zu verstehen."

B: „Was könnten sie tun, was noch schlimmer wäre?"
P: „*Sie werden es mir direkt ins Gesicht sagen.* Wenn sie hinter meinem Rücken reden, ist es ok."

B: „Was ist das Schlimmste, was du tief in dir drin fühlst, wenn jeder darüber redet?"
P: „Ganz schlimm. Will weglaufen. Es *verletzt mich innerlich.*"

B: „Was ist das?"
P: „Das ist wie *plötzlicher Schreck*. Ich denke: ,Oh, nein! Was ist passiert?' Mich *durchfährt ein heftiger Schreck*. Dann wandern meine Gedanken weiter, und ich vergesse es."

B: **„Was geht in deinem Körper vor, wenn du diesen plötzlichen Schreck verspürst?"**
P: „Er geht durch Hände und Finger hindurch. Es *tut hier weh*. (zeigt auf ihre Brust) *Wie wenn jemand einen mit einem harten Stein trifft, dann schmerzt das, und man erschrickt innerlich. Der Stein trifft das Herz so heftig, dass es einem sofort schlecht geht. Wenn dieser Stein mich trifft, dauert das nur eine Sekunde lang. Steine verletzen genau hier.*" (Das Mädchen wiederholt ständig dieselbe Handbewegung wie zuvor.)

B: **„Was machst du, nachdem du verletzt wurdest?"**
P: „Ich schreibe es in mein Tagebuch, und ich lese meine Gedichte oder schreibe ein neues." (Sie trägt ein selbst geschriebenes Gedicht vor.)

Worte

Warum nur Worte?
Mögen sie mich schlagen, mich zu Fall bringen,
mir das Bein brechen!
Doch warum benutzen sie Worte schreiend, kreischend, brüllend?
Mein gebrochenes Bein wird bald wieder heil sein.
Die Worte aber schreiend, kreischend, brüllend
wandern ewig durch meinen Sinn.

B: **„Welcher Teil dieses Gedichtes zieht dich am stärksten an?"**
P: „Die letzten zwei Zeilen. Die sind so wahr. Wenn jemand einen anschreit, fangen die Gedanken an zu wandern. Nur meine Freundin und mein Bruder sagen schlimme Worte. Durch all diese Erfahrungen bin ich selbst so geworden. Wenn mein Bruder mir mein Buch wegnimmt, brülle ich ihn an. Dann schreien meine Eltern wiederum mich an: „Du sollst ihn nicht anschreien, er ist doch noch klein." Und dann würde ich am liebsten zu meiner Mutter sagen: „Ich schreie, weil du schreist."

Innere Beobachtung

B: „Kannst du bitte die Augen schließen und das Ganze noch einmal fühlen?"
P: (Sie schließt die Augen und fühlt fünf Minuten lang nach.)
B: „Kannst du diese Erfahrung aufmalen?"
B: „Kannst du mir die Zeichnung beschreiben?"
P: *„Dieser Wortstein trifft einen tief drinnen und fügt eine hässliche Wunde zu, und ich bin tief verletzt."*

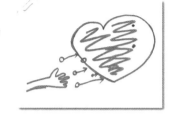

B: „Wie fühlt sich das tief in deinem Körper an?"
P: *„Verletzt. Es ist ein Wortstein, der einen tief drinnen verletzt, kein echter Stein. Aber was für verletzende Worte sie sagen!"*

Bestätigungsfrage:

B: „Wie findest du Blumen?"
P: „Ich liebe Blumen, besonders Sonnenblumen."

Zusammenfassung des Falls:

In diesem Fall sehen wir, dass die Hauptbeschwerde des Kindes in ihm ein Gefühl der Beschämung auslöst. Später in der Anamnese begreifen wir, dass sie die Frotzeleien der anderen als plötzlichen Schreck erlebt. Als wir sie baten, die körperliche Empfindung zu beschreiben, die diesen Schreck begleitet, antwortete sie: „... es ist wie ein harter Stein, der das Herz trifft." Nun wird uns klar, dass dies das Zentrum des Mädchens ist, und wir gehen zur inneren Beobachtung über, um das komplette Phänomen hervorzuholen. Dann erwähnt sie, die verletzenden Worte seien wie *Wortsteine*. Wir erkennen darin die reine Sensibilität einer Pflanze, doch wir hören hier noch nicht auf. Wir bitten das Mädchen, seine Erfahrung zu zeichnen. Sie beschreibt ihre Zeichnung ganz wundervoll: *„Dieser Wortstein trifft einen tief drinnen und fügt eine hässliche Wunde zu."* Damit kommt das komplette Energiemuster der Familie der **Korbblütler** (Compositae) zum Vorschein. Sie reagierte sehr gut auf **Taraxacum** 200.

Mitten in uns wohnt ein Hunger nach Wissen, das alles umfasst, und je mehr wir erlangen, umso mehr begehren wir; je mehr wir erkennen, umso erkenntnisfähiger werden wir.
- Maria Mitchell

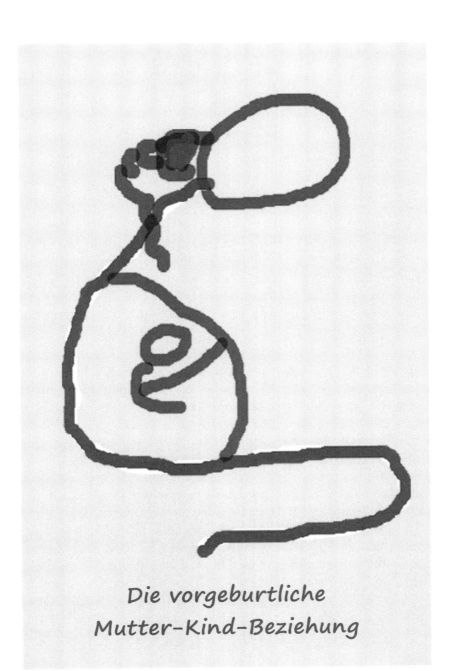

Die vorgeburtliche Mutter-Kind-Beziehung

Die vorgeburtliche Mutter-Kind-Beziehung

*„Sein Weg ist nicht meiner
Und meiner nicht seiner;
In einem Körper leben wir zwei getrennte Leben."*

—Anonym

Es herrscht die Meinung vor, dass sich der Zustand einer Frau in der Schwangerschaft verschlimmere oder, besser, verändere. Aufgrund dessen erhält ein Kind bis zu einem gewissen Alter das gleiche Mittel wie die Mutter. Auch uns wurde beigebracht, dass der Zustand der Mutter sich in der Schwangerschaft und während der Stillzeit auf das Baby übertrage.

In seinem Buch *Vorlesungen zur homöopathischen Materia medica* schreibt Dr. J.T. Kent: „Wenn die Mutter Borax brauchte, braucht das Kind sehr wahrscheinlich ebenfalls Borax. Es ist nicht ungewöhnlich, dass Mutter und Säugling das gleiche Arzneimittel benötigen. Ich habe schon oft das Kind durch die Muttermilch behandeln können, wenn beide das gleiche Mittel brauchten." Diese Auffassung Dr. Kents wurde mehreren Generationen von Homöopathen weitervermittelt. Manche Homöopathen glauben, die Gedanken, Gefühle und Empfindungen der Mutter würden in elektrochemische Impulse umgewandelt, die das Kind womöglich für das ganze Leben prägen. Diese Überlagerung setze sich beim Stillen fort, da die Hormone dann weiterhin übertragen werden. Laut dieser Theorie sollten wir dem Kind das Similium der Mutter geben, solange es gestillt wird oder noch nicht sprechen kann.

Aber widerspricht diese Behauptung nicht den elementarsten Grundsätzen der homöopathischen Wissenschaft?

Die Homöopathie gründet auf dem Konzept der Individualisierung, dem diese Theorie jedoch zu widersprechen scheint. Ungeachtet der Tatsache, dass die genetische Anlage des Kindes eine gleichwertige Kombination aus den Anlagen beider Eltern darstellt, muss das Kind eine eigene Individualität haben, seine ganz eigene, einzigartige Identität, und muss daher auch sein eigenes Similium bekommen und nicht das der Mutter. Welches sollte demnach das Similium des Kindes sein?

Zwei Wasserstoffatome und ein Sauerstoffatom, beide gasförmig, verbinden sich miteinander zu Wasser, einer flüssigen Substanz, die ihre eigenen, individuellen Eigenschaften hat. Analog dazu ist auch der Fötus ein einzigartiges Wesen und kein Spiegelbild seiner Eltern. Sicher kann es vorkommen, dass Mutter und Kind dasselbe Similium benötigen, doch das ist nicht die Regel. In den meisten Fällen hat das Kind sein eigenes, individuelles Similium. Eingedenk dessen frage ich die Mütter eingehend nach dem Schwangerschaftsverlauf und ihrem damaligen Zustand aus. Wenn sich auch nicht alle mehr genau daran erinnern können, sind doch viele durchaus in der Lage dazu.

Hier möchte ich Sie an einem Fall aus meiner Praxis teilhaben lassen. Nachdem ich mit dem Kind gesprochen und seinen Zustand vollständig beobachtet hatte, war ich sicher, dass ich **Scorpio** verschreiben müsse. Zur Bestätigung der Mittelwahl befragte ich die Mutter zu ihrem Befinden in der Schwangerschaft.

B: „Welche physischen, geistigen und emotionalen Veränderungen sind Ihnen aufgefallen, die von Ihrer üblichen Verfassung abwichen?"

P: „Als ich schwanger wurde, steigerte sich mein sexuelles Verlangen, und mein Mann konnte es nicht befriedigen. Ich musste allerhand tun, um ihn zu verführen. Meistens führte ich einen verlockenden erotischen Tanz vor ihm auf und konnte sehen, ob er sich verführen ließ oder nicht. Ich hatte mich vorher nie fürs Tanzen interessiert, ich weiß nicht, woher das plötzlich kam. Nicht selten wurde ich auch etwas heftig, wenn er sich von mir nicht angezogen fühlte. Das Zeichen dafür, dass er sich wirklich angezogen fühlte, war, dass er auch zu tanzen anfing. Dann wusste ich, dass meine Beute bereit war; andernfalls musste ich ihn heftig beißen, um meinen Zorn zu zeigen. Das war sehr eigenartig. So etwas habe ich nie vorher erlebt."

B: „Hatten Sie damals ungewöhnliche Träume?"
P: „Mein Sonnenzeichen ist Skorpion. Vielleicht habe ich deshalb damals von einem tanzenden Skorpion geträumt. Er tanzte, um seinen Partner anzulocken."

Was diese Frau von ihren Schwangerschaftssymptomen berichtet, passt haargenau zum Verhalten des Skorpions. In diesem speziellen Fall kannte ich die Mutter gut, da sie ebenfalls meine Patientin war. Daher wusste ich, dass sich ihr Zustand in der Schwangerschaft drastisch verändert haben musste, denn ihr Konstitutionsmittel war eine Pflanze.

Bei der Fallbeobachtung vieler Kinder habe ich mich auf den veränderten Zustand der Mutter in der Schwangerschaft konzentriert. Ich bemerkte, dass manche Patientinnen Verlangen auf Speisen bekamen, die sie vorher verabscheut hatten, anderen gefielen Musik oder Kunstformen, die sie nie zuvor interessiert hatten.

Jede Schwangerschaft wird von der Mutter anders und als etwas ganz Besonderes erlebt. Eine Patientin zum Beispiel hatte eindringliche Träume von Schlangen, als sie zum ersten Mal schwanger war. So etwas hatte sie zuvor nie geträumt. Wie sich herausstellte, brauchte ihr Kind **Naja**. In der zweiten Schwangerschaft wurde sie sehr kontaktfreudig; sie nahm an vielen Gruppenaktivitäten teil, lernte eine Menge Freunde kennen, frischte alte Freundschaften auf und war der Mittelpunkt der Gruppe. Ihre zweite Tochter erhielt nach meiner Fallbeobachtung **Phosphorus**.

Wenn eine Frau mit Zwillingen schwanger geht, können sogar zwei verschiedene Zustände gleichzeitig existieren. So war es einer anderen Patientin ergangen. Eines der beiden elfjährigen Mädchen litt an wiederkehrenden Infekten der oberen Atemwege, wiederkehrendem Erbrechen und einer Neigung zu pustulösen Furunkeln. Als wir bei ihr in die Tiefe drangen, entdeckten wir viele tierische Eigenschaften, wie Konkurrenzgeist, Eifersucht und Geschwisterrivalität. All diese Eigenschaften projizierte sie auf ihre Schwester und ihre Freundinnen, während sie *vorgab*, der rechtschaffenste und aufrichtigste Mensch zu sein. Sie erzählte auch von ihrer Abneigung gegen Hunde und ihrer enormen Katzenliebe. Im Traum spielte sie mit Katzen. Interessanterweise hatte die Mutter sehr auffallende Träume gehabt, als sie mit den Zwillingen schwanger ging. Während dieser neun Monate träumte sie von Katzen, die mit ihr spielten, sie kratzten oder sie ansprangen. So etwas hatte sie zuvor nie geträumt. Die Elfjährige erhielt das Mittel **Lac felinum**. Ihre Schwester indes klagte über wiederkehrende Abdominalkoliken und Verstopfung. Die Eigenschaften, die wir bei der Untersuchung des veränderten Energiemusters dieses Mädchens entdeckten, waren Schwatzhaftigkeit, Selbstbezogenheit, Konkurrenzgeist, Eifersucht und eine Faszination für Farben. Sie zeichnete ausschließlich Schlangen. Bei der nochmaligen Schilderung ihrer Schwangerschaft sagte die Mutter zu meiner größten Verwunderung, sie habe auch beängstigende Träume von Schlangen gehabt, die aussahen wie die Kobra *Naag Devta*, der Schlangengott. In diesen Träumen wurde die Mutter von Schlangen eingekreist und sah ihr letztes Stündlein gekommen. Das gesamte Bild verwies eindeutig auf das Mittel **Naja**, das dem zweiten Mädchen verschrieben wurde.

Dieser Fall lehrt uns, dass die Energie des Kindes sich in den Ausdruck der Mutter transformiert und der Mutterleib den Gefühlen, Gedanken, Reaktionen und Wahrnehmungen des Kindes seiner selbst und seiner gesamten Umgebung eine Herberge bietet. Die Energie des Kindes drückt sich somit durch die Mutter aus.

Die Schwangerschaft ist eine Zeit des aktiven Dialogs zwischen der Mutter und dem Kind in ihrem Leib. Beide haben eine symbiotische Beziehung zueinander, in der schon die geringste Veränderung in einer der beiden Personen die andere beeinflusst. Wie das Kind seine reine Energie durch die Mutter ausdrückt, so wirkt auch der Zustand der Mutter auf das Kind ein. Jeder (physiologische, mentale oder pathologische) Stress, den die Mutter erlebt, wird in die Gebärmutter übertragen. Ein Panikzustand der Mutter verstärkt die Reaktion des Babys und stimuliert das Kind im Mutterleib dazu, sein eigenes Energiemuster zu vertiefen und das veränderte Energiemuster der Mutter abzuwehren. Mit anderen Worten: Die Situation wirkt wie ein Reiz, der das individuelle Energiemuster des Kindes stimuliert. Aus all dem Gesagten können wir folgende Schlüsse ziehen:

- Es ist die Energie des Kindes, die von der Mutter in der Schwangerschaft ausgedrückt wird.
- Der veränderte Zustand der Mutter in der Schwangerschaft ist nichts anderes als das Energiemuster des Kindes, das sich durch die Mutter ausdrückt.

Wenn wir die Mutter bitten, alle Veränderungen in der Schwangerschaft zu beschreiben, die ihrem eigenen Wesen fremd waren oder sich davon unterschieden, hilft uns das, das innerste Energiemuster des Kindes zu verstehen. Zu diesen Veränderungen gehören Gedankenmuster, Ängste, Träume und Erfahrungen, jede lebhafte Empfindung, jeder Vorfall, der sie stark beeindruckt hat, und die damit verbundene innere Erfahrung sowie lokale und allgemeine körperliche Veränderungen.

Als ich dieses Konzept erfolgreich in meiner klinischen Praxis anzuwenden begann, bemerkte ich, dass die Mutter lernen kann, sich der Energie ihres Kindes in der Schwangerschaft bewusst zu werden und damit die vorgeburtliche Mutter-Kind-Beziehung in vollem Umfang zu genießen. (Wer mehr darüber erfahren möchte, den verweise ich auf das Kapitel „The Womb Connection" in der englischen Originalausgabe dieses Buches.)

Im Licht unserer neuen Einsichten zur Bedeutung der Schwangerschaftsgeschichte der Mutter sollten wir nun zwei Fälle beobachten. (Anmerkung: Die Fallberichte wurden zusammengefasst.)

Fall 1:

Dies ist der Fall eines fünfjährigen Mädchens, das mich wegen anhaltender Verstopfung aufsuchte. Sie bekam Abführmittel, doch selbst damit hatte sie nur einmal alle zwei bis drei Tage Stuhlgang. Sie war von einem meiner Kollegen zu mir überwiesen worden. Ihr erstes Fallgespräch hatte sie sechs Monate vorher mit diesem Kollegen geführt. Als er das Kind zum ersten Mal sah, hatte

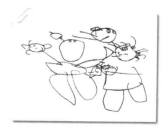

es nichts gesagt, statt dessen aber die ganze Zeit gezeichnet.

Auf die Bitte, ihre Bilder zu beschreiben, hatte sie geantwortet: *„Das sind Menschen... einfach nur viele Menschen... viele Menschen zusammengemischt."*

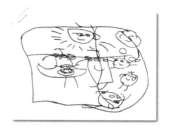

Auf all ihren Zeichnungen hatte das Mädchen *alle Menschen miteinander verbunden;* allerdings waren die Bilder unklar und schwer erkennbar. Daher wurde ein Mittel auf der Grundlage der Beobachtungen der Mutter verschrieben. Als das gewählte Mittel nur teilweise wirkte, überwies der Kollege den Fall an mich.

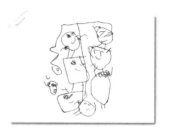

Bei jedem Follow-up zeichnete das Mädchen ähnliche Bilder von *vielen Menschen, die miteinander spielen,* doch die Zeichnungen blieben ein Rätsel.

Zeichnungen aus den Follow-ups:

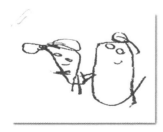 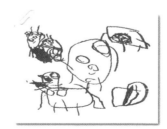

In der passiven Phase der Fallbeobachtung konnten wir kein Zentrum erkennen, weil das Mädchen sehr schüchtern war und nicht sprechen wollte. Deshalb mussten wir aktiv verschiedene Bereiche erschließen, um das Zentrum finden zu können.

Auf die Frage nach ihren Interessen und Hobbys sagte sie, sie sehe gern Anime-Serien im Fernsehen, besonders *Doremon, Crayon Shin-Chan, Pokemon* usw. Was ihr an diesen Filmen am besten gefiel, war, dass die Charaktere *alle Freunde sind und zusammenhalten.* Weiter voran kam der Fall hier nicht, deshalb wechselte ich die Fragerichtung und versuchte, ihre Träume zu erkunden. Hier erzählte das Mädchen, sie *träume von ihrer Mutter, wie sie koche und Herzen backe, Schokoplätzchen, Schokokuchen und Eiscreme. In ihren Träumen bereitete ihre Mutter immer Naschwerk und Mahlzeiten zu und verteilte Süßigkeiten und Essen an alle.* In diesen Träumen war das Mädchen sehr glücklich, die Schokoplätzchen, die es am meisten mochte, mit anderen teilen zu können. Immer wieder betonte sie die Wendung „*mit allen teilen*".

Dann wechselte sie spontan in einen anderen Bereich über und äußerte ihren Wunsch zu zeichnen. Aus den vorangegangenen Fallgesprächen wussten wir, dass sie in diesem unbewussten Bereich enorme Energien gespeichert hielt, deshalb gingen wir auf ihren Wunsch ein.

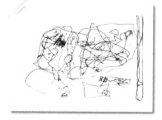

Sie sagte, auf dieser Zeichnung seien Zahlen und japanische Figuren zu sehen. *Hier fiel uns etwas sehr Seltsames auf: Beim Zeichnen berührte das Mädchen ihre Mutter mit den Beinen.* Das war etwas durchaus Deplatziertes.

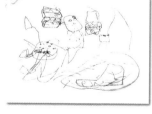

Gleich darauf zeichnete sie das nächste Bild.

Sie sagte: „Das ist Eiscreme. Alle backen Kuchen. Ein Mädchen hält den anderen Blumen hin."

Sie nahm ein weiteres Bild in Angriff.

Dieses Bild zeigte *einen Bus, in dem alle Menschen zusammen Schokolade essen.*

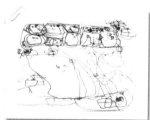

Dann zeichnete sie ein Bild, auf dem sie *Andenken für alle* darstellte.

Hier erkannten wir, weshalb das Mädchen in ihren vorangegangenen Fallgesprächen ständig Gruppen aus vielen Menschen – Menschenvereinigungen – gezeichnet hatte.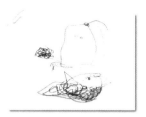
Wie die Teile eines Puzzles rutschte alles an seinen richtigen Platz, und es entfaltete sich ein vollkommenes Bild.

Später fügte die Mutter hinzu, dass das Mädchen *sehr liebevoll sei und am liebsten alle umarme und küsse.*

Schwangerschaftsgeschichte der Mutter (MHDP):

Als ich die Mutter fragte, welche geistigen, körperlichen und emotionalen Veränderungen sie in der Schwangerschaft beobachtet habe, die sehr auffallend und unüblich für sie gewesen seien, berichtete sie von einem Ereignis, das im achten Monat vorgefallen war. Dieser Vorfall hatte einen tiefen Eindruck bei ihr hinterlassen. Sie und ihr Mann hatten erfahren, dass sie irgendwohin fahren mussten. Ihr Mann war aufgebracht, weil er dazu gezwungen worden war. Nun schleppte sie alle Taschen und hielt ihr autistisches Kind an der Hand, während der Mann ohne Gepäck vorausging. Ich fragte sie nach dem mit diesem Vorfall verbundenen Gefühl, und sie antwortete, sie habe sich *sehr einsam gefühlt, im Stich gelassen und ganz allein. Sie hatte gedacht, sie hätten geheiratet, weil sie sich liebten, doch in diesem Moment war ihr, als empfinde ihr Mann keinerlei Zuneigung zu ihr und liebe sie nicht. Sie hatte das Gefühl, dass sich niemand um sie kümmere und für sie sorge.* Weiter sagte sie, das sei genau das entgegengesetzte Gefühl gewesen zu dem, das sie bei der Hochzeit gehabt habe; damals hatte sie *eine tiefe Verbundenheit gefühlt, als seien sie eine Seele in zwei Körpern.* Doch all das verschwand mit diesem Ereignis.

Auf die Frage, ob sie während der Schwangerschaft irgendwelche besonderen Begierden oder Abneigungen entwickelt habe, entgegnete sie, sie habe in diesen neun Monaten *ein starkes Verlangen nach Schokolade* gehabt, die ihr normalerweise gar nicht schmecke.

Fallverständnis:

- ◊ reine Sensibilität
- ◊ Zeichnungen von vielen Menschen, die zusammen essen und alles teilen
- ◊ Zeichnungen von Blumen

Dies verwies eindeutig auf das **Pflanzenreich**.

- ◊ Abbildungen vieler Menschen… viele Menschen zusammengemischt… sie spielen miteinander
- ◊ Auf allen Zeichnungen sind die Menschen miteinander verbunden.
- ◊ Im Bereich der Interessen und Hobbys mag das Mädchen Anime-Filme… Die Charaktere sind alle Freunde und halten zusammen.
- ◊ Träume von ihrer Mutter, die kocht… Herzen bäckt… Schokoplätzchen… Schokokuchen… Eiscreme… Naschwerk und Mahlzeiten… und Süßigkeiten und Essen an alle verteilt
- ◊ sehr glücklich, die Schokoplätzchen mit allen teilen zu können
- ◊ Zeichnungen von Eiscreme… alle backen Kuchen… ein Mädchen hält den anderen Blumen hin… ein Bus, in dem alle Menschen zusammen Schokolade essen… Andenken für alle.
- ◊ sehr liebevoll, umarmt und küsst am liebsten alle

Dieser Wunsch nach Miteinander mit anderen Menschen, mit allen zu spielen und zu teilen, sie zu umarmen und zu küssen, und das Verlangen nach Schokolade sind charakteristisch für die Familie der **Malvengewächse** (Malvaceae).

Zusätzliche Informationen aus der Schwangerschaftsgeschichte der Mutter:

- ◊ Gefühl der Einsamkeit, fühlte sich im Stich gelassen und ganz allein… keine Zuneigung… ungeliebt… niemand kümmere sich um sie und sorge für sie
- ◊ tiefe Verbundenheit, als seien sie eine Seele in zwei Körpern
- ◊ starkes Verlangen nach Schokolade

Das bestätigt die **Malvengewächse**.

- ◊ Träume von der Mutter, die Schokoplätzchen und Schokokuchen bäckt
- ◊ Zeichnung von Menschen, die gemeinsam Schokolade essen
- ◊ außergewöhnliche Vorliebe für Schokoplätzchen
- ◊ In der Schwangerschaft hatte die Mutter ein starkes Verlangen nach Schokolade.

Aufgrund aller genannten Gründe erhielt das Mädchen eine Einmalgabe **Chocolate 1M**.

Fall 2:

Dies ist der Fall eines einjährigen Mädchens, das ein Ekzem hatte. Weil das Kind noch zu klein war, um sich mit ihm unterhalten zu können, führten wir das Fallgespräch mit der Mutter. Wir berücksichtigten die Beobachtungen der Mutter zu auffallenden Verhaltensweisen ihres Kindes. Dabei behielten wir jedoch auch das Kind im Auge. Was der Mutter aufgefallen war, war Folgendes: Das Kind wollte *immer in einer besonderen Position getragen werden*. Selbst wenn es schlief, musste es immer in derselben Position liegen. Andere Kinder seines Alters ließen sich problemlos von anderen tragen oder im Sportwagen umherfahren; sobald man dieses kleine Mädchen hier aber in einen Sportwagen setzte, *beugte sie sich nach hinten und schrie und brüllte, bis sie wieder herausgenommen wurde*. Selbst in der Badewanne *konnte sie nicht allein stehen*; die Mutter musste sie die ganze Zeit halten und tragen. Das Baby musste in einem ganz bestimmten Tuch getragen werden. Wenn sie in diesem Tragetuch saß, sah das aus wie eine Hängematte, und das Kind nahm darin eine Haltung ein *wie der Fötus im Uterus*. Dort *drin fühlte es sich sicher*, deshalb nannte die Mutter das Tuch *zweite Gebärmutter*. Die Mutter fügte hinzu, das Kind *brauche eine Menge Aufmerksamkeit*, vollführe verschiedene Bewegungen und zeige den Wunsch, angeschaut zu werden, doch sobald jemand – selbst wenn es der Vater war – in seine Nähe käme, bekomme es Angst. *Es toleriere nur die Nähe der Mutter*. Da das Mädchen weder stehen noch laufen konnte und immer getragen werden musste, kam es seiner Mutter immer noch wie ein Neugeborenes vor. War die Mutter beschäftigt, passte das dem Baby nicht; war sie müde und legte sich hin, passte es dem Kind auch nicht. Die Mutter konnte ihren Körper nicht bewegen, wie sie wollte. Das Kind war der Ansicht, sie müssten sich zusammen hinlegen. Es ließ sich *nicht einmal huckepack tragen*. Das Mädchen hatte entsetzliche *Angst vor Geräuschen*, z.B. vor einem Spielzeugküken, das menschliche Laute imitierte, vor dem Geräusch des Mixers usw. Es hatte auch eine Abneigung gegen überfüllte Plätze, wie Eisenbahnzüge. Die Mutter sagte auch, dass das Kind immer, wenn es sich freue, *vor Freude auf ihrem Schoß herumspringe*. Das habe es schon vom ersten Tag an getan, als es noch ein Säugling war. Wenn es seinen Bruder auf dem Schoß der Mutter sehe, wolle es, dass er weggehe.

Nach dem Abstillen hatte das Mädchen Herpes bekommen und war krank geworden. Die Mutter verriet uns, dass immer, wenn es der Kleinen schlecht gehe, ihr Urin stinke. Ebenso *lasse sie sich gern an den Ohren berühren*. Sie durchforste auch gern den Mülleimer, bringe alles durcheinander, ziehe die Taschentücher aus der Box oder suche das Portemonnaie aus der Handtasche der Mutter heraus (sogar aus den Handtaschen Fremder). Da nichts Bemerkenswertes weiter zum Vorschein kam, befragten wir die Mutter nach ihrer Schwangerschaftsgeschichte, d.h. welche geistigen, körperlichen und emotionalen Veränderungen sie in jener Zeit beobachtet habe, die auffällig und für sie ungewöhnlich waren.

Schwangerschaftsgeschichte der Mutter (MHDP):

Hier erwähnte die Mutter, sie habe sich über die Maßen glücklich und erfüllt gefühlt. Sie hatte das Gefühl, als sei die *leere Halle wieder gefüllt* oder als sei das letzte Puzzleteil an seinen Platz gefügt worden. Sie hatte sich mit dem Baby durchweg vollständig und erfüllt gefühlt. Diese Vollständigkeit sei wie eine Kugel gewesen: glatt, ohne Höhen und Tiefen, und sie beschrieb diese Kugel als künstlich.

Auf die Frage nach ihren Träumen sagte sie, sie erinnere sich lebhaft an einen, in dem sie einen Säugling, einen Jungen, gesehen habe, der jedoch eine Frühgeburt gewesen sei, viel zu früh geboren. Er war nur handtellergroß, konnte jedoch sprechen und war trotz seiner Unreife sehr intelligent. Das Kind wirkte wie ein Fremdling. Mit diesem kleinen Baby fühlte sich die Mutter unvollständig. Sie hatte auch Schuldgefühle, weil das Baby nicht lange genug in ihrer Gebärmutter hatte bleiben können. Sie fühlte sich äußerst angespannt und betete ständig. Immer wieder sagte sie zu dem Baby: „Halte dich an mir fest!" Denn wenn das Baby seinen Griff lockerte, bedeutete das, dass es geboren würde, und ihr Körper neigte stark dazu, es auszutreiben.

Als ich sie nach Vorlieben und Abneigungen befragte, die sie in diesen neun Monaten entwickelt hatte, sagte sie, sie habe eine Abneigung gegen Süßigkeiten gehabt und Salziges, wie Kartoffelchips, bevorzugt. *Rohe tierische Speisen, wie Fisch, widerten sie an. Sie entwickelte einen Widerwillen gegen tierische Lebensmittel und sogar gegen Eier, weil Eier für sie wie Babys aussahen.* Ihr war, als würde sie ihr eigenes Baby essen, wenn sie ein Hühnerküken aß. Ein Ei erschien ihr wie ein vollkommenes Gebilde, in das *das Baby eingepackt sei, wo es genährt und wiedergeboren würde.* Im Empfinden der Mutter war *ein Ei vollkommen, aber zerbrechlich und musste deshalb geschützt werden.* Ferner äußerte sie spontan einen Gedanken, der sie durch die ganze Schwangerschaft begleitet hatte. *Es war die Idee, dass Pflanzenfresser eine stärkere Lebenskraft haben als Fleischfresser. Pflanzenfresser haben gewöhnlich leichte Geburten.* Ein Mensch benötigt nach der Entbindung Ruhe, doch Pflanzenfresser ruhen sich nicht aus, weil sie eine starke Kondition haben. Die Jungen können schon kurz nach der Geburt stehen und jederzeit fliehen, da es überall von Angreifern wimmelt. Dieses Gefühl war in der Schwangerschaft sehr stark gewesen. Wilde Tiere können sich selbst heilen, wenn sie krank sind. Sie brauchen keine Pflege. Fleischfresser jedoch müssen von den Menschen geschützt werden, weil sich sonst ihr Bestand verringert. Der Bestand an Pflanzenfressern hingegen verringert sich niemals. *Pflanzenfresser haben immer Palpitationen und Herzklopfen, weil sie sehr leicht von Fleischfressern angegriffen werden.*

Fallverständnis:
- hohe Energie
- Mangel an Aufmerksamkeit
- Geschwisterrivalität
- Erzählung von Pflanzenfressern und Fleischfressern (in der Geschichte der Mutter)

Das verwies auf das **Tierreich**.
- muss immer in einer ganz bestimmten Position getragen werden… kann nicht allein stehen… Die Haltung des Kindes im Tragetuch erinnert an die Haltung eines Fötus im Uterus… das Kind fühlt sich sicher darin… „eine zweite Gebärmutter"
- Nur die Nähe der Mutter wird toleriert.
- Furcht vor Geräuschen
- springt vor Freude auf dem Schoß der Mutter herum
- mag es, wenn ihre Ohren berührt werden

Weiter mit der Schwangerschaftsgeschichte der Mutter:
- Gefühl der Vollkommenheit und Erfüllung
- Diese Vollkommenheit war wie eine Kugel: glatt, ohne Höhen und Tiefen, und wurde als künstlich beschrieben.
- Traum von einer Frühgeburt… handtellergroß… konnte sprechen, obwohl noch unreif… fühlte sich an wie ein Fremdling…
- sagte zum Baby: „Halte dich an mir fest!"
- Abneigung gegen rohe tierische Speisen
- Widerwillen gegen tierische Lebensmittel und sogar Eier… Eier sahen für sie wie Babys aus.
- Das Ei… ein vollkommenes Gebilde, in das das Baby eingepackt ist, wo es genährt und wiedergeboren wird… es ist vollkommen, aber zerbrechlich und muss deshalb geschützt werden.

◊ Idee, dass Pflanzenfresser eine stärkere Lebenskraft haben als Fleischfresser… sie haben gewöhnlich leichte Geburten.
◊ Pflanzenfresser haben immer Palpitationen und Herzklopfen, weil sie sehr leicht von Fleischfressern angegriffen werden.

Diese Besonderheiten bildeten den zentralen Kern des Kindes und stellten auch den zentralen Kern des Arzneimittels dar, das zu verschreiben war.

In der Natur finden wir all diese Eigentümlichkeiten bei den **Beutelsäugern** (Marsupialia), einer Unterklasse der **Säugetiere**, zu der die **Känguruhs** gehören.

Das Hauptmerkmal der Beutelsäuger ist der Beutel (Marsupium), der dieser Unterklasse ihren Namen gibt. Beutelsäuger sind am besten für ihre besondere Art des Gebärens bekannt. Anders als alle anderen Säuger, die ihren Nachwuchs austragen, bringen Beutelsäuger in einem frühen Trächtigkeitsstadium winzige und noch unreife Junge zur Welt. Das Junge kriecht in einen Beutel oder eine Hautfalte der Mutter, wo es sich an deren Zitze festsaugt, bis es reif genug ist, aus eigenen Kräften zu überleben. Känguruhs sind Tiere, die sich von Gras und anderer Vegetation ernähren und zufrieden neben Schaf- und Viehherden äsen.

Das Baby erhielt das Mittel **Lac macropus** (Känguruh) **1M** und sprach wunderbar darauf an.

*„Glaube nichts, weil es ein Weiser gesagt hat.
Glaube nichts, weil alle es glauben.
Glaube nichts, weil es geschrieben steht.
Glaube nichts, weil es als heilig gilt.
Glaube nichts, weil es ein anderer glaubt.
Glaube nur das, was du selber als wahr erkannt hast."*

—Buddha

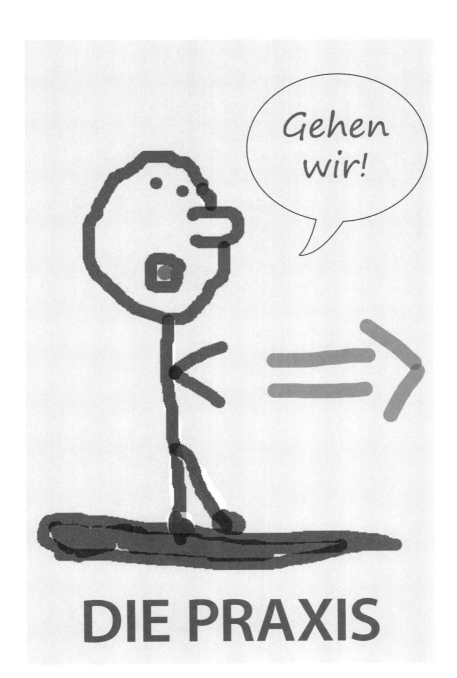

Hinweise für den Leser

- ➢ Die Fallberichte wurden gekürzt wiedergegeben.
- ➢ Alle Fälle schließen die folgenden Prozesse ein: erstens die passive Phase der Fallbeobachtung (PCWP), zweitens die aktive Phase der Fallbeobachtung (ACWP) und drittens die aktiv-aktive Phase der Fallbeobachtung (AACWP).

In den Fallbeschreibungen …

- ➢ … sind die **Fragen** fett gedruckt.
- ➢ **B** = Behandler
- ➢ **P** = Patient, d.h. das Kind
- ➢ **M** = Mutter
- ➢ *Auffallende Sätze* wurden kursiv hervorgehoben.
- ➢ Meine Kommentare habe ich grau hinterlegt.
- ➢ HG bezieht sich auf eine Handgeste.
- ➢ Die Zusammenfassung des Follow-up jedes Falls folgt nach jeder Fallbeschreibung.
- ➢ Am Ende jeder Fallbeschreibung veranschaulicht ein Flussdiagramm den Verlauf der Fallbeobachtung für den jeweiligen Fall.

Schnell, konzentriert und treffsicher muss man sein

M. M., 14 Jahre alt, suchte mich am 5. Dezember 2007 wegen einer verstopften Nase, wiederkehrendem Husten und Atemnot auf, was als Bronchialasthma diagnostiziert worden war.

Passive Phase der Fallbeobachtung:

B: „Nun, was fehlt dir? Erzähle mir alles, Schritt für Schritt."
P: „Ok, Schritt für Schritt. *Meine Nase ist jeden Tag verstopft, und zwar vollständig verstopft. Jeden Tag ist meine Nase verstopft, und ich kann nicht unter dem Ventilator schlafen.* Wegen meiner verstopften Nase kann ich mich auf nichts konzentrieren, und dann benutze ich jede Nacht den Inhalator. Wenn ich nicht mitten in der Nacht inhaliere, werde ich sehr unruhig. Dann muss ich aufstehen und den Inhalator benutzen, weil ich anfange zu keuchen. Nachts kann ich wegen des Keuchens nicht schlafen und muss dauernd husten. Ich muss inhalieren, nur dann bekomme ich ein bisschen Ruhe. In den letzten zwei bis drei Tagen habe ich auch einen Inhalator benutzt. So ist das. Das fehlt mir."

B: „Was noch?"
P: „Eigentlich nichts weiter."

B: „Was hast du sonst noch für Beschwerden?"
P: „Sonst keine, nein."

B: „Das ist alles?"
P: „Das ist alles."

Ende der passiven Phase der Fallbeobachtung

Zentrum: Noch nicht klar. Wir müssen die unbewussten Bereiche erforschen, um das Zentrum zu finden.

Erfahrungsebene: Emotionen

Ausdrucksweise: In Kontakt mit sich selbst

Bis jetzt hat er uns nur die Fakten über seine physischen Beschwerden berichtet und einige allgemeine Emotionen geäußert. Da er nicht weitererzählt, werden wir aktiv und stellen ihm folgende Frage, um ihn einen Schritt höher zu führen und zu verstehen, wie seine physischen Beschwerden auf ihn wirken. Hier werden wir zwar aktiv, hören dem Patienten jedoch passiv zu.

Aktive Phase der Fallbeobachtung:

B: „Wie wirken sich diese Beschwerden auf dich aus?"
P: „Wegen dieser Beschwerden kann ich nicht richtig lernen; ich muss dauernd ein Taschentuch in der Hand halten. *Ich kann mich nicht voll auf mein Buch oder meinen Lernstoff konzentrieren.* Oft fange ich in der Schule oder in der Klinik an zu keuchen oder so. Dann gibt mir die Schwester ein Medikament, das vorübergehend lindert. So sieht es aus. In der Schule kann ich mich auf das konzentrieren, was der Lehrer erzählt, aber später, wenn ich nach Hause komme und zu lernen versuche, gelingt es mir nicht mehr."

Beobachtung: Der Patient ist sehr unruhig.

B: „Was passiert mit dir infolge dieser Beschwerden?"
P: „Diese Beschwerden... (PAUSE) Eigentlich nichts. Aber das ist der Hauptgrund. Manchmal kann ich richtig arbeiten, aber normalerweise ist es so, wie ich es beschrieben habe. Dauernd stört mich etwas... muss ich niesen, husten oder so. Ansonsten ist alles normal. Es wirkt sich auf meine gesamte Konzentration aus... Wegen des Niesens werde ich manchmal ganz unruhig, vor allem, wenn ich spiele... Wenn ich spiele, merke ich es nicht, aber sobald ich aufhöre zu spielen, merke ich es."

Wegen seiner Beschwerden kann er sich nicht konzentrieren und wird unruhig. Deshalb bezieht sich meine nächste Frage darauf.

Beobachtung: Der Patient ist sehr unruhig, und hält seine Unterarme geschlossen.

B: „Was macht dieses Problem sonst noch mit dir?"
P: „Eigentlich nichts weiter."

B: „Wirklich nichts?"
P: „Nicht viel."

Er geht nicht weiter darauf ein und erzählt wieder von seinen Beschwerden. Daher stelle ich noch einmal dieselbe Frage.

B: „Was hat es denn für Auswirkungen auf dich?"
P: „Die Auswirkungen… Wie schon gesagt, *wirkt es sich auf meine gesamte Konzentration aus*. Das ist die wichtigste Auswirkung; sonst nichts weiter. (PAUSE) Meine Mutter ist die ganze Zeit hinter mir her, denn wenn ich unruhig werde, wird sie nervös und so. Deshalb bleibe ich nicht an einer Stelle sitzen, wenn ich unruhig bin – ich laufe die ganze Zeit umher. Ich muss Basketball oder Fußball spielen oder so was. Jeden Tag muss ich eine Weile rausgehen."

B: „Wie fühlt sich das dann an?"
P: „Gar nicht. Das ist normal. Aber wenn ich nicht rausgehe, fühle ich mich ein bisschen wie… (HG: bewegt seine Hand an der Brust auf und nieder). Was haben Sie gesagt… Ich bin gereizt, wenn dann jemand kommt und mich stört, weil…"

B: „Beschreibe dieses Gefühl etwas genauer."
P: „Wenn ich die Unruhe nicht unter Kontrolle bekomme, werde ich wütend, ich werde ein bisschen unleidlich und zappele herum. (HG) Ich kann dann nichts in der Hand behalten. *(HG: zwei zusammengelegte Fäuste)* Ich fange an, mit Gegenständen zu werfen. Das passiert sehr selten. Eigentlich passiert es gar nicht."

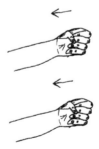

Hier erzählt der Patient weiter davon, was er tut, aber wir müssen verstehen, wie er das innerlich erlebt.

B: „Kein Problem. Wie ist das: Wenn du sehr unruhig wirst, wenn du dich nicht bewegen kannst, wenn du Fußball spielen willst,

aber nicht kannst, wenn du an deine Krankheit denkst – was passiert dann in deinem Körper?"
P: „Genau das passiert. Ich möchte rausgehen, und ich bekomme mich nicht unter Kontrolle. Wenn ich rausgehe, merke ich es nicht. Aber wenn ich nicht rausgehen darf oder so, dann denke ich stärker daran, und es wird schlimmer."
B: „Es wird schlimmer? Was passiert dann in dir?"
P: „Dann… (murmelt etwas) … Das ist wie… Das ist es eben… Es ist meistens… egal, welche Beschwerden, sie werden davon meistens schlimmer und…"

Jetzt bemerken wir, dass der Patient häufig unterbricht und in unvollständigen Sätzen spricht. Das weist darauf hin, dass die bewusste Erzählung vorbei ist und das Unbewusste nun bereit ist, zum Vorschein zu kommen. Des Weiteren stellen wir fest, dass unsere bisherigen Fragen sich immer auf ihn bezogen haben, er jedoch nicht über seine Gefühle sprechen konnte und nicht weiterkam. Deshalb fordern wir ihn auf, seine Vorstellungskraft einzusetzen und sich dabei nicht auf sich zu beziehen (eine Dissoziationstechnik).

Aktiv mit Dissoziation:

B: „**Sag mir bitte, welches Bild dir in diesem Moment einfällt, wenn du dir jemanden vorstellst, der sich nicht bewegen darf und der nicht tun darf, was er will. Welches Bild fällt dir dazu ein?**"
P: „Wie gesagt, wenn das so ist, versuche ich, irgendetwas anderes zu tun."

Husten, um Wasser bitten usw. ist ein Abwehrverhalten, das uns zeigt, dass wir sein Zentrum berührt haben, und uns somit bestätigt, dass wir auf der richtigen Spur sind.

Beobachtung: Der Patient beginnt zu husten und bittet um Wasser.

P: (PAUSE) „Das ist alles. Ich *versuche, mich zu befreien* und etwas zu tun. Wenn ich mich nicht befreien kann, dann muss ich diesen Zustand aushalten. Dann kann ich es nicht ändern. Wie sich das anfühlt? Das ist wie…"

B: „Was bedeutet „mich befreien"?"

P: *„Das bedeutet, dass ich so etwas wie ein Gefangener bin (Handgeste), wie eingeschränkt.* Ich neige dann dazu, etwas mehr zu tun, als ich normalerweise tue. Das ist alles. Das ist mir noch nie passiert, deshalb kann ich nicht einschätzen, was ich in diesem Moment fühlen würde."

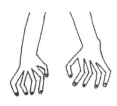

Nach vielem hartnäckigem Nachfragen gelangt der Patient jetzt allmählich in Kontakt mit seinem inneren Erleben. Bei Fällen, die sich ständig auf derselben Ebene bewegen, müssen wir immer wieder dieselben Fragen stellen, bis der Patient mit der gesamten Empfindung herauskommt. Bei einem Patienten, der sich auf einer niedrigeren Erfahrungsebene befindet, ist es sehr wichtig, hartnäckig zu bleiben.

B: „**Erzähle mir von dem Gefühl, ein Gefangener und eingeschränkt zu sein. Das ist dir noch nicht passiert.**"

P: „Das ist es: *gefangen sein und sich befreien wollen (HG: Krallenhände), ausbrechen wollen* und normale Sachen machen, wie spielen oder so… mit Freunden zusammen sein."

B: „**Was ist Gefangenschaft?**"

P: (PAUSE) „Gefangenschaft, das habe ich ja schon gesagt, ist, *wenn man nichts tun darf*, egal was passiert. Man kann auch gezwungen werden, etwas anderes zu tun."

B: „**Erzähle mir, was du grundsätzlich fühlst, wenn du gefangen und eingeschränkt bist und dich nicht bewegen darfst**"

P: „Grundsätzlich? (PAUSE) Ich glaube, es ist einfach so… Grundsätzlich kann ich an gar nichts denken. Aber grundsätzlich fühle ich, was andere auch fühlen würden... als würden sie... nicht genauso, wissen Sie..."

B: „Wenn du dir vorstellst, gefangen, eingeschränkt und nicht frei zu sein, was ist das erste Bild, das dir dazu jetzt und hier in den Kopf kommt? Stelle es dir einfach vor und schau, welches Bild auftaucht. Erzähle mir, was du siehst, egal was, es muss nichts mit dir zu tun haben."
P: „Es muss nichts mit mir zu tun haben?"
B: „Als würdest du eine Vorstellung schildern."
P: „Ich kann gerade an gar nichts denken... immer das Gleiche. Ich möchte einfach alles loswerden, was mich davon abhält, meinen normalen Beschäftigungen nachzugehen. Hauptsächlich möchte ich das loswerden, was mich wie ein Gefangener fühlen lässt und *mir nicht erlaubt, mich frei zu bewegen*. Ich muss das aushalten und weitermachen."
B: „Was fühlt jemand, der gefangen ist?"
P: (LANGE PAUSE) „Er fühlt so etwas wie... (unvollständiger Satz)"
B: „Welches Bild kommt dir in den Kopf, wenn du an diese Gefangenschaft denkst? Wann ist man in Gefangenschaft?"
P: „Hauptsächlich *Einsamkeit*. Vielleicht das Gefühl, einsam zu sein – wie fern von jemandem oder etwas. Das ist alles, was mir gerade dazu einfällt."

Dies scheint eine Sackgasse zu sein, deshalb versuchen wir, einen weiteren unbewussten Bereich zu erkunden um zu sehen, was dort zu finden ist.

Aktiv, um das Zentrum in einem anderen Bereich zu finden:

B: „Welcher Traum aus deiner Kindheit bis heute hat einen so großen Eindruck auf dich gemacht, dass du dich noch daran erinnerst?"
P: „Noch kein Traum hat irgendeinen Eindruck auf mich gemacht."
B: „Kannst du dich an einen erinnern?"
P: „Ich erinnere mich an einen Traum aus der Zeit, als ich noch klein war. Vor ein paar Jahren habe ich immer den „National

Geographic" angesehen... Angenommen, ich sah eine Sendung über Tiere oder Vögel oder so, *besonders über Vögel,* dann tauchte dasselbe Thema im Traum auf."

B: „Was hast du dann geträumt?"
P: „Ich habe dann geträumt... Ich habe immer geträumt, dass *ich in der Welt der Vögel lebe.*"

B: „Erzähle mir davon!"
P: *„In der Welt der Vögel bin ich ein Vogel oder so. Ich bin frei wie ein Vogel – ich fliege.* Auch von meinen Freunden habe ich geträumt."

B: „Was genau hast du da geträumt?"
P: „Ich habe mir immer vorgestellt, einen... *einen Vogel fliegen zu sehen.* Das ist das Wichtigste."

B: „Kein Problem. Erzähle mir einfach diesen Traum, den du hier beschreibst."
P: „Ok, als wäre ich ein Vogel, mein Lieblingsvogel damals war... (PAUSE) Ich glaube, es war ein Adler. Ok, angenommen, ich bin ein Adler, und meine Freunde sind in einen Kampf verwickelt oder so. Ich bin ein Vogel, der *all diese Typen angreift – sie sind meine Feinde.* Angenommen, wir sind in der Schule oder wo auch immer, ich bin der Vogel, und *sie sind meine Beute. Ich muss sie angreifen und sie mir vom Leib halten.* Das habe ich geträumt. Ich weiß noch, dass *sie die Beute waren und ich der Vogel*, so in etwa."

Auch wenn der Patient den Adler als Bild verwendet, dürfen wir uns nicht auf dieses Bild festlegen oder es für die Quelle halten, solange nicht das ganze Muster zum Vorschein kommt. Eher sollten wir solchen Ausdrücken unsere Aufmerksamkeit widmen, wie „angreifen", „Feinde" oder „Beute", die auf ein Tier hinzudeuten scheinen.

B: „Was genau hast du gesehen? Was hast du gemacht? Wie hast du in diesem Traum gehandelt?"
P: „Dass ich *als Vogel angreife, ich greife diese Typen an – meine Beute.* Dann *greife ich die Beute an. Ich werde sie ein für allemal los...* keine Probleme mehr zwischen uns, egal welche. *Ich werde es ein für allemal los.* Das ist der einzige Traum, an den ich mich noch erinnern

kann. In einem anderen Traum war ich bei meiner Mutter, glaube ich, aber eigentlich kann ich mich nur an einen einzigen Traum mit meiner Mutter erinnern. Es war ein etwas seltsamer Traum."

B: „Was hast du damals geträumt?"
P: „Ich glaube, *ich war ein Räuber* oder so, und *meine Mutter war ein Polizist*. Ok. Und *ich begehe ein Verbrechen* oder so. Meine Mutter ist ein Polizist, und *sie fängt mich*. Als *sie mich ins Gefängnis steckt* oder so, brülle ich: „Ich bin dein Sohn! Ich bin dein Sohn! Das kannst du mir nicht antun!""

Er liefert uns das Bild eines Räubers und eines Polizisten, doch was er wahrnimmt, ist: „fängt mich" und „steckt mich ins Gefängnis". Jemand, seine Mutter, tut ihm das an.

B: „Welcher Teil des Traumes war für dich der wichtigste?"
P: „Als ich meine Mutter angebrüllt habe: „Du kannst mich nicht einsperren!" Damals hat sie, glaube ich, gesagt: „Ich kann dich einsperren, weil du nie auf mich hörst!""

B: **„Der wichtigste Teil des Traumes war also der, als du eingesperrt wurdest, richtig?"**
P: „Ja, und als sie sagte: *(Handgeste: die gleiche Krallenhand)* „Du hörst nie auf mich!""

B: **„Wie fühlt es sich an, eingesperrt zu sein?"**
P: „Damals im Traum?"

B: **„Richtig."**
P: (PAUSE) „Im Traum *fühlte ich mich verraten, als hätte meine Mutter mich verraten,* weil ich…"

Wir sehen, dass die gleiche „Krallenhand"-Geste an verschiedenen Stellen auftaucht, nämlich als der Junge von „Gefangenschaft" sprach, beim Bild des Adlers und im Traum, als er von der Polizei gefangen wurde. Das generalisiert diese Geste, und das Zentrum wird nun klar. An dieser Stelle gehen wir zur aktiv-aktiven Phase über. Gleichzeitig stellen wir fest, dass die Handgeste der verbalen Sprache entspricht. Das legt nahe, dass der Junge nun direkt gebeten werden kann, diese Geste näher zu beschreiben.

Aktiv-aktive Phase der Fallbeobachtung:
A) Aktiv-aktive Phase hin zum kompletten Energiemuster:
B: „Beschreibe den gesamten Ablauf, wie es war, als der Adler seine Beute angriff."
P: „Wenn der Adler – das bin ich, *ich greife die Beute an*. Ich habe das Gefühl, dass diese Beute nicht zum Fressen da ist, sondern eher, um *sie loszuwerden*… Wahrscheinlich *stellte die Beute die Bösewichte dar, meine Feinde*, mit denen ich in der Schule immer gekämpft habe… eigentlich kann ich mich gar nicht daran erinnern. Jetzt sind sie womöglich meine besten Freunde oder was, doch damals *hatte ich nur den Ausweg, sie loszuwerden*, um nie wieder Probleme mit ihnen zu bekommen. Dann wäre das erledigt."

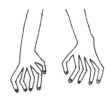

B: „Wie kommt der Vogel und greift seine Beute an? Was passiert da? Erzähle mir alles, was in deinem Traum passiert ist."
P: „Es geht mir besser, wenn ich *meine Feinde fangen kann. (Handgeste: Krallenhand)*. Es geht mir besser, und ich bin erleichtert, dass ich nicht mehr hineingezogen werde in irgendein…"

Beachten Sie, dass wir ihn nach dem Adler fragen, der seine Beute angreift, er sich in seiner Antwort jedoch auf sich selbst bezieht. Er identifiziert sich mit dem Adler.

B: „Beschreibe einmal nur diese Handbewegung."
P: „Diese Handbewegung ist hauptsächlich Wut auf meine Feinde (HG: Krallenhand), die mich die ganzen Jahre über belästigt haben. Ich werde nicht ernst genommen. Das ist alles, glaube ich."

B: „Kein Problem. Erzähle einfach weiter."
P: „Ok, so als ob ich wütend bin, und das sind *die Krallen, mit denen ich meine Beute fange." (HG: Krallenhände, die eine Beute zu fangen scheinen.)*

B: „Wie? Zeige mir, wie das vor sich geht und wie du sie fängst."
P: „Na ja, angenommen, *ich bin der Greifvogel*, der Adler, und ange-

nommen, sie sind *meine Beute*, und sie *versuchen, vor mir zu fliehen*. Jetzt bin ich *größer und stärker geworden*, und ich *versuche, sie mit meinen Füßen zu fangen und sie ein für allemal loszuwerden*.

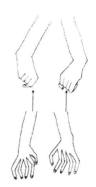

Ich bin so wütend, dass sie alle... so viele Jahre lang haben sie mich belästigt oder verspottet und so weiter, deshalb *will ich sie* ein für allemal *loswerden*. Das meine ich nicht wirklich ernst. Ich möchte auch weiterhin mit ihnen befreundet sein. Oder sie ignorieren. *Ich bin also der Greifvogel, der losfliegt (HG: bewegt die Hände von oben nach unten) und sie mit voller Kraft und Konzentration fängt (HG: fängt eine Beute), und diese Konzentration darf ich nie verlieren. Ich muss die Beute voll konzentriert fangen. Egal, was dabei herauskommt, ich muss mich an ihnen schadlos halten, das heißt, ich muss ihnen überlegen sein."*

Hier verändert sich die Sprache des Patienten. Er benutzt jetzt Ausdrücke, wie „größer und stärker", „mit voller Kraft und Konzentration fangen" und „überlegen sein", in die er eine Menge Energie steckt. Wir können also fortfahren und ihn nach diesen Ausdrücken fragen, um das ganze Phänomen so vollständig wie möglich hervorzuholen.

In der aktiv-aktiven Phase der Fallbeobachtung können wir drei Dinge erkennen, die zu diesem Zeitpunkt geschehen:

1) Die Erzählung des Patienten verläuft von bewussten zu unbewussten Ebenen hin, weshalb die Ausdrucksweise spontan immer nicht-menschlicher wird.

2) Der Patient identifiziert sich mit dem Energiemuster der Quelle.

3) Die Dissoziation führt den Patienten zu mehr bewusster Erkenntnis.

Diese drei Beobachtungen bestätigen uns, dass wir uns der Schlussetappe unserer Reise zur Quelle nähern.

B: „Beschreibe einmal ´mit voller Kraft und voller Konzentration`."

P: „So, als ob der Adler kommt und seine Beute mit voller Kraft und Konzentration fängt. (Handgeste: bewegt die Hände kraftvoll von oben nach unten)."

Als der Patient beschreibt, wie der Adler herunterstößt und seine Beute greift, fallen uns die Geschwindigkeit und Kraft seiner Worte auf, und wir bemerken, dass er viel schneller spricht.

B: „Volle Kraft und Konzentration – wie diese Handbewegung."

P: „Die zeigt, wie ein Adler seine Beute fängt. Zuerst *fixiert er seine Beute*. (HG: Kralle). Sobald die *seine Grenze überschreitet, stürzt er sich einfach darauf und fängt die Beute*, und das so geschickt, dass *er sein Ziel nicht verfehlt*. Er *fixiert die Beute die ganze Zeit mit seinen Augen* und fängt sie ein, und zum Schluss... *kommt er mit voller Kraft*. Er kommt sehr langsam, um die Beute schnell fangen zu können und sie nicht entkommen zu lassen. Er muss *unbedingt so mit voller Kraft* ankommen und *draufspringen*. Nur, wenn er *draufspringt und die Beute fängt*, erreicht er sein Ziel, und dazu *muss er sich konzentrieren können* (HG: Kralle), um *nicht von irgendwas abgelenkt zu werden*, denn sonst verfehlt er sein Ziel, und das kann schlimm für ihn ausgehen. So stelle ich mir das vor. Sonst weiß ich nichts weiter."

B: „Noch etwas mehr, bitte."

P: „Ok, das hat vielleicht nichts mit meinem Traum zu tun, aber vielleicht so ganz allgemein, wie man eine Beute oder so fängt... wenn der Adler oder ein anderer Greifvogel seine Beute angreift, egal wie stark er selber noch ist. Sogar, wenn er sehr schwach ist, sogar wenn ich... Angenommen ich bin der Greifvogel, und ich bin sehr schwach, dann *muss ich immer noch besser sein als...* (HG: Kralle) mein Feind. Ich muss... na ja, so was wie *ihn mit letzter Kraft fangen*. Sogar, wenn es mir sehr schlecht geht, *muss ich immer noch mit vollem Schwung draufgehen, mit meiner ganzen Konzentration, mich mit voller Kraft auf ihn stürzen* (HG: Kralle) *und ihn überwältigen*."

B: „'Mit voller Kraft' – das ist es, was du zeigst, nicht wahr? Beschreibe „volle Kraft" und diese Handgeste, diese Bewegung."

P: „Diese Bewegung bedeutet... Ich weiß nicht mehr genau, aber mein *Feind oder Freund* war da... und es war so etwas wie ein Vogel, *der seine Beute ganz geschickt fängt* und so. Zuerst war es aus Sorge... (*Handgeste: Kralle*). Es war, als *würde er sie scharf beobachten*, ganz egal, wer die Beute ist. Es kann mein bester Freund sein oder mein Feind, egal wer... Und *wie er dann herumwirbelt und ankommt und sich die Beute greift*."

An diesem Punkt müssen wir den ganzen Prozess so genau wie möglich verstehen. Aus diesem Grund bitten wir ihn, nochmals jede Komponente zu beschreiben, damit wir das gesamte Energiemuster vor uns sehen, solange der Name der Quelle noch nicht klar ist.

B: „Beschreibe den ganzen Ablauf noch einmal."

P: *„Der Adler wirbelt um die Beute herum*, und die Beute hat das bemerkt, und es ist höchste Zeit zu fliehen. Egal, wer die Beute ist, *der Adler behält sie die ganze Zeit scharf im Auge*. Schließlich, zu einem günstigen Zeitpunkt, wenn die Beute gerade nicht herschaut, *fährt er im Sturzflug herunter (HG: Kralle) und fängt sich die Beute so geschickt, wie er kann, und so konzentriert wie möglich*; ansonsten, wenn er die Beute verfehlt, würde er auf dem Boden aufschlagen und sich verletzen, anstatt die Beute zu fangen."

B) Aktiv-aktive Phase zur Bestätigung:

B: „Du hast mir erzählt, dass du immer gern den Discovery Channel angeschaut hast, stimmt's?"

P: „Früher."

B: „Früher, ja. Was hat dir da gefallen?"

P: „Ich schaue mir immer noch Tiere an, wie Löwen und Geparden, die Hirsche erbeuten (*HG: Kralle*). Die Erregung, wenn der Hirsch Gras frisst, und der Gepard ihn plötzlich

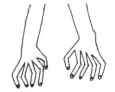

aufhält und ihn auf seine Art *fängt*, das ist, wie wenn ein Mensch im wirklichen Leben versucht, jemanden von hinten zu fangen. Der Hirsch *rennt dann ja auch weg, so schnell er kann*, und der Gepard *jagt ihn, er jagt ihn*. Das schaue ich mir gern im Discovery Channel an."

Der Löwe, der Gepard und der Hirsch sind Beispiele dafür, was er sich gern im Discovery Channel anschaut. Er sieht gern zu, wie Tiere und Vögel ihre Beute jagen und fangen.

B: „Was noch?"
P: „Dann noch Sendungen über Vögel, das habe ich ja schon gesagt."

B: **„Was hat dir an den Vögeln so gefallen?"**
P: „Das Gleiche: Der Vogel fängt seine Beute (*HG: Kralle*), wie schon gesagt. So, wie der Gepard den Hirsch fängt. Genauso fängt der Adler Schlangen, Ratten, Eidechsen, oder was immer sich als Beute anbietet. Das sind die einzigen beiden Themen, die ich mir gern im National Geographic Channel angeschaut habe."

Hier verbindet er den „jagenden und fangenden" Raubtierreflex des Geparden mit dem Adler.

C) Aktiv-aktive Phase zur Bestätigung in einem anderen Bereich:

B: **„Was für Interessen und Hobbys hast du?"**
P: „Ich habe schon immer gern Kricket gespielt. Das habe ich lange gespielt. Ich spiele immer, wenn ich kann. Ich spiele auch Basketball."

B: **„Was gefällt dir an diesem Spiel am meisten?"**
P: „Es ist *ein schnelles Spiel*. Es ist eine gute Übung. Man ist die ganze Zeit in Bewegung, und es hilft einem, groß zu werden. Es *hilft auch, sich zu konzentrieren*."

B: **„Was meinst du mit „hilft, sich zu konzentrieren"?"**
P: „Man muss dabei denken, aber man muss *sehr schnell* denken, weil man nicht viel Zeit hat – *man muss schnell schießen*, denn ein Spiel dauert nicht lange, nur 15 Minuten."

B: „Erzähle mir noch etwas mehr."
P: *„Man muss treffsicher sein."*

B: **„Bei diesem Spiel brauchst du also Treffsicherheit, Konzentration…"**
P: *„Und man muss stark sein (HG), weil man den Ball oft aus weiter Entfernung werfen muss."*

B: **„Erzähle mir von Treffsicherheit, Konzentration, Schnelligkeit und Kraft."**
P: *„Man muss schnell sein, sonst nimmt einem der Gegner den Ball ab. Man muss treffsicher sein,* weil der Korb nicht sehr groß ist, und die Handbewegungen müssen sehr exakt ablaufen."

B: **„Noch etwas mehr über Treffsicherheit, Schnelligkeit und Konzentration, bitte."**
P: „Zu Treffsicherheit und Schnelligkeit gibt es nichts weiter zu sagen. Das gehört alles zusammen, weil *die richtige Kombination wichtig ist. Um seine Sache ordentlich zu machen, braucht man alle drei."*

B: **„Erzähle mir ein bisschen mehr darüber. Schildere es einfach."**
P: „Wie ein Gepard, selbst der *muss schnell sein, um einen Hirsch zu erbeuten,* weil auch der Hirsch schnell ist. *Er muss sich konzentrieren können,* weil ein Gepard seine Beute fixieren muss. Wenn er während dessen nebenan ein anderes Tier erblickt, darf er es nicht verfolgen, denn er hat sich entschlossen, das hier zu erbeuten, und *er muss zielgenau handeln.* Selbst wenn der Gepard dem Hirsch ganz nahe ist, *muss er ihn zum genau richtigen Zeitpunkt anspringen.* Springt er nur ein bisschen zu früh, landet er vor dem Hirsch. Springt er zu spät, entwischt er ihm. In Ballspielen, beim Kricket, *muss der Spieler schnell sein,* um viele Punkte zu sammeln. Sogar der Adler muss schnell sein, wenn er seine Beute fängt. *Man muss schnell und hellwach sein.* Man *muss konzentrationsfähig sein, dann erreicht man auch Treffsicherheit. Treffsicherheit setzt sich also aus Konzentration und Schnelligkeit zusammen.* So sieht es aus."

Es ist verblüffend, wie er hier alle Bilder miteinander verbindet – den Geparden, das Kricketspiel und den Adler –, um Treffsicherheit, Schnelligkeit und Konzentration zu beschreiben. In all diesen Bildern bleibt das Zentrum das gleiche, was zeigt, dass dies eindeutig auch das Zentrum des Patienten ist.

B: „Das habe ich nicht verstanden. Erkläre es noch einmal."

P: „Es ist dasselbe wie beim Adler, wenn er *seine Beute von hoch oben sieht*. Er muss sich dann nur noch auf die Beute *konzentrieren*. Er muss die Bewegungen seiner Beute beobachten. Wenn er dann losfliegt, muss er schnell sein – er muss *ungeheuer schnell sein*. Die Beute bewegt sich ja, deshalb muss der Adler *sich konzentrieren können*, und er muss auch *treffsicher* sein… Die Beute kann ja sehr klein sein, und da der Adler *aus großer Höhe kommt, muss er genau auf der Beute landen und sie mit voller Kraft packen*. Wenn sich der Adler nicht konzentrieren kann, verfehlt er die Beute und schlägt vielleicht auf der Erde auf und ist tot. Genauso ist es beim Ballspielen – beim Basketball muss man *schnell und treffsicher* sein. Sagen wir, alle Gegner sind träge und nicht *aufs Spiel konzentriert, dann muss man schnell sein* und den Ball in den Korb werfen; *wenn man zu langsam ist, merkt der Gegner, was man vor hat, und kann einen ausbremsen*. Bei diesem Spiel kommt es, wie gesagt, darauf an durchzukommen, und man braucht *Treffsicherheit, um den Korb aus der Entfernung zu treffen*. Das erfordert Übung. Das ist alles."

B: **„Du hast von einer Gleichung gesprochen – es wird etwas zusammengesetzt?"**

P: „Nein. Sie können ein kleines Diagramm auf ein Blatt Papier zeichnen. Zuerst schreiben Sie *Konzentration*; dann ziehen Sie einen Pfeil: *Treffsicherheit*; und dann noch einen Pfeil: *Schnelligkeit*. Sowohl der Schnelligkeit als auch von der Konzentration verlaufen die Pfeile zur Treffsicherheit. *Wenn man konzentriert ist, kann man treffsicher sein. Nur, wenn die Aufmerksamkeit ungeteilt ist, kann man genau sein* und treffsicher seine Beute fangen. Man muss auch schnell sein. Um genau sein zu können, darf man nicht langsam sein; man darf aber auch nicht zu schnell sein, sonst verfehlt man sein Ziel und stürzt ab. *Man braucht eine angemessene Geschwindigkeit, genau die richtige Geschwindigkeit – ziemlich schnell – nur dann wird man auch genau treffen. Die Gleichung heißt also Geschwindigkeit und Konzentration und Treffsicherheit."*

B: **„Erkläre das noch einmal."**
P: „Ich muss das aufzeichnen. Das hier ist Treffsicherheit, das ist Konzentration und Geschwindigkeit. Ich nehme zuerst die Konzentration hinein… und hier ist Treffsicherheit. Kann ich das mal auf einem Blatt Papier zeigen?"

B: **„Aber sicher."**
P: „Das ist Treffsicherheit, und hier haben Sie Konzentration. Ich rede jetzt mit Ihnen, da habe ich kein Gefühl dafür; ich bin drin, also…"

Das ist bewusste Erkenntnis.

P: „Genau, das ist es, was ich Ihnen sagen will: Das ist alles miteinander verbunden. Diese drei (Treffsicherheit, Geschwindigkeit und Konzentration) beziehen sich auf den Adler und die Geschichte mit der Beute und das alles. Das, was ich im Discovery Channel gesehen habe – die Tiere, den jagenden Geparden –, das hat auch damit zu tun. Diese drei (Treffsicherheit, Geschwindigkeit und Konzentration) brauche ich für meine Hobbys – Kricket und Basketball; ohne die verliere ich das Spiel. Man kann das lernen, wenn man… Dazu braucht man ein bisschen Übung. Das entwickelt sich erst mit der Zeit."

Er selbst hat alles miteinander verbunden. Während er über Sport und andere Themen sprach, hat er seine Diskussionspunkte damit verglichen, wie der Adler seine Beute schlägt. Daher wissen wir nun, dass das von ihm benutzte Bild des Adlers die richtige Quelle ist.

D) Aktiv-aktive Phase in einem anderen Bereich:
B: **„Was willst du mal werden?"**
P: „Kampfpilot. Fliegen. Oder Flugpilot."

B: „Was gefällt dir am Beruf eines Kampfpiloten am meisten?"
P: „Wie er sein Flugzeug *fliegt*, die *Geschwindigkeit, mit der er fliegt* und *sein Geschick*. Es gefällt mir, wie schnell das Flugzeug fliegt und wie er sich auf alles konzentrieren muss. *Der Pilot muss sich auf das Flugzeug konzentrieren*, sonst stürzt er ab. Er muss die Kontrollsysteme im Auge behalten, um zu sehen, ob alles in Ordnung ist. *Sobald er einen Feind sichtet, braucht er Treffsicherheit*, um das Objekt oder das andere Flugzeug zu treffen. Deshalb möchte ich Kampfpilot werden, wie mein Opa, der war auch in der Armee. Er war Major des…"

B: „Erzähle noch ein wenig über Kampfpiloten."
P: „Nicht unbedingt Kampfpilot, aber wenigstens etwas bei den bewaffneten Streitkräften, weil ich sehr gut schießen kann. Wenn ich zu meinem Hof gehe, schieße ich manchmal auf viele Dinge. Ich nehme mein Gewehr mit, um kleine Vögel zu schießen oder feuere wenigstens aus der Entfernung auf eine Glasflasche. Darin *bin ich sehr treffsicher*. Treffsicherheit, denn *man braucht Konzentration beim Schießen, genauso wie Schnelligkeit. Bevor der Vogel wegfliegt, muss man sich irgendwo verstecken und dann schießen*; wenn man zu plötzlich herauskommt, fliegt der Vogel davon. Kommt man zu spät heraus… so lange kann man nicht warten, weil die Vögel davonfliegen. *Man braucht die richtige Geschwindigkeit und muss dann schießen*. Genauso ist es… Da gab es einen Film, der mir sehr gefallen hat… er hieß *„Top Gun"*."

B: „Was gefällt dir an „Top Gun" am meisten?"
P: „Das Gleiche – das Abenteuer. Der Film handelt von einem Kampfpiloten und wie er einer der besten Flieger der Welt wird."

B: „Welche Szene gefällt dir am besten?"
P: „Mir gefallen viele Szenen, denn da kommt viel vor, wo er *mit Spitzengeschwindigkeit fliegt*."

B: „Welche Szene gefällt dir am besten?"
P: „Die, in der er die Kunststücke macht."

B: „Erzähle mir von dieser Szene."
P: „Da trainieren sie in der Flugschule. Es sind fünf Männer und fünf Flugzeuge, und sie müssen *sich in der Luft sehr geschickt*

jagen und einen Haufen Kunststücke machen. Sie fliegen *mit voller Geschwindigkeit los und bremsen plötzlich mit voller Kraft ab.* Abbremsen und in den Sinkflug gehen, das ist, als würde das Flugzeug abstürzen. (HG: Die Hand fährt mit voller Geschwindigkeit nach außen und wird fallen gelassen). *Im letzten Moment hebt das Flugzeug wieder ab.* Ich liebe solche Kunststücke. Der wichtigste Kampfeinsatz findet während des Trainings statt; sie müssen Jagd aufeinander machen und die Rakete verriegeln."

B: „Ok, was möchtest du sonst noch über dich erzählen?"
P: „Nichts weiter."

E) Aktiv-aktive Phase zur Verknüpfung der Hauptbeschwerde mit dem Energiemuster:

B: „Als du über dein Gefangensein erzählt hast und das Gefühl, eingeschränkt und nicht frei zu sein, wie fühlt sich das an?"
P: (LANGE PAUSE) „Da geht es um das Gleiche. Wie bei einem Papagei oder einem anderen Tier, wenn es in einer Zoohandlung im Käfig eingesperrt ist, dann denkt es vielleicht an seine Familie und seine Freunde, die draußen umherfliegen oder im Freien sind, und ich stecke hier in diesem Laden fest. Es wird versuchen herauszukommen, und wenn ihm das nicht gelingt, wird es hilflos dort liegenbleiben. Ich meine das ganz allgemein. Ha! Mich meine ich damit nicht."

Diese plötzliche Leugnung bestätigt, dass dies das Zentrum des Patienten ist. Damit wird der gesamte Prozess wieder mit der Hauptbeschwerde verknüpft.

Weg zur bewussten Erkenntnis:

B: „Wie geht es dir jetzt, nachdem du so viel erzählt hast?"
P: „Besser. Alles, was ich Ihnen über mich erzählt habe, wird besser werden."

B: „Was macht deine Erkältung jetzt gerade?"
P: „Sie ist ein bisschen besser geworden, weil ich mit Reden beschäftigt war, jetzt ist es ein bisschen besser. Hätte ich die ganze Zeit

draußen gesessen, würde ich mich nur schneuzen, mir den Kopf halten oder husten. Aber wenn ich mit Ihnen rede, denke ich nicht daran. Ich denke über das nach, was ich erzähle."

Dies nennen wir die erste bewusste Erkenntnis durch die Fallbeobachtung.

Fallverständnis

Deplatzierte, ungeordnete Ausdrücke
Passive Phase der Fallbeobachtung:

In der passiven Phase der Fallbeobachtung berichtete uns der Patient nur lokale Fakten und wenige allgemeine Emotionen, zum Beispiel, dass er sich auf nichts konzentrieren kann und unruhig wird, ging jedoch nicht weiter darauf ein. In diesem Fall mussten wir frühzeitig aktiv werden, um das Zentrum zu finden.

Aktive Phase der Fallbeobachtung:

- Ich kann mich nicht voll konzentrieren.
- Es wirkt sich auf meine gesamte Konzentration aus.
- Ich werde ganz unruhig.
- Ich bin ein bisschen (HG: bewegt seine Hand an der Brust auf und nieder) gereizt, wenn dann jemand kommt und mich stört (HG: zwei zusammengelegte Fäuste).
- Der Junge zappelt herum. (Handgeste)

Beobachtung:
- immer mehr Pausen und unvollständige Sätze

Wenn der Junge gebeten wurde, etwas von sich selbst zu erzählen, war er dazu nicht fähig; deshalb versuchten wir es mit Dissoziation.

Aktive Phase mit Dissoziation:

- gefangen und eingeschränkt (Handgeste: Kralle)
- gefangen sein und sich zu befreien versuchen (Handgeste: Kralle)
- nichts tun dürfen
- Einsamkeit – fern von jemandem oder etwas

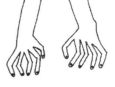

Bei der Schilderung seiner Hauptbeschwerde wiederholte der Junge die folgenden Ausdrücke: Gefangenschaft, Einschränkung, nicht frei, gefangen und davon abgehalten, seinen normalen Beschäftigungen nachzugehen. Doch auch mithilfe der Dissoziationstechnik war er nicht im Stande, tiefer zu gehen.

Daher begannen wir, den unbewussten Bereich der Träume zu erkunden, um das Zentrum zu finden und das komplette Energiemuster zu erforschen.

Aktive Phase im Bereich der Träume:

- Ich bin ein Vogel – frei. Ich fliege. Ich bin ein Adler.
- Ich greife alle meine Feinde an.
- Ich bin der Vogel, und sie sind meine Beute.
- Ich greife die Beute an.
- Ich werde sie ein für allemal los.
- Meine Mutter fängt mich und steckt mich ins Gefängnis. (Handgeste: Kralle)
- Sie ist immer hinter mir her.
- Ich fühlte mich verraten. Meine Mutter hat mich verraten.

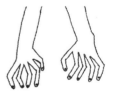

Die gleiche Handgeste in Form einer Kralle wurde in unterschiedlichen Bereichen beobachtet, und zwar als der Junge über das Gefangensein sprach, im Bild des Adlers und im Traum von seiner Mutter. Das generalisierte die Handgeste und machte das Zentrum klar. Zudem entsprach die Handgeste dem verbalen Ausdruck. An dieser Stelle gingen wir zur aktiv-aktiven Phase über, um das komplette Energiemuster zu erforschen.

Aktiv-aktive Phase hin zum kompletten Energiemuster:
- Wenn der Adler… das bin ich…
- Das sind die Krallen, mit denen ich meine Beute fange. (Handgeste: Kralle)
- Ich bin der Vogel, der Adler, sie sind meine Beute. Jetzt bin ich größer und stärker geworden, und ich versuche, sie mit meinen Füßen zu fangen, mit voller Kraft und Konzentration. (Handgeste: bewegt die Hände kraftvoll von oben nach unten.)
- Ich… so, wie ein Adler seine Beute genau im Auge behält (Handgeste: Kralle), und dann fängt er die Beute, und das so geschickt… der Adler kommt mit voller Kraft und Konzentration angeflogen… und verfehlt sein Ziel nie.

(Hier identifiziert er sich mit dem Adler.)

Dann suchten wir im Rahmen der aktiv-aktiven Phase Bestätigung in weiteren unbewussten Bereichen: seiner Faszination für den Discovery Channel, seinen Interessen und Hobbys und seinen Zukunftsträumen.

Aktiv-aktive Phase zur Bestätigung:
- Der Hirsch rennt weg, so schnell er kann, und der Gepard jagt seine Beute und fängt sie.
- Genau so, wie der Gepard den Hirsch fängt, fängt der Adler Schlangen, Ratten oder Eidechsen.

Wir konnten beobachten, dass die Äußerung „jagen und die Beute fangen" von der gleichen entsprechenden Handgeste begleitet wurde.

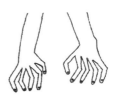

- Ich spiele gern Basketball. Für dieses Spiel braucht man die richtige Kombi-

nation aus Treffsicherheit, Schnelligkeit, Konzentration und Kraft.
- Gepard, Adler, Kricket und Basketball brauchen alle Treffsicherheit, Konzentration und Schnelligkeit.
- Ein Kampfpilot muss schnell, geschickt und konzentriert sein, sonst stürzt sein Flugzeug ab.
- Die Kampfpiloten machen in der Luft sehr geschickt Jagd aufeinander und einen Haufen Kunststücke. Sie fliegen mit voller Geschwindigkeit los und bremsen plötzlich mit voller Kraft ab. Abbremsen und in den Sinkflug gehen, das ist, als würde das Flugzeug abstürzen. (Handgeste: Die Hand fährt mit voller Geschwindigkeit nach außen und wird fallen gelassen.) Im letzten Moment hebt das Flugzeug wieder ab.

Aktiv-aktive Phase zur Verknüpfung der Hauptbeschwerde mit dem Energiemuster:
- Ein Papagei ist im Käfig eingesperrt. Ich stecke hier in diesem Laden im Käfig fest.
- Es wird versuchen, herauszukommen. Wenn mir das nicht gelingt, werde ich hilflos dort liegenbleiben.

Als wir auf seine Hauptbeschwerde zurückkamen, verknüpfte sich das ganze Phänomen sehr schön damit, und der Kreis war geschlossen.

- Ich meine das ganz allgemein. Ha! Mich meine ich damit nicht.

Diese plötzliche Leugnung ließ keinen Zweifel offen, dass dies das Zentrum des Patienten war.

Was ist das Zentrum, die Essenz des Falls?
- Treffsicherheit
- Geschwindigkeit
- Konzentration
- Kraft
- Geschick

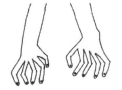

- gefangen und eingeschränkt
- die Beute jagen und fangen
- Adler (Identifikation damit)
- dazu passende Handgesten: „Krallenhand" und „Hand fährt mit voller Kraft und Geschwindigkeit nach außen"

Welches Naturreich?
- gefangen und eingeschränkt
- Ich greife alle meine Feinde an.
- Ich greife die Beute an.
- Meine Mutter fängt mich und steckt mich ins Gefängnis.
- Ich fühlte mich verraten. Meine Mutter hat mich verraten.
- Identifikation mit dem Adler
- Beispiele von Tieren, wie Gepard, Löwe, Papagei und Adler
- Beschreibung des gesamten Angriffs- und Verteidigungsverhaltens eines bestimmten Tieres
- Erzählung von Beutetieren und Raubtieren
- Überlegenheit vs. Unterlegenheit
- Angriff vs. Verteidigung
- Schwäche vs. Stärke

Das verweist eindeutig auf das **Tierreich**.

Welches Unterreich?
- gefangen und eingeschränkt
- fliegen
- Papagei und Adler als Beispiele
- das gesamte Verhaltensrepertoire eines Vogels, der fliegt und seine Beute verfolgt

Das indiziert das Unterreich der **Vögel** (Aves).

Welche Ordnung?

- (Handgeste: Krallenhand)
- Konzentration
- Genauigkeit
- Kraft
- Geschwindigkeit
- Beute eines Vogels
- ein Raubvogel (Greifvogel)

Das verweist eindeutig auf die Ordnung der **Greifvögel**.

Welches Arzneimittel?

Haliaeetus leucocephalus (Weißkopfseeadler)

(vollständige Identifikation mit der Quelle)

Welche Potenz?

Verordnet wurde **C 200** als Einmalgabe.

Rubriken von Haliaeetus leucocephalus (Weißkopfseeadler) aus der Prüfung von Jeremy Sherr:

Wahnideen, Einbildungen – fliege, er

Wahnideen, Einbildungen – schweben, in der Luft

Wahnideen, Einbildungen – Tieren, von – Vögel, sieht

WAHNIDEEN, EINBILDUNGEN – TIEREN, VON – VÖGEL, SIEHT – ADLER

Träume – Gefangen – gefangen genommen werden

Mehr über Greifvögel:

- Greifvögel verfügen über ein außergewöhnlich scharfes Sehvermögen, das dem anderer Tiere überlegen ist. Mit spezifischen evolutionären Anpassungsleistungen, wie dem binokularen Sichtfeld, erreicht ihr Auge die maximale Sehschärfe, die nötig ist, um Höhe und Entfernung zur Beute einschätzen zu können. Das binokulare Gesichtsfeld ergibt sich aus der nach vorn gerichteten Stellung der Augen. Verantwortlich für die extrem scharfe Wahrnehmung der Beute ist auch die hohe Dichte ihrer Sehzellen. Diese visuellen Fähigkeiten verleihen dem Adler die Genauigkeit, die er benötigt, um sich auf seine Beute zu stürzen und sie zu greifen.
- Greifvögel haben kräftige Füße mit scharfen Krallen, die Fänge genannt werden und mit denen sie ihre Beute greifen und töten.
- Greifvögel haben einen *starken, hakenförmigen Schnabel*, mit dem sie die bereits getötete *Beute zerfleischen* können, während sie sie mit den Fängen festhalten. Diese Technik unterscheidet sich von der anderer Vögel, die ihre Nahrung nur mit dem Schnabel und ohne Hilfe der Fänge erbeuten.
- Greifvögel können achtmal besser sehen als Menschen und besitzen eine außergewöhnliche Fähigkeit, Entfernungen einzuschätzen.

Homöopathische Arzneimittel:

Haliaeetus leucocephalus (Weißkopfseeadler), geprüft von Jeremy Sherr

Vultur gryphus (Andenkondor), geprüft von Rimmler und Schulz

Falco peregrinus (Wanderfalke), geprüft von Misha Norland, School of Homoeopathy.

FOLLOW-UP

Fünfzehn Tage nach Behandlungsbeginn hatte die Nase des Jungen endgültig aufgehört, morgens zu laufen. Ebenso waren während dieser Zeit weder Asthmaanfälle noch Atemnot aufgetreten, und so hatte er auch keinen Inhalator mehr gebraucht. Seine geistige Konzentration auf den Lernstoff hatte sich geringfügig gebessert. Im Großen und Ganzen hatte er viel mehr Energie, so dass er jetzt Sport treiben konnte, ohne rasch zu ermüden. Aus diesem Grund erhielt er ein Placebo.

Drei Monate nach Behandlungsbeginn hatten sich auf körperlicher Ebene Asthma und Atemnot vollständig gebessert. Auf der geistigen Ebene war eine deutliche Steigerung des Konzentrationsvermögens zu verzeichnen. Er war jetzt ruhiger und ließ sich nicht mehr von Lappalien ablenken. Auf energetischer Ebene hatte sich seine Kondition stark verbessert, so dass er viele Sportarten betreiben konnte. Er sagte, es sei eine Besserung von 60% in jeder Hinsicht eingetreten. Aus diesem Grund erhielt er ein Placebo.

Sechs Monate nach Behandlungsbeginn waren sein Asthma und seine Atemnot vollständig verschwunden. Seine gesamte physische Gesundheit hatte sich verbessert. Auf geistiger Ebene hatte sich seine Unruhe verringert, und sein Konzentrationsvermögen auf den Lernstoff war erheblich gestiegen. Nach seinem Zorn befragt, sagte er, er könne seine Launen jetzt beherrschen und ruhig bleiben, ohne überzureagieren. Während dieses Zeitraums hatte er keine Träume. Er fühlte sich nicht länger „gefangen" und „eingeschränkt". Auf die Frage nach Schnelligkeit, Treffsicherheit und Konzentration antwortete er, die seien jetzt zuverlässig verfügbar für ihn, was ihm beim Sport sehr helfe. Somit konnten wir sehen, dass diese Energie in seinem Leben auf konstruktive Weise genutzt wurde. Im Großen und Ganzen hatten sich seine Energie und seine Kondition gewaltig verbessert, und er war aktiver geworden. Aus diesem Grund erhielt er ein Placebo.

Die Behandlung wurde weitere sechs Monate fortgesetzt. In dieser Zeit erhielt er vier Gaben des Arzneimittels, zwischendurch immer ein Placebo. Wenn er jetzt gelegentlich krank wird, bekommt er eine Gabe seines Mittels.

Ende des Falls.

SCHNELL, KONZENTRIERT UND TREFFSICHER MUSS MAN SEIN

↓

PASSIVE PHASE

↓

- Ich kann mich auf nichts konzentrieren.
- Ich werde sehr unruhig.

↓

| AUSDRUCKSWEISE
IN KONTAKT MIT
SICH SELBST | ← | ZENTRUM
unklar | → | ERFAHRUNGSEBENE
Emotionen |

↓

AKTIVE PHASE

↓

- Wichtigste Auswirkung... Ich kann mich nicht voll konzentrieren... es wirkt sich auf meine gesamte Konzentration aus.
- Ich werde sehr unruhig... zappeln...

AKTIVE PHASE MIT DISSOZIATION
- Ich fühle mich gefangen (HG)... HG: Krallenhand... wie eingeschränkt.
- Ich versuche, mich zu befreien.
- Gefühl, gefangen zu sein (HG: Krallenhand) und sich befreien zu wollen
- darf nichts tun
- In Gefangenschaft fühlt man sich einsam.

TRÄUME
- Ich habe geträumt, ich sei in der Welt der Vögel.
- Ich bin ein Vogel... frei wie ein Vogel... fliege... mit meinen Freunden.
- Mein Lieblingsvogel war der Adler.
- Ich bin ein Adler und greife alle meine Feinde an... sie sind meine Beute... Ich bin der Vogel und greife an.
- sie ein für allemal loswerden
- Ich war ein Räuber... meine Mutter ist (HG) ein Polizist...sie fängt mich und steckt mich ins Gefängnis... sie ist immer hinter mir her.
- Ich fühlte mich verraten... meine Mutter hat mich verraten.

INTERESSEN & HOBBYS
- Ich schaue mir gern den National Geographic Channel an.
- Ich sehe gern Tiere... Vögel.

AKTIV-AKTIVE PHASE

↓

127

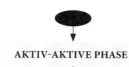

AKTIV-AKTIVE PHASE

- Wenn der Adler, d.h. ich... seine Beute angreift... meine Feinde.
- Das sind die Krallen, mit denen ich die Beute fange.
- *Ich bin ein Adler, sie sind meine Beute...* Ich bin größer und stärker geworden... Ich fange sie mit meinen Füßen... mit voller Kraft und Konzentration. (HG: nach unten und nach oben)
- Ich bin ein Greifvogel.
- wie ein Adler seine Beute fixiert... und herabschießt, um sie sehr geschickt zu fangen... mit voller Kraft und Konzentration... verfehlt sein Ziel nie.
- Auch wenn ich schwach bin, muss ich mit meiner ganzen Konzentration draufgehen... mit voller Kraft und mich auf sie stürzen. (HG: Krallenhand)

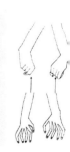

AKTIV-AKTIVE PHASE ZUR BESTÄTIGUNG

FERNSEHEN	**SPIELE**	**LEBENSZIELE**	**HAUPTBE-SCHWERDE**
• Discovery Channel... ich sehe mir gern Tiere an, wie Löwen oder Geparden, die Hirsche fangen. (HG: Krallenhand) • Der Hirsch läuft weg, so schnell er kann, und der Gepard jagt ihn... fängt ihn. • Ich schaue mir gern Vögel an. • Wie der Gepard den Hirsch fängt... Genau so fängt der Adler Schlangen, Ratten und Eidechsen.	• Ich spiele gern Basketball. Es ist ein schnelles Spiel... man muss schnell schießen. • Für dieses Spiel braucht man Treffsicherheit, Schnelligkeit, Konzentration und Kraft... eine Kombination aus allen dreien. • Wie dieses Spiel braucht auch der Gepard Schnelligkeit, Konzentration und Treffsicherheit, um den Hirsch zu fangen... der Adler genauso.	• Ich will Kampfpilot werden... dazu muss man schnell, konzentriert und treffsicher sein. • Sie fliegen los... jagen geschickt ihre Feinde. • Sie machen einen Haufen Kunststücke, schnell und mit voller Kraft, dann bremsen sie plötzlich ab und gehen in den Sinkflug, so dass sie fast abstürzen. Im letzten Moment hebt das Flugzeug wieder ab.	• wie ein Papagei im Käfig... oder ein anderes Tier • fühlt sich hilflos und versucht herauszukommen • Ich meine das ganz allgemein. „Mich meine ich nicht." [VERLEUGNUNG]

WEG ZUR BEWUSSTEN ERKENNTNIS

Es geht mir besser, nachdem ich Ihnen alles über mich erzählt habe.

Meine Freundin ist verrückt und verseucht

K. M., zwölf Jahre alt, suchte mich am 8. Januar 2008 wegen wiederkehrender Infektionen der oberen Atemwege, Wurmbefall und Nägelbeißen auf.

Passive Phase der Fallbeobachtung:

M: „Sie kann ihren Darm nicht kontrollieren und macht ihre Unterwäsche schmutzig. Deswegen konnte sie nicht zur Schule gehen. Gestern hatte sie Fieber, und ich habe ihr eine Kapsel Imodium gegeben."

B: „Ok."

M: „Heute fühlt sie sich fiebrig und fröstelt ein bisschen."

P: „Außerdem hat mich mein Hund gebissen."

B: **„Was noch?"**

M: „Sie kaut ständig an ihren Nägeln herum. Und solche Bauchbeschwerden hat sie öfter. Die Stuhlprobe hat zweimal Spulwürmer gezeigt (befruchtete Ascaris-Eier). Ihre Bauchbeschwerden sind ein altes Problem. Alle fünfzehn bis zwanzig Tage fängt sie sich eine Erkältung ein, ihre Atemwege sind verstopft, und jetzt ist auch noch ihr Hals angegriffen. (Die Patientin hustet.) Sie hat dünnen, wässrigen Stuhl und ist immer verstopft. Sie hat auch Ohrenschmerzen."

P: „Das kommt von der Erkältung."

M: „Sie kann oft ihren Darm nicht kontrollieren, deshalb will sie nicht zur Schule gehen. Sogar, wenn sie nur Wind ablassen will und keinen Stuhl, kommt etwas Flüssigkeit mit heraus. Vier- oder fünfmal täglich sickert etwas in die Hose. Hinterher hat sie dann Verstopfung."

B: **„Was fehlt dir?"**

P: *„Mein einziges Problem sind die Nägel. Ich mag meine Nägel einfach nicht.* (PAUSE) (blickt auf eigentümliche Weise auf) Das war's. Das einzige Problem sind meine Nägel. Sonst nichts. *Ich möchte sie niemandem zeigen.* Sonst nichts. (PAUSE) Ja, genau, das war's. Noch etwas, ich bin hingefallen und habe mir den Rücken verletzt, und der hört nicht auf, weh zu tun. Wenn ich mich anstrenge, setzt der Schmerz ein, und wenn ich aufwache, fällt es mir schwer, wieder einzuschlafen. Das war's. Ich weiß nicht, was mit mir los ist, aber wenn ich nachdenke, fange ich an, an den Nägeln zu kauen."

B: **„Erzähle weiter."**
P: (PAUSE) „Ich mag Junkfood. (hustet) *Ich liebe Tiere.* (PAUSE) Jeden Tag, wenn ich von der Schule nach Hause komme, füttere ich die Straßenhunde und die Welpen. Ich werde sehr schnell wütend. Ich bin ein unbeherrschter Mensch. Ich bin sehr schüchtern."

B: **„Sehr gut. All das wird mir auf jeden Fall helfen. Mach weiter."**
P: *„Ich habe das Gefühl, dass meine Freundinnen mich manchmal ausnutzen. Ich kann es nicht leiden, wenn jemand etwas Schlechtes über meinen Hund, über mich oder über jemanden aus meiner Familie sagt.* Zum Beispiel, wenn jemand zu mir sagt: „Du sollst nicht spielen gehen", das mag ich nicht. Ich sehe gern fern, ich treibe gern Sport, ich spiele gern Computerspiele oder spiele mit meinem Hund. (Ihre Stimme verändert sich, und sie hustet.) Ich werde sehr schnell krank. Wissen Sie, manchmal kann ich nicht zur Schule gehen, weil ich Fieber habe oder Durchfall, und dann fehlt mir der ganze Stoff, und Leute, wie... Es gibt da eine Gruppe von Jungs, *die mich die ganze Zeit hänseln und Grimassen schneiden.* (hustet) Ich kann es nicht leiden, wie mein Bruder sich benimmt, der ist sehr ungezogen zu mir. *Ich mag Leute nicht, die andere beleidigen und gemein sind. In meiner Klasse sind viele gemein.* Es gibt Sachen, die erzähle ich meinen Eltern nicht, nur meinen Freundinnen. Meine Freundinnen halten immer zu mir, und nur *manchmal habe ich das Gefühl, dass sie mich ausnutzen und sogar..."*

B: **„Sehr gut. Das wird mir alles sehr helfen. Was noch?"**
P: „Über mich? Ich mag Handys, iPods, MP3 und solche Sachen. Ich möchte Veterinärin werden, wenn ich groß bin. Ich spiele anderen gern Streiche."

B: „Was noch?"
P: „Ich mag hohe Geschwindigkeiten. (hustet) Ich mag den Basteltag, ich bastele sehr gern. An manchen Tagen gehen wir zu den Welpen, zu allen Tieren, und füttern sie."

B: „Was machst du an diesem Tag?"
P: „Am Basteltag können wir etwas basteln, wissen Sie, selber etwas machen und es behalten. An einem anderen Tag gehen wir dann die Welpen und Hunde füttern. Wir füttern nicht nur die Hunde… Ich liebe auch Kühe und alle Tiere."

Beobachtung: Das Mädchen wird lebhaft, wenn es erzählt, besonders seine Augenbewegungen.

B: „Was noch?"
P: „Nichts."
B: „Noch etwas über dich?"
P: „Nein, nichts." (PAUSE)

  Ende der passiven Phase der Fallbeobachtung

Zentrum: Die Patientin hat wiederholt zwei Themen angesprochen, die wir als deplatziert betrachten müssen. Das erste betrifft ihr Gefühl, dass ihre Freundinnen sie ausnutzen, und das zweite ihre Tierliebe, insbesondere für Hunde. Um das Zentrum zu klären, können wir diese beiden Richtungen weiter verfolgen. In diesem Stadium werden wir aktiv und zwar nicht mit einer Frage, sondern einer offenen Bemerkung.

Erfahrungsebene: Wahnideen

Ausdrucksweise: Projektion

Aktive Phase der Fallbeobachtung:

B: „Deine Freundin nutzt dich manchmal aus…"
P: „Das Gefühl habe ich, ja."

B: „Was fühlst du?"
P: „Nur die Freundinnen aus meinem Haus, *die nutzen mich manchmal aus.*"

B: „Wie geht es dir damit?"
P: „Das passiert auch meinen anderen Freundinnen. *Sie glauben auch, dass ich sie ausnutze,* aber das ist wie... Wenn wir ins Einkaufszentrum gehen wollen, geht einer der Eltern mit uns mit. Wir gehen dorthin spielen."
B: „Was meinst du damit, dass sie dich ausnutzen?"
P: „Ich meine... Angenommen, ich streite mich mit meiner Freundin und erzähle der anderen davon, dann wird die das überall herumerzählen. Sie behandelt nie jemanden anständig, erwartet aber von jedem eine Sonderbehandlung für sich. *Sie benimmt sich wie eine Prinzessin und gibt gern an. Sie versucht, uns zu...* P. und ich sind gute Freundinnen, wir sind seit der Kindheit miteinander befreundet, aber das andere Mädchen, S., versucht, *uns auseinander zu bringen und sich dazwischen zu drängeln.* Das sagt jedenfalls meine Freundin."
B: „Was macht sie noch alles?"
P: *„Sie ist auf jeden eifersüchtig."*
B: „Stimmt das?"
P: „Klar! Meine Freundin meint, *sie ist eine Mauer zwischen mir und der Freundschaft mit meiner anderen Freundin.*"

Hier sehen wir, dass das Mädchen alles auf seine Freundin projiziert.

B: „Was? Ich habe nicht verstanden."
P: „Sie ist wie... P. sagt, *sie ist eine Mauer zwischen unserer Freundschaft.* Sie ruft niemanden an, um uns zum Spielen einzuladen, und selbst, wenn man sie anruft, kommt sie nicht. Und *ihre Schwester lügt sogar.* Wenn wir sie besuchen gehen, sagt ihre Schwester, sie sei baden gegangen. Ich kann sie von meinem Fenster aus sehen, sie nimmt ein Buch in die Hand und tut so, als würde sie lernen, aber in Wirklichkeit sieht sie fern oder macht etwas anderes. Das macht sie mit jedem so. *Sie ist ein unbeherrschter Mensch.*"
B: „Wie nutzen sie oder deine anderen Freundinnen dich noch aus?"

P: „Eigentlich nutzt nur sie mich am meisten aus, meine anderen Freundinnen machen das nicht. Meine Schulfreundinnen halten immer zu mir, sogar wenn ich mich mit jemandem streite, dann kommen sie und helfen mir. (lacht) In meiner Klasse ist noch ein Mädchen, *die anderen sagen, sie ist verseucht. Sie ist sehr eifersüchtig.* Sie ist genau wie S., von der ich Ihnen erzählt habe; niemand aus meiner Klasse kann sie leiden. Egal, was in meiner Klasse passiert, meine Freundinnen halten zu mir."

Zuerst erzählt das Mädchen von ihrer Freundin, die im selben Haus wohnt. Sie sagt: „Sie nutzt mich aus." „Sie benimmt sich wie eine Prinzessin." „Sie gibt an." „Sie ist eifersüchtig auf mich." Später erzählt sie dasselbe von einer Freundin aus ihrer Schule. Das bestätigt, dass dies das Zentrum des Mädchens ist. Wir erkennen, dass sie sich im Projektions-Modus befindet, doch da taucht zusammen mit dem Zentrum etwas sehr Eigentümliches auf: das Wort „verseucht". Hier gehen wir zur aktiv-aktiven Phase über, um das komplette veränderte Energiemuster des Mädchens zum Vorschein zu bringen, das uns zur Quelle führen wird.

Aktiv-aktive Phase der Fallbeobachtung:

B: „Sie ist verseucht…"
P: *„Verseucht."* (lacht)
B: „Was heißt das?"
P: „Ich weiß nicht. Die anderen sagen, sie ist verseucht. Ich weiß nicht warum."
B: „Was bedeutet das?"
P: *„Verseucht heißt, dass einer schmutzig ist oder verkeimt. Wie Wasser. Wenn das verseucht ist, dann heißt das, dass da Keime drin sind. Meine Schulfreundinnen sind viel besser als die Freundinnen aus meinem Haus."*
B: „Erkläre mir weiter, was „verseucht" heißt."
P: „Ich weiß doch gar nicht, warum die anderen sie verseucht nennen."

B:	„Was heißt verseucht?"
P:	„Das habe ich Ihnen doch erzählt." (lacht)
B:	„Was ist das?"
P:	*„Ich denke, schmutzig. Da sind Keime drin, wie im Wasser. Wahrscheinlich ist sie schmutzig, sie hat Keime.* Die anderen sagen, sie würde früh nicht baden und ihre Zähne putzen, und sie hängt sich gern an jeden dran."
B:	„Oh… mit ihren Keimen?"
P:	„Ja, sie ist wirklich nervig."
B:	„Was für Keime hat sie denn?"
P:	„Weiß ich nicht."
B:	**Nein, denk mal drüber nach.**
P:	„Ich weiß gar nicht so viel von ihr."
B:	„Versuch einfach mal, darüber nachzudenken."
P:	„Keime… (lacht) Ich habe keine Ahnung."
B:	„Keine Ahnung?"
P:	*„Und die anderen sagen, sie ist ein bisschen verrückt."*
B:	„Und was heißt das?"
P:	„Ich weiß es nicht."

Hier fügt sie einen neuen Ausdruck hinzu: Dass ihre Freundin ein bisschen verrückt sei. Wenn man sie jedoch danach fragt, kommt sie nicht weiter. Jetzt müssen wir verstehen, in welcher Beziehung das alles zu ihrer Tierliebe steht. Wir machen weiter mit der Erkundung eines anderen Bereiches.

Aktiv-aktive Phase in einem anderen Bereich:

B:	„Du willst also Veterinärin werden?"
P:	„Oh ja!"
B:	„Erzähle mir davon."
P:	„Eine Tierärztin."
B:	„Ok, ich weiß es nicht. Erzähle mir davon."

P: „Ich möchte Veterinärin werden, weil ich Tiere liebe. *Ich finde, Straßenhunde sind viel besser als Haushunde.*"
B: „Mach weiter."
P: „Weil *Straßenhunde nicht viel Liebe bekommen.* Sie hungern und sind *immer krank und schmutzig.* Haushunde werden so sehr verwöhnt. Straßenhunde bekommen nicht so viel Liebe. Sie sind *sehr schmutzig,* und niemand füttert sie. Haushunde denken, sie sind die Kings. Wie *mein Hund, der denkt, er ist der Größte,* deshalb legt er sich mit allen Straßenhunden an. *(streckt die Zunge heraus)* Es gibt noch einen Hund in meinem Haus. Eine Straßenhündin. Eigentlich *ist sie krank.* Irgendwelche Leute haben sie mit Kerosin überschüttet, dabei ist ihre Haut verbrannt. *(streckt die Zunge heraus)* Sie hat so was, wie… Ich weiß nicht, aber es sieht aus, als hätte sie einen Zeh zu viel *und ein großes Geschwür am Bein, wo Eiter und Blut drin sind. (streckt wieder die Zunge heraus) Straßenhunde haben immer Zecken; sie können Zeckenfieber bekommen und sterben.*"

Wir sehen, dass sie zuerst auf ihre Freundinnen projiziert hat, und jetzt projiziert sie dasselbe Thema auf die Straßenhunde.

B: „Was haben sie?"
P: „Zecken. Das ist ein Insekt, das Blut saugt wie ein Moskito. Die Hunde bekommen Zeckenfieber, und daran können sie sterben. Alle scheuchen die Straßenhunde weg, weil sie uns hinterher laufen, wenn wir Milch holen. *Sie treten die Hunde. Hunde werden misshandelt,* während den Haushunden niemand etwas tun darf. Deshalb finde ich, dass Straßenhunde besser sind als Haushunde. *(hustet) Ich möchte Tiere retten,* besonders Tiger, weil es in Indien sehr wenig Tiger gibt. Ich möchte auch Pelztiere retten, weil die Menschen in den kalten Ländern sie umbringen, um sich aus ihren Pelzen Jacken und Mäntel zu machen. Sie töten auch Elefanten wegen ihrer Zähne, um Schmuck daraus zu machen."
B: „Du willst also Veterinärin werden."
P: „Ich habe so viele Bücher über Tiere. *Tiere sind sehr wichtig, denn sie sind wie Menschen,* sie können nur nicht sprechen, und sie

haben nicht so viel Verstand wie wir. *Am meisten liebe ich Hunde, denn Hunde waren die ersten Freunde der Steinzeitmenschen. Die haben sich mit den Hunden angefreundet. (streckt die Zunge heraus)* Tiere sind sehr wichtig fürs Ökosystem. Das war's."

Unser nächstes Ziel ist es, zur Quelle zu gelangen und sie auf die nächste Ebene zu führen, von der *Projektion zur Akzeptanz.*

Aktiv-aktive Phase hin zur Quelle:

B: „Das war's. Du sagtest, du liebst Hunde."
P: „Oh ja!"

B: „Aber Hunde können sich infizieren."
P: „Das stimmt."

B: „Manchmal können sie auch…"
P: *„Oh ja, manchmal können sie auch wild werden."*

B: „Was meinst du damit?"
P: „Das heißt, dass es im Wald wilde Hunde gibt. Das sind hauptsächlich Fleischfresser, die keine Menschen mögen, deshalb *beißen* sie sie oder sind nicht gerade zutraulich. *Ich liebe sie, denn das sind schließlich auch Hunde.* Ich meine, die bekommen ja nicht einmal Liebe. Dann werden sie so, und das war's."

B: „Es gibt auch infizierte Hunde, und die beißen…"
P: „Die kann man behandeln."

B: „Ich verstehe nicht."
P: „Man kann sie behandeln, indem man sie impft."

B: „Was heißt das?"
P: *„Wenn ein Hund die Tollwut hat, kann man ihn gegen Tollwut impfen.* Ich kenne mich da noch nicht so aus, aber sie bekommen Spritzen und Medikamente, und dann werden sie wieder wie normale Hunde und sind nicht mehr krank." *(streckt die Zunge heraus)*

B: „Was ist Tollwut?"
P: *„Tollwut ist eine Krankheit."*

B: „Was ist Tollwut deiner Meinung nach?"
P: *„Meiner Meinung nach ist es eine Krankheit, von der ein Hund verrückt wird, und wenn dieser Hund dann jemanden beißt, bekommt dieser Mensch auch die Tollwut. Deshalb brauchen wir Tollwutimpfungen für Haustiere."*

Sie erinnern sich sicher, dass sie zuerst auf ihre Freundin projiziert hat und diese Freundin verrückt war, und jetzt sehen wir, dass sie dasselbe auf einen tollwütigen Hund projiziert. Das bestätigt nochmals, dass dies das Zentrum des Mädchens ist.

B: „Was passiert denn dann, wenn jemand verrückt wird?"
P: *„Sie werden verrückt."*
B: „Was passiert dann?"
P: *„Weiß ich nicht."*
B: „Du weißt es nicht?"
P: *„Vielleicht werden sie wie Hunde."*
B: „Was heißt das?"
P: *„Das heißt... Ich kann es nicht wissenschaftlich ausdrücken, aber ich kann sagen, dass sie wie Hunde werden."*
B: „Und was machen sie dann?"
P: *„Weiß ich nicht."*
B: „Was passiert, wenn ein Hund verrückt wird?"
P: *„Er kann beißen."*
B: „Glaubst du?"
P: *„Glaube ich, ja, er kann beißen. Er wird wild und kann jeden beißen."*

Aktiv-aktive Phase zur Bestätigung in einem anderen Bereich:

B: „Ok, und wenn du wütend wirst, was machst du dann?"
P: *„Ich…"*
B: „Vielleicht machst du es ja nicht, aber was würdest du dann am liebsten machen?"
P: *„Ich würde dem anderen dann am liebsten eine runterhauen."*

B: „Ok, was möchtest du sonst noch machen?"
P: „Ich fange an zu schreien, aber ich möchte am liebsten zuschlagen. Ich möchte aus dem Haus laufen."

B: „Was noch?"
P: *„Manchmal beiße ich, um mich zu wehren."* (lacht)

B: „Wie machst du das?"
P: „Na ja, wenn mein Bruder mich *haut und mich würgt oder so, dann beiße ich ihn,* damit er mich in Ruhe lässt."

Da wir wissen, dass sie sich im Projektionsmodus befindet, müsste das gleiche Thema erscheinen, wenn wir sie nach ihren Freundinnen fragen.

B: **„Deine Freundinnen machen das sicher auch?"**
P: „Oh ja."

B: „Was machen sie?"
P: „Wie meine Schulfreundin, *wenn sie wütend wird oder Hunger bekommt, fängt sie an, alle zu beißen.* Von meinen Freundinnen aus dem Haus weiß ich das nicht, die machen so was nicht. Meine Schulfreundin J. macht es."

Aktiv-aktive Phase zur Bestätigung im Bereich der Träume:

B: „Erzähle mir einmal, was du so träumst."
P: „Meine Träume sind alles nur Fantasien. Einmal habe ich geträumt, dass ich eine Himmelsprinzessin bin und auf Wolken sitze. *Es waren auch Tiere da, und alle Tiere waren meine Freunde, und ich war sehr glücklich.* Einmal habe ich von einem Geist geträumt."

B: „Was hast du da geträumt?"
P: „Von einer Person, die durch mein Fenster lugte und mich anschaute. Das war grausig."

B: „Was war das?"
P: „Grausig. Ich bin in mein Schlafzimmer gegangen, und da war noch ein Flur. Mein Schlafzimmer ist hier, die Diele ist hier, und

wir haben da einen Flur drin. Es war, *als ob jemand aus dem Flur käme und mich umbringen wollte.*"

B: **„Dich umbringen?"**
P: „Da war ich noch sehr klein."

B: **„Wovor hast du Angst gehabt? Was könnte er tun?"**
P: *„Umbringen... Er würde mich umbringen."*

B: **„Wie?"**
P: (*streckt die Zunge heraus*) „Das weiß ich nicht. Er würde mich umbringen... das ist alles, was ich weiß."

B: **„Dich umbringen?"**
P: „Ja. Mein Bruder hat grausige Träume."

Auch im Bereich der Träume projiziert sie auf ihren Bruder. Da wir wissen, dass dies ein Projektionsfall ist, können wir davon ausgehen, dass sie ihre Themen auf die Träume ihres Bruders projizieren wird. Wir fahren fort, um zu schauen, was sich hier zeigen wird.

B: **„Was hat er für Träume?"**
P: „Er hat... *Schlangen, Schlangen in seinem Bauch.*"

B: **„Was träumt er noch?"**
P: „Er träumt noch andere Sachen... dass er unter einem Banyanbaum sitzt, und da sind Geister, und *er sitzt in der Falle.* Er will nach Hause. Er hat furchtbare Angst, und als er wegläuft, *bringen ihn die Geister um.* Er hat lauter solche Träume."

B: **„Was träumt er sonst noch?"**
P: „Mehr fällt mir gerade nicht ein."

B: **„Dann erzähle mir von deinem Prinzessinnentraum. Was hast du da geträumt?"**
P: „Ich bin in einem kleinen Märchenland. Ich bin die Prinzessin und sitze auf Wolken. *Es sind viele Tiere da. Ich spiele jeden Tag mit den Tieren.* Und es gibt geheime Gänge, in denen Schätze und so versteckt sind. So was wie Alice im Wunderland."

B: „Hmm."
P: (*streckt wieder die Zunge heraus*) „Ich spiele mit den Tieren und habe viel Spaß. Wenn mir langweilig wird, gibt es da einen Baum mit einem geheimen Gang. Dort sitze ich und spiele mit meinen Plüschtieren. Mein Raum ist so etwas wie eine Umrahmung. Wenn ich einen Knopf drücke, gelange ich in den Geheimraum. Das war's."
B: „Welcher Teil des Traums hat dich besonders beeindruckt?"
P: „Ich weiß nicht. Ich habe Ihnen nur den ersten Teil erzählt. Weiter weiß ich nichts mehr."
B: „Ok, da sind Tiere, und du hast Freude an den Tieren…"
P: *„Wo ich auch hinkomme, überall sind Tiere."*
B: „Was heißt das?"
P: „Das heißt… Ich war in Alibaug (ein Ferienort), und da waren Tiere. Sogar in meinen Träumen sind Tiere. Wo ich auch hinkomme, überall treffe ich Tiere. So ist das."

Von der Projektion zur bewussten Erkenntnis:

B: „Was noch?"
P: *„Manchmal werde ich verrückt.* Mein Bruder sagt, dass *ich Anfälle bekomme.* (*streckt die Zunge heraus*) Wenn es mir gut geht, lache ich, und dann fange ich plötzlich zu weinen an. *Er sagt, ich sei eine Verrückte, ein bisschen irre."*
B: „Was machst du sonst noch, wenn du verrückt bist?"
P: *„Ich werde dann sehr gefährlich.* Ich bin zu allem fähig. Wenn zum Beispiel mein Hund zwischendurch reinkommt, dann schlage ich ihn."
B: „Was heißt das? Ich verstehe nicht."
P: „Na, wenn ich mich über jemanden aufrege und verrückt werde, dann bin ich zu allem fähig. Es kann passieren, dass ich alle schlage. Es kann alles passieren."
B: „Ich verstehe nicht. Was heißt „sehr gefährlich" allgemein und besonders in Bezug auf dich?"
P: „In Bezug auf mich?"

B: „Ja."
P: „Ich bin zu allem fähig. Wenn zum Beispiel jemand da steht und… *Wenn ich sehr wütend werde, kann es passieren, dass ich ihn gegen die Wand stoße oder alles Mögliche mache.* Ich könnte ihm eine runterhauen; *ich könnte ihn schlagen…*"

B: **„Was hast du gesagt? Du stößt ihn gegen die Wand? Was meinst du damit?"**
P: „Ja, gegen die Wand."

B: **„Was tust du sonst noch, wenn du verrückt bist?"**
P: „Ich… ich möchte das tun."

B: **„Was möchtest du? Erzähle es mir."**
P: „Nichts. (*lacht*) Nur das… Ich möchte hauen, schlagen und stoßen."

B: **„Was möchtest du sonst noch tun? Nimm mal an, du darfst das alles, was würdest du tun?"**
P: „Zuallererst würde ich aus dem Haus laufen."

B: **„Wenn du völlig frei wärst, was würdest du tun? Erzähle mir davon so, wie du möchtest. Du hast gesagt, du bist dann gefährlich…"**
P: (*streckt die Zunge heraus*) „Nichts weiter, nur das."

B: **„Du benimmst dich also wie…"**
P: „… ein tollwütiger Hund. Ich kann dann auch zubeißen. Beim Lernen mache ich so was *ein paar Sekunden lang, wenn ich einen Anfall bekomme.* Jedenfalls behauptet das mein Bruder. Ich selber habe davon nie etwas bemerkt."

B: **„Du hast gesagt, du benimmst dich wie ein tollwütiger Hund."**
P: „Ja."

Hier sehen wir, dass sie sich mit einem verrückten, wilden, tollwütigen Hund identifiziert, der beißt.

B: **„Was meinst du damit?"**
P: „Na, wenn ein tollwütiger Hund beißt, dann ist er sehr… sehr wild… irgendwie."

B: „Ich verstehe nicht."

P: *„Das ist wie ein tollwütiger Hund, wenn er jeden beißt. Er ist sehr wild. (streckt wieder die Zunge heraus) Er beißt, und er ist wild."*

B: „Ich verstehe nicht. Was meinst du damit, wenn du sagst, du benimmst dich wie ein tollwütiger Hund?"

P: *„Ich bin zu allem fähig, wie… ein tollwütiger Hund. Es ist ja klar, dass er nicht hauen oder schlagen kann, aber er kann beißen. Ich kann beißen… nur meinen Bruder. Ich kann ihm eine runterhauen. Ich kann ihn gegen die Wand stoßen."*

B: „Also benimmst du dich wie…"

P: *„… ein tollwütiger Hund. Um mich wieder einzukriegen, muss ich dann aus dem Haus laufen,* weil mein Bruder einen auf die Palme bringen kann."

Fallverständnis

Deplatzierte, ungeordnete Ausdrücke
Passive Phase der Fallbeobachtung:

- Mein einziges Problem sind meine Nägel. Ich mag meine Nägel einfach nicht.
- Ich liebe Tiere.
- Ich füttere die Straßenhunde und die Welpen.
- Ich habe das Gefühl, dass meine Freundinnen mich manchmal ausnutzen.
- Ich kann es nicht leiden, wenn jemand etwas Schlechtes über meinen Hund, über mich oder über jemanden aus meiner Familie sagt.
- Ich spiele mit meinem Hund. (Ihre Stimme verändert sich, und sie hustet.)
- Ich mag Leute nicht, die andere beleidigen und gemein sind.
- Meine Freundinnen halten immer zu mir, und nur manchmal habe ich das Gefühl, dass sie mich ausnutzen.

- Ich möchte Veterinärin werden, wenn ich groß bin.
- Ich füttere die Welpen und die Hunde und nicht nur die Hunde. Ich liebe alle Tiere.
- **Beobachtung:** Das Mädchen wird lebhaft, wenn es erzählt, besonders seine Augenbewegungen.

Aktive Phase der Fallbeobachtung:

- Meine anderen Freundinnen haben auch das Gefühl, dass ich sie ausnutze.
- Sie erzählt allen meine Geheimnisse. Sie benimmt sich wie eine Prinzessin; sie gibt gern an.
- Sie ist auf jeden eifersüchtig.
- Sie sagen, sie sei verseucht, schmutzig, verkeimt.
- Sie ist ein bisschen verrückt.

Aktiv-aktive Phase der Fallbeobachtung:

- Verseucht heißt, dass einer schmutzig ist oder verkeimt. Wie Wasser. Wenn das verseucht ist, dann heißt das, dass da Keime drin sind.
- Sie ist sehr schmutzig. Sie hat auch Keime.
- Die anderen sagen, sie ist ein bisschen verrückt.

In der **aktiv-aktiven Phase in einem anderen Bereich** kam Folgendes zum Vorschein:

- Straßenhunde bekommen nicht viel Liebe.
- Sie sind immer krank und schmutzig.
- Mein Hund denkt, er ist der Größte.
- Straßenhunde haben immer Zecken. Sie können Zeckenfieber bekommen und sterben.
- Sie treten die Hunde. Hunde werden misshandelt.
- Ich möchte Tiere retten.
- Tiere sind sehr wichtig, denn sie sind wie Menschen.

Wir sehen, dass die Ausdrücke „schmutzig", „verseucht", „infiziert" und „Keime" in zwei unterschiedlichen Bereichen auftauchen. Zu Anfang projizierte sie sie auf ihre Freundin, und dann projizierte sie die gleichen Begriffe auf die Straßenhunde. Somit war klar, dass dies das Zentrum des Mädchens ist. Wir machten dann weiter, um das komplette Energiemuster zu Tage zu fördern und sie von der Projektion zur bewussten Erkenntnis zu führen.

- Sie werden wild.
- Wenn ein Hund die Tollwut hat, wird er verrückt und beißt, und dann werden sogar die Menschen so verrückt wie dieser Hund.
- Sie werden wie Hunde.
- Tollwut ist eine Krankheit, von der ein Hund verrückt wird. Wenn dieser Hund dann jemanden beißt, bekommt der auch die Tollwut.

Als wir sie weiter nach ihrer Wut fragten, sagte sie Folgendes:

- Manchmal beiße ich, um mich zu wehren.
- Wenn mein Bruder mich *haut und mich würgt oder so, dann beiße ich ihn,* damit er mich in Ruhe lässt.

Hier erkennen wir, dass sie sich mit dem Hund identifiziert.

Im Bereich der Träume erzählte sie, dass sie von Tieren träume, und alle Tiere seien ihre Freunde.

Von der Projektion zur bewussten Erkenntnis:

- Manchmal werde ich verrückt. Ich bekomme Lachanfälle, und dann fange ich plötzlich zu weinen an.
- Manchmal bin ich sehr gefährlich.
- Wenn ich sehr wütend werde, kann es passieren, dass ich ihn gegen die Wand stoße. Ich bin zu allem fähig.
- *Ich bin ein tollwütiger Hund.* Ich kann dann auch zubeißen.

Was ist das Zentrum, die Essenz des Falls?

- Meine Freundin ist ein bisschen verrückt, verseucht, schmutzig, verkeimt.
- wie ein tollwütiger Hund
- Ich bin ein tollwütiger Hund.

Welches Naturreich?

- Ich liebe Tiere.
- Tiere sind sehr wichtig, weil sie wie Menschen sind.
- Meine Freundinnen nutzen mich aus.
- Ich möchte Veterinärin werden.
- Sie ist sehr eifersüchtig.
- Sie versucht, uns auseinander zu bringen.
- Sie versucht, sich dazwischen zu drängeln.
- Ich spiele gern Streiche.
- Meine Schulfreundinnen sind besser als die Freundinnen aus meinem Haus.
- Überall, wo ich hinkomme, sind Tiere.

Dies alles verweist eindeutig auf das **Tierreich**.

Welches Unterreich?

- Sie liebt alle Tiere, bringt aber nur Säugetiere als Beispiele: Hunde, Tiger und Kühe.
- Sie erzählt über ihre Freundinnen und über die Zugehörigkeit zu einer Gruppe.
- Sie erzählt von der Tierpflege.

Dies legt das Unterreich der **Säugetiere** nahe.

Welche Familie?

- Ich füttere die Straßenhunde und die Welpen.
- Ich kann es nicht leiden, wenn jemand etwas Schlechtes über meinen Hund sagt.

- Ich spiele mit meinem Hund.
- Straßenhunde sind besser als Haushunde.

Das verweist auf die Familie der **Hunde** (Canidae).

Wir finden aber auch:

- verseucht, schmutzig, verkeimt
- Sie ist ein bisschen verrückt, wie ein tollwütiger Hund.
- Wenn ein Hund die Tollwut hat, wird er verrückt und beißt. Sogar die Menschen werden dann so verrückt wie der Hund.
- Manchmal werde ich verrückt. Ich bekomme Lachanfälle, und dann fange ich plötzlich zu weinen an.
- Manchmal bin ich sehr gefährlich.
- Wenn ich sehr wütend bin, könnte ich ihn an die Wand stoßen. *(streckt die Zunge heraus)*
- Ich bin ein tollwütiger Hund. Ich kann dann zubeißen.

Welches Mittel?

Lyssinum

Welche Potenz?

1M. Am Ende der passiven Phase befand sie sich auf der Ebene der Wahnideen.

Mehr über das Arzneimittel:

- Der lateinische Name der Tollwut, Rabies, kommt von *rabere* = wüten, rasen.
- Der Name *Lyssinum* leitet sich von der griechischen Göttin Lyssa, der personifizierten Wut, ab. Lyssa wurde von Hera ausgesandt, um Herakles wahnsinnig zu machen.
- Mit Rabies infizierte Tiere können zwei Arten der Tollwut ausbilden. Bei der ersten ist das Tier übererregt und aggressiv. Sie wird „rasende Wut" genannt und befällt hauptsächlich das Gehirn. Die zweite Art, die als „stille Wut" bezeichnet wird, zeichnet sich durch Lähmungen und Passivität aus.

Bei der **Prüfung** von Lyssinum wurden folgende Auffälligkeiten beobachtet:

- Fühlt sich gedrängt, rücksichtslose Dinge zu tun, wie etwa das Kind, das er im Arm hält, aus dem Fenster zu werfen, und dergleichen. [Hering]
- Der Gedanke kam ihm in den Sinn, andere boshaft anzugreifen, andere mit einem Messer zu schneiden, das er in der Hand hielt; Wasser, das er in einem Becher hielt, einem anderen ins Gesicht zu werfen. [Hering]
- Anfälle von Geistesabwesenheit
- Mehr Neigung nachzudenken als zu sprechen.
- Unterhält sich nicht so gut wie gewöhnlich, aber spielt besser Schach; mehr geneigt nachzudenken als zu sprechen; gar nicht munter. [Hering]
- Ergreift falsche Gegenstände, weiß häufig nicht, was er will, sagt falsche Worte, die nur eine weit entfernte Ähnlichkeit mit einem Laut haben. [Hering]
- Es scheint ihr, als würde sie von zwei völlig verschiedenen Gedankengängen zur gleichen Zeit beeinflusst. [Hering]
- Furcht, verrückt zu werden. [Hering]
- Plötzliche explosive WutANFÄLLE.
- Wilde Rage, besonders wenn verärgert, behindert oder GEQUÄLT.
- AUSBRÜCHE von DESTRUKTIVITÄT.
- Impuls zu schneiden, zu beißen, zu stechen, zu zerstören und zu töten.
- Ausbrüche, gefolgt von schneller Reue.
- Wahnidee, meint UNRECHT ERLITTEN zu haben, Wahnidee, er werde schikaniert.
- Idee, dass andere Personen, besonders Menschen, von denen er abhängig ist, absichtlich versuchen, ihn zu ärgern.
- „Wann immer Abhängigkeit, die nicht nur in Beziehungen zwischen Menschen besteht, sondern auch in der Beziehung

zwischen einem Menschen und seinem Haus, seinen Maschinen usw., zusammen mit Qual auftritt, und die Qual einen episodischen oder periodischen Verlauf hat, müssen wir an Lyssinum denken." [Sankaran]

- ANZUGREIFEN – Verlangen, andere
- BEISSEN – Kindern, bei
- BEISSEN – Kindern, bei – um ihre Liebe zu zeigen
- BEISSEN – Menschen, beißt andere
- BEISSEN – sich selbst, beißt
- EIFERSUCHT – Kinder – zwischen Kindern
- EIFERSUCHT – untreuen Partner, wählt immer einen
- EIFERSUCHT – untreue Partner zu wählen; Neigung, überwiegend

Krankheitsphasen, wie sie bei Hunden beobachtet wurden:

- Wenn ein mit Tollwut infiziertes Tier sein Opfer beißt, dringt das im Speichel befindliche Virus in das Gewebe des Opfers ein. Das Virus bleibt mehrere Tage lang an den lokalen Muskelzellen haften, bevor es ins lokale Nervengewebe eindringt, wo es seinen langsamen Aufstieg ins Gehirn beginnt. Sobald das Virus das Nervengewebe befallen hat, hat das Immunsystem keinen Zugriff mehr darauf, und die Infektion kann unbehelligt fortschreiten. Zwischen der Infektion und dem Zeitpunkt, da das Virus im Gehirn festgestellt werden kann, können durchschnittlich 20 – 30 Tage vergehen. Zwei bis drei Tage, nachdem das Virus endgültig das Gehirn erreicht hat, treten erkennbare Symptome auf. Zu diesem Zeitpunkt wird die Krankheit übertragbar.
- **Prodromalstadium** (dauert nur wenige Tage an). Zuerst ist eine Wesensveränderung feststellbar. Zutrauliche Tiere werden scheu, nervös und reizbar, während aggressive Tiere anhänglich werden können. Es tritt ebenfalls Fieber auf. Der Kehlkopf verkrampft, und die Stimme des Tieres verändert sich (besonders bei tollwütigen Rindern).

- **Exzitationsstadium** (die folgenden zwei bis drei Tage). Das ist das Stadium des klassischen tollwütigen Hundes. Das Tier zeigt keine Angst mehr und leidet unter Halluzinationen. Der Kehlkopf ist gelähmt, was zu Schluckstörungen führt, und das Tier beginnt zu speicheln und hat Schaum vor dem Maul.
- **Lähmungsstadium** (die folgenden zwei Tage). Es setzen Schwäche und Lähmungserscheinungen ein, die zu einer tiefen, angestrengten Atmung führen. Hier steckt sich der Mensch sehr oft an, wenn er dem Tier ins Maul schaut, um herauszufinden, was dessen Atmung behindert. Das Tier stirbt, wenn die Zwischenrippenmuskeln, die die Atmung steuern, von der Lähmung befallen werden. Sobald klinische Symptome aufgetreten sind, gibt es keine Heilung mehr für Tiere oder Menschen.

FOLLOW-UP

Zwei Tage nach Behandlungsbeginn berichtete das Mädchen, dass ihr Stuhl wieder fest und nur eine leichte Schwäche zurückgeblieben sei.

Einen Monat nach Behandlungsbeginn stellten wir fest, dass ihre Wutanfälle sich besänftigt hatten. Sie sagte, wenn sie jetzt wütend werde, würde sie nur noch schlagen. Vorher hatte sie immer zugebissen und sich verhalten wie ein tollwütiger Hund. Sie klagte zeitweilig über Bauchschmerzen, doch dünner Stuhl trat nicht wieder auf. Sie erhielt ein Placebo.

Zwei Monate nach Behandlungsbeginn hatte sie regelmäßige Darmentleerungen. Dünner Stuhl trat nicht wieder auf. Unglücklicherweise hatte ihr Hund sie in den Finger gebissen. Als wir uns nach ihren Wutanfällen erkundigten, sagte sie, sie könne sie immer noch nicht beherrschen. Ihr Bruder und ihr Hund ärgerten sie weiterhin. Spontan äußerte sie: „Mein Bruder ist genau wie ein Hund." Wir schlussfolgerten daraus, dass sie ihren Zustand auf ihren Bruder projizierte, und wiederholten eine Gabe Lyssinum 1M.

Drei Monate nach Behandlungsbeginn waren ihre Bauchbeschwerden verschwunden, und sie kaute weniger an ihren Nägeln.

Vorher hatten Milch und Milchprodukte ihren Zustand verschlimmert, doch jetzt vertrug sie sie. Ihre Neigung zu Wutanfällen hatte nicht nachgelassen. Sobald jemand sie reizte, schlug sie immer noch zu. Gefragt, was sie fühle, wenn sie wütend sei, sagte sie: „Ich möchte den anderen immer noch gegen die Wand stoßen und ihn umbringen. Ich werde immer noch verrückt." Während dieser Wutanfälle verlor sie regelmäßig die Beherrschung. Sie sagte: „Ich bekomme Anfälle, und dann renne ich herum wie ein tollwütiger Hund und beiße alle." Wieder projizierte sie ihren Zustand auf den tollwütigen Hund. Dann dementierte sie spontan und sagte: „Tollwütige Hunde gibt es nur bei den Tieren, nicht bei den Menschen." Wir beobachteten den gleichen Zustand und die gleiche Intensität bei dem Mädchen, die die Notwendigkeit einer Wiederholungsgabe nahelegten.

Sieben Monate nach Behandlungsbeginn hatte sich das Nägelbeißen deutlich verringert. Ihre Wut hatte sich erheblich besänftigt. Sie erhielt ein Placebo.

Ende des Falls.

MEINE FREUNDIN IST VERRÜCKT UND VERSEUCHT

↓

PASSIVE PHASE

↓

- Ich liebe Tiere.
- Ich füttere gern die Straßenhunde und die Welpen.
- Ich habe das Gefühl, dass meine Freundinnen mich manchmal ausnutzen.
- Ich kann es nicht leiden, wenn jemand etwas Schlechtes über meinen Hund, meine Familie oder mich sagt.
- Ich mag Leute nicht, die andere beleidigen und gemein sind. In meiner Klasse sind manche gemein.
- Ich möchte Veterinärin werden.
- Beobachtung: Die Patientin ist lebhaft, besonders ihre Augenbewegungen.

| **AUSDRUCKSWEISE** | ← | **ZENTRUM** | → | **ERFAHRUNGSEBENE** |
| PROJEKTION | | unklar | | Namen und Fakten |

↓

AKTIVE PHASE

↓

- Meine Freundinnen haben das Gefühl, dass ich sie ausnutze.
- Meine Freundin erzählt überall meine Geheimnisse weiter.
- Meine Freundin benimmt sich wie eine Prinzessin und gibt an.
- Meine Freundin ist auf jeden eifersüchtig.
- Meine Freundin ist verseucht, schmutzig und verkeimt.
- Meine Freundin ist ein bisschen verrückt.

↓

AKTIV-AKTIVE PHASE

FREUNDIN
- Sie ist sehr schmutzig und verkeimt.
- Verseucht heißt, dass einer schmutzig ist oder verkeimt, wie verseuchtes Wasser.
- Sie ist ein bisschen verrückt.

LEBENSZIELE
- Ich möchte Veterinärin werden.
- Tiere sind wichtig.
- Tiere sind wie Menschen.
- Ich mag Straßenhunde, die bekommen nicht viel Liebe, sie werden misshandelt und getreten.
- Straßenhunde sind immer krank und schmutzig. Sie haben Zecken und bekommen Zeckenfieber und sterben.
- Ich möchte Tiere retten.

TRÄUME
- Ich bin eine Himmelsprinzessin. Es sind viele Tiere da, die sind alle meine Freunde, ich spiele mit ihnen.
- Da lauert jemand, der mich umbringen will.
- Mein Bruder hat grausige Träume von Schlangen und dass er in der Falle sitzt und jemand ihn umbringt.
- Wo ich auch hinkomme, treffe ich Tiere.

AKTIV-AKTIVE PHASE HIN ZUR QUELLE

- Sie werden wild, sie werden wie Hunde.
- Manche Hunde haben Tollwut, sie werden verrückt und beißen, und dann werden die Menschen wie Hunde.
- Wenn ein tollwütiger Hund einen Menschen beißt, bekommt der auch Tollwut.

VON DER PROJEKTION ZUR BEWUSSTEN ERKENNTNIS

IDENTIFIKATION

- Wenn ich wütend bin, möchte ich schreien und dem anderen eine runterhauen.
- Manchmal beiße ich, um mich zu wehren.
- Wenn mein Bruder mich haut und würgt, beiße ich ihn.

- Manchmal werde ich verrückt, ich bekomme Anfälle, erst lache ich, und dann weine ich plötzlich.
- Ich bin sehr gefährlich.
- Wenn ich sehr wütend werde, bin ich zu allem fähig. Ich kann jemanden gegen die Wand stoßen.
- Ich bin ein tollwütiger Hund. Ich kann dann auch zubeißen.

Allein auf der Welt

D. M., sieben Jahre alt, suchte mich am 9. Dezember 2006 wegen Verstopfung und Heiserkeit auf.

Passive Phase der Fallbeobachtung:

B: „Erzähle mir, was dir fehlt."
P: (PAUSE) „Ich habe Verstopfung."
B: „Du hast Verstopfung? Erzähle mir davon."
P: (PAUSE) „Ich weiß nicht."
B: „Du sagtest Verstopfung. Was passiert da?"
P: „Es kommt nicht richtig raus." (LANGE PAUSE, begleitet von starrem Blick)
B: „Was fehlt dir noch?"
P: „Ich werde sehr leicht krank."
B: „Du wirst sehr leicht krank. Was fehlt dir noch?"
P: (LANGE PAUSE) „Und meine Stimme kommt nicht richtig raus."
B: „Das sind jetzt also drei Beschwerden. Was noch? Sprich weiter."
P: „Ja."

Wir bemerken, dass das Kind jedesmal, wenn wir ihm eine offene Frage stellen, neue Symptome liefert. Deshalb bitten wir ihn, fortzufahren und noch einmal von seinen Symptomen zu erzählen. Das Interessante ist, dass er vor jeder Antwort lange Pausen einlegt und gedankenlos vor sich hin starrt.

B: „Ok, erzähle mir noch einmal, was dir fehlt."

Wenn man mit Kindern spricht, ist es wichtig, selbst zum Kind zu werden. Deshalb verwende ich bei meinen Fallgesprächen mit Kindern Ausdrücke (wie „klar", „ok"), die die Kinder selbst in ihrer Alltagssprache benutzen.

P: „Ich habe Verstopfung. Ich werde sehr schnell krank, und meine Stimme kommt nicht richtig raus." (Handgeste: Er beschreibt die ganze Zeit mit dem Zeigefinger einen Kreis um den Mund.)

   ❧ *Ende der passiven Phase der Fallbeobachtung* ☙

Zentrum: Es ist noch unklar, daher müssen wir weitere unbewusste Bereiche untersuchen, um das Zentrum zu finden. Wir behalten dabei die auffällige Handbewegung im Kopf.

Erfahrungsebene: Namen und Fakten

Ausdrucksweise: Er steht in Kontakt mit sich selbst.

In der passiven Phase der Fallbeobachtung haben wir bemerkt, dass der Junge sich nicht frei äußert. Er macht sehr lange Pausen. Deshalb werden wir jetzt geringfügig aktiv, werden jedoch weiterhin offene Fragen stellen und passiv zuhören, während wir unsere Fragen von der Krankheit weg auf ihn richten.

Aktive Phase der Fallbeobachtung:

B: „Was kannst du mir sonst noch von dir erzählen?"
P: (PAUSE) „Ich sehe gern… Ich sehe die ganze Zeit fern."

B: „Was noch?"
P: (PAUSE)

B: „Was machst du am liebsten?"
P: (PAUSE) (Beim Nachdenken starrt er auf einen Gegenstand.) „Ich spiele gern."

B: „Du spielst gern. Sehr gut. Was noch?"
P: „Ich höre gern Musik."

B: „Du hörst gern Musik…"
P: „Und ich spiele und bastele gern."

B: „Du bastelst gern…"
P: „Und ich spiele gern Fußball. (LANGE PAUSE) Und ich spiele gern mit Gewehren."

Wir stellen fest, dass der Junge sehr lange Pausen einlegt, in denen er gedankenlos vor sich hin starrt. Da er nicht weiterkommt, versuchen wir, das Zentrum des Kindes in einem anderen unbewussten Bereich zu finden.

Aktive Phase im Bereich der Ängste:

B: „Ok, erzähle mir einmal von deinen Ängsten?"
P: „Was für Ängste?"

B: „Wovor hast du Angst?"
P: „Sie meinen, wovor ich mich fürchte? (PAUSE) Ich fürchte im Dunkeln. Ich fürchte mich vor Gruselliedern. Ich fürchte mich, *wenn ich alleine zu Hause bin*. Ich fürchte mich, wenn ich erschrecke."

Er zählt eine Menge Ängste auf, daher versuchen wir, ihm zu entlocken, was mit ihm passiert, wenn er Angst hat.

B: „Sprich weiter."
P: *„Ich fürchte mich, und ich erschrecke."*

B: „Was heißt erschrecken?"
P: „Das heißt, dass *es mich schaudert*. (PAUSE) Ich fürchte mich auf einem Schiff oder in einem Boot. Ich fürchte mich, wenn jemand sehr schnell rennt. Ich fürchte mich, wenn jemand stirbt. Ich fürchte mich vor gruseligen Geräuschen. (PAUSE) Ich fürchte mich, wenn das Licht ausgeht oder Funken herauskommen. Ich fürchte mich vor Menschen, die gruselig aussehen. Ich fürchte mich vor Menschen, die mich herumkommandieren oder mich anschreien. (PAUSE) Ich fürchte mich vor Menschen, die mit Blut beschmiert sind. *Ich fürchte mich, wenn es sehr dunkel ist und wir nicht zu Hause sind* – das ist sehr gruselig. (PAUSE) Ich fürchte mich vor Gruselfilmen. Ich fürchte mich vor Blinden."

B: „Was passiert dann mit dir?"
P: *„Ich erschrecke."*

B: „Du erschrickst. Was passiert dann?"
P: (PAUSE)

B: „Wo fürchtest du dich am meisten?"
P: „In gruseligen Träumen."

Der Junge wechselt spontan zum unbewussten Bereich seiner Träume über. Da sein Zentrum noch unklar ist, lassen wir ihn in jeden unbewussten Bereich hineingehen und bleiben somit im natürlichen Fluss.

Aktive Phase im Bereich der Träume:

B: „Gruselige Träume, aha. Kannst du mir ein paar gruselige Träume erzählen?"

P: *„Dass ich alleine bin."*

B: Ich verstehe nicht. Was für gruselige Sachen träumst du denn?"

P: *„Wenn ich alleine bin... (PAUSE) ... dann habe ich Monsterträume."*

B: Monsterträume? Erzähl mir davon. Was siehst du dann im Traum, wenn du allein bist – ein Monster?"

P: (PAUSE) *„Es ist, als wäre niemand auf der Welt, und ich laufe herum."*

B: „Sprich weiter."

P: „Ich laufe herum."

B: „Ich verstehe nicht. Was genau siehst du dann? Was meinst du damit, dass niemand auf der Welt ist?"

P: „Ich meine damit, dass keine Menschen da sind, nichts. Keine Tiere, keine Bäume, nichts. *Nur Dunkelheit... und ich bin alleine.* Darum fürchte ich mich."

Hier sehen wir, dass seine Angst vor dem Alleinsein in zwei unterschiedlichen unbewussten Bereichen auftaucht: im Bereich der Ängste und im Bereich der Träume. Das bestätigt, dass seine Angst vor dem Alleinsein das Zentrum ist. An dieser Stelle gehen wir zur aktiv-aktiven Phase über, damit sich das komplette veränderte Energiemuster des Kindes entfalten kann.

Aktiv-aktive Phase der Fallbeobachtung:

B: „Du sagst also, niemand ist da, nur Dunkelheit. Erkläre mir das ein bisschen genauer, damit ich es verstehe…"

P: *„Niemand ist da – alle sind weggegangen. Ich bin alleine und höre gruselige Geräusche und denke an Gruselfilme."*

B: „Du sagst, es seien keine Tiere da, keine Pflanzen, keine Bäume. Was meinst du damit?"

P: „Nichts ist da, alles ist weg. Alle Häuser sind weg, und es ist nur Dunkelheit da, sonst nichts."
(Handgeste: zieht weiterhin mit dem Zeigefinger Kreise um den Mund)

Während der ganzen Erzählung vollführt das Kind ständig die gleiche Handbewegung. Vorher ist uns nur das Energiemuster dieser Handbewegung aufgefallen, ohne verbale Korrelation. Jetzt werden wir feststellen, dass die Handbewegung sich mit dem verbalen Ausdruck zu decken beginnt. Wir bemerken auch, dass der Junge jetzt flüssig spricht und weniger Pausen macht, was darauf hinweist, dass er sich auf sein Zentrum zu bewegt.

B: **„Ich verstehe nicht. Du machst das gut, aber erkläre es bitte noch etwas genauer…"**
P: „Na ja, mein Mama (Bruder der Mutter), der ist für ein Jahr weggegangen, ganz weit weg."
B: **„Ok, aber ich habe deinen Traum noch nicht verstanden, den, in dem du ganz allein bist…"**
P: „Alle sind weit weg von mir, ganz weit weg. Egal, wo ich hingehe, nirgendwo ist einer."
(Handgeste: Er zieht mit dem Zeigefinger Kreise auf dem Tisch.)
B: **„Egal, wo du hingehst, nirgendwo ist einer – was heißt das?"**
P: „Das heißt zum Beispiel, *ich bin hier. (Handgeste: Während er spricht, kreist sein Zeigefinger weiter auf dem Tisch.) Niemand ist da. Ich gehe* woandershin – niemand ist da. *(gleiche Handgeste) Alle sind irgendwo, und ich weiß nicht, wo sie alle hin sind."*
B: **„Ich verstehe immer noch nicht."**
P: (PAUSE) „Ich bin hier. *(fährt mit der gleichen Handgeste fort) Alle Menschen sind dort. Hier ist es dunkel, und dort ist es hell. Ich bin im Dunkeln, und die anderen sind nicht hier."*

Es konnten wiederholt zwei Handbewegungen beobachtet werden: eine, bei der sein Zeigefinger ständig um den Mund kreist, und eine, bei der er Kreise auf dem Tisch zieht.

B: „Also, hier ist es dunkel, und dort ist es hell. Sprich weiter."
P: (PAUSE) *„Dass ich alleine bin und die anderen woanders, und es ist nichts da, kein Haus – nur Dunkelheit und Gras." (wiederholte Handgeste)*

Der Junge vollführt unaufhörlich diese Handbewegung, um seine gesamte Erfahrung zu beschreiben, was zeigt, dass jetzt sein ganzes Wesen beteiligt ist. Nun ist theoretisch die Zeit gekommen, ihm ein Blatt Papier anzubieten, damit er zeichnen kann, was er zu artikulieren versucht.

B: „Was bedeutet das?"
P: „Das bedeutet, sie sind dort drüben, und ich bin hier. *(wiederholte Handgeste)* Also, egal, wo ich hingehe… hier ist nichts."

B: „Beschreibe das mal."
(Er bekommt ein Blatt Papier.)

P: „Ich bin hier drüben, und die anderen sind genau dort. Ich komme nicht über diese Linie weg, um dort bleiben zu können. Ich kann nur hier leben. Ich kann dort nicht rüber gehen und auch nicht über die Linie weg."

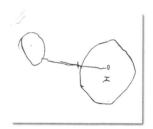

B: „Ich verstehe nicht."
P: (Er zeichnet einen Kreis.) „Hier bin ich, und dort drüben sind die anderen. Ich komme nicht über diese Linie weg und kann auch nicht in dieses Land dort rein. Ich kann nichts machen… nur bleiben, wo ich bin."

B: „Zeichne es noch einmal und erkläre es mir."
P: (zeichnet einen Kreis) *„Das ist die Erde, und ich kann nicht über diesen großen Strich drüber. Als dürfte ich nicht in das Land dort rein… Ich bin alleine, sie sind alle dunkel."*

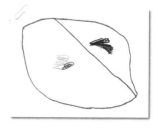

B: „Was heißt, sie sind alle dunkel?"
P: „Hier ist es dunkel, dort ist es hell. Hier ist nur Dunkelheit, und dort ist nur Licht, und manchmal kommt diese Dunkelheit hier rüber. Ich kann nicht weg von hier, weil es so dunkel ist. Wenn ich losgehe, falle ich ins Wasser. Deshalb kann ich von hier nicht weg. Ich fürchte mich so. Niemand ist da, alles ist dunkel, und ich bekomme gruselige Träume. Es kommen gruselige Sachen, wie gruselige Monster und so was."

Er ist allein in einer leeren Welt. Er kann sich nicht bewegen, und das alles jagt ihm Angst ein. Ebenso fällt uns auf, dass er seinen Traum und seine Ängste mit seiner innersten Empfindung verknüpft. Das Phänomen beginnt, sich zu entfalten, so dass wir an dieser Stelle der Anamnese nur noch zu sagen brauchen: „Noch ein bisschen mehr!" oder: „Ich verstehe nicht", und der Junge wird uns das komplette Energiemuster liefern.

B: „Ich habe immer noch nicht verstanden. Erzähle noch ein bisschen mehr…"
P: „Ich kann mich nur in diesem Teil bewegen, ich kann nicht dort rüber gehen. Dort ist alles dunkel, dunkel, dunkel und dunkel… alles dunkel. Ich kann hier nicht rein, ich bin alleine, ganz alleine in der Dunkelheit. Hier ist ein bisschen Licht, aber ich kann dort nicht hin. Ich bin alleine hier drüben."
B: „Es ist dunkel, es ist nichts da…"
P: „Es ist nichts da."
B: „Und alles ist hier."
P: „Genau, hier, in dieser Hälfte."

Der Junge tippt auf den Abschnitt des Kreises, der von dem Abschnitt, in dem er sich in der Zeichnung befindet, getrennt ist.

B: „Gibt es dort Menschen, Tiere?"
P: „Alles: Häuser, Meer, Wasser, Licht und Bäume. *Aber hier ist nur Dunkelheit.*"
B: „Nur Dunkelheit und du?"
P: „Und Gras."

B: „Davor fürchtest du dich also?"
P: „Ich bin alleine und so."

An dieser Stelle macht der Junge eine Pause, was uns zeigt, dass das ganze Energiemuster an die Oberfläche gekommen ist und nichts mehr drin geblieben ist. Das nennen wir HEILPAUSE.

B: „Jetzt sag mal: Wenn du hier allein bist und nichts da ist, was bedeutet das?"
P: *„Nichts, dieser Teil ist voll, und hier… hier ist nichts. (wiederholte HG) Ich kann von hier nicht weg*, nicht mal, wenn ich ins Meer springe, ich kann nichts sehen – nur ein kleines blaues Licht, sonst *ist alles schwarz… nichts." (wiederholte Handgeste)*

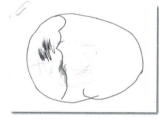

B: „Erzähle mir mehr davon. Du erzählst sehr schön."
P: (Wieder zeichnet er einen Kreis und erklärt die Trennung zwischen ihm und dem Rest der Welt.) „Dieses Land ist meins, alle anderen Menschen sind dort. Alle Menschen und Straßen sind dort drüben."

In dieser Zeichnung stellt das Kind die Trennung zwischen sich und dem Rest der Welt genau dar.

B: „Also Straßen und…"
P: „… und Bäume und Tiere und Menschen, aber hier drüben… hier bin nur ich. Alle anderen Menschen… dort ist überall Licht und hier Dunkelheit."

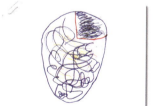

B: **„In diesem Moment, wenn du ganz allein in völliger Dunkelheit bist, was passiert dann in deinem Körper?"**
P: „Ich bekomme Hunger."
B: **„Du bekommst Hunger?"**
P: „Ich fühle mich einsam. Ich möchte viel lieber raus ins Licht gehen, als weiter Hunger haben." *(wiederholte Handgeste)*

B:	„**Aber du kannst nicht raus.**"
P:	„Ich kann nicht raus, weil hier das Meer ist, und es gibt kein Flugzeug, weil da alles dunkel ist."
B:	„**Kein Flugzeug…**"
P:	„Deshalb komme ich nicht von hier weg."
B:	„**Du kannst nicht mal von hier weg…**"
P:	„Ich kann nicht von hier weg. Es gibt Autos, aber wie soll ich mit einem Auto übers Meer kommen?"
B:	„**Wenn du dich also einsam fühlst, ganz allein in völliger Dunkelheit, und nichts da ist, was passiert dann in deinem Körper?**"
P:	„*Mich schaudert, und ich grusele mich ganz sehr, weil ich hier im Dunkeln* nichts sehen kann. Ich renne gegen die Wand – es ist nichts da."
B:	„**Was meinst du mit „sehr gruseln"?**"
P:	„*Ich komme von dort nicht weg. Ich laufe die ganze Zeit im Haus herum.* Es ist nichts da – kein Licht, keine Kerzen, kein Feuer. Es ist dunkel."
B:	„**Es ist dunkel, da musst du dich ja sehr gruseln.**"
P:	„Darum stehe ich nachts auf und sage: „Mama, ich habe ganz gruselige Träume", und danach fürchte ich mich sehr. Dann bleibe ich wach."
B:	„**Dann kannst du also nicht einmal hierhin gehen?**" (zeigt auf die Zeichnung)
P:	„Nein, von nirgendwo."
B:	„**Von nirgendwo…**"
P:	„Ich bin immer noch hier, und niemand ist da. Ich muss hier drüben bleiben. Wenn ich versuche, dorthin zu gehen, falle ich runter. Kann sein, dass ich eine Taschenlampe habe, aber sie ist kaputt, und es ist niemand da, der sie reparieren kann."
B:	„**Und das ist die Erde, sagst du…**" (zeigt auf die Zeichnung)
P:	„Die Erde ist bestimmt nirgends."

B: „Möchtest du mir noch etwas sagen?"
P: „Ich fürchte mich vor sehr lauten Geräuschen."
B: **„Vor sehr lauten Geräuschen?"**
P: „Das kann ein Donner sein oder irgendwas. Die Eule hat eine gruselige Stimme. (PAUSE) Sonst nichts weiter, ich habe Ihnen alles gesagt."

Fallverständnis

Deplatzierte, ungeordnete Ausdrücke
Passive Phase der Fallbeobachtung:

Als der Junge über seine körperlichen Beschwerden (Verstopfung und Heiserkeit) sprach, gab es keine Auffälligkeiten. Während der passiven Phase fiel es ihm nicht leicht, sich mitzuteilen. Er machte lange Pausen, weshalb wir geringfügig aktiv werden und die Bereiche seiner Interessen und Hobbys, Ängste und Träume ansprechen mussten. *Ungewöhnlich war seine auffällige Handbewegung*, bei der er mit dem *Zeigefinger die ganze Zeit einen Kreis um den Mund beschrieb*. Während der langen Sprechpausen bemerkten wir außerdem den gedankenlos starrenden Blick des Jungen.

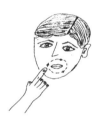

Aktive Phase der Fallbeobachtung:

Im Bereich der Ängste und Träume fielen uns folgende Besonderheiten auf:

- Ich fürchte mich, wenn ich allein im Haus bin.
- Mich schaudert.
- Ich fürchte mich, wenn es dunkel ist.
- Ich fürchte mich, und ich erschrecke.
- Gruselige Träume, dass ich alleine bin. Es ist, als wäre niemand auf der Welt, und ich laufe herum.
- Es sind keine Menschen da, keine Tiere, keine Bäume, nichts. Nur Dunkelheit, und ich bin alleine. Darum fürchte ich mich.

- **Beobachtung:** Der Junge braucht lange Pausen, bevor er etwas sagt.

In den unbewussten Bereichen zeigte sich die *Angst vor dem Alleinsein* wiederholt; damit bietet sich uns das Zentrum des Jungen unmissverständlich dar.

Aktiv-aktive Phase der Fallbeobachtung:

Die Handbewegung, bei der er mit dem Zeigefinger um seinen Mund kreiste, war während der ganzen Erzählung des Jungen zu beobachten.

- Niemand ist da, alle sind weggegangen, und ich bin alleine.
- Nichts ist da, alles ist weit weg. Alle Häuser sind weit weg, und es ist nur Dunkelheit da… sonst nichts.
- Alle sind ganz weit weg von mir. Egal, wo ich hingehe, nirgendwo ist einer.
- Ich bin alleine.
- Ich bin hier. Alle anderen sind dort. Hier ist es dunkel, und dort ist es hell. Ich bin im Dunkeln, und die anderen sind nicht hier.

In den **Zeichnungen** beschrieb der Junge das Phänomen sehr schön:

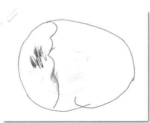

- Ich bin hier drüben, und die anderen sind genau dort. Ich komme nicht über diese Linie weg.
- Ich kann nur hier leben.
- Ich kann dort nicht rüber gehen. Ich komme nicht über die Linie weg und kann auch nicht in dieses Land dort rein. Ich kann nichts machen… nur bleiben, wo ich bin.
- Hier ist nur Dunkelheit, und dort ist nur Licht, und manchmal kommt diese Dunkelheit hier rüber. Ich kann nicht weg von

hier, weil es so dunkel ist. Wenn ich losgehe, falle ich ins Wasser. Deshalb kann ich von hier nicht weg, weil ich mich so fürchte.
- Niemand ist da, alles ist dunkel, und ich bekomme gruselige Träume. Es kommen gruselige Sachen, wie gruselige Monster und so was.

In diesem Stadium nahm der Junge sich eine **Heilpause**.

- Ich fühle mich einsam. Ich möchte viel lieber raus ins Licht gehen (wiederholte HG), aber ich kann nicht von hier weg.
- Mich schaudert, und ich grusele mich ganz sehr, weil ich dort im Dunkeln nichts sehen kann.
- Es gibt kein Licht, keine Kerzen und kein Feuer in der Dunkelheit.
- Es ist nichts da.
- Ich bewege mich von meinem Platz nicht weg.

Was ist das Zentrum, die Essenz des Falls?

- Furcht vor dem Alleinsein
- Schauder, wenn er sich fürchtet
- Er zeichnet einen Kreis, der von einer Linie in zwei Hälften geteilt wird. Er befindet sich auf der einen Seite der Linie, wo niemand sonst ist, weder Menschen noch Tiere noch Bäume; nichts ist da, nur Dunkelheit. In der anderen Hälfte hingegen sind Menschen und Licht, und alles ist da. Er kann die Linie nicht überschreiten und den hellen Teil betreten, wo alle sind. Er muss allein im dunklen Teil bleiben.
- Erfahrung, im dunklen Teil allein zu bleiben: einsam, bewegungsunfähig, Furcht löst Schauder und Erschrecken aus.
- Handgeste: Sein Zeigefinger umkreist den Mund.
- ständiges gedankenloses Starren

Welches Naturreich?

- monotone Sprechweise mit langen Pausen
- Er fühlt sich die ganze Zeit allein.

- eine Linie, die er überschreiten muss, wozu er jedoch nicht fähig ist
- Das Problem besteht in einem Mangel an Fähigkeiten.
- keine Themen aus dem Pflanzen- oder dem Tierreich
- Er zeichnet strukturiert.

Diese Punkte verweisen auf das **Mineralreich**.

Welche Reihe und Spalte?

- Es ist, als sei niemand auf der Welt.
- Ich bin allein.
- Hier ist es dunkel, dort ist es hell.
- Ich kann die Linie nicht überschreiten und komme nicht in dieses Land hinein.

Hier sagt er: „Ich bin allein", und das bedeutet: „Ich existiere als eine getrennte Einheit." „Ich muss die Linie überschreiten, um auf die andere Seite zu kommen", heißt, dass er den Platz verlassen will, auf dem er sich befindet.

Trennung ist das Thema der **2. Reihe** des Periodensystems. Es ist der erste Schritt in der Entwicklung der Individualität.

- Ich bin alleine.
- Mich schaudert.
- Es ist gruselig. Ich erschrecke.
- Mich schaudert, und ich grusele mich ganz sehr dort im Dunkeln.

Darin erkennen wir akute Furcht und Panik, die den Trennungsprozess von seiner Grundstruktur begleiten. Dies verweist auf die **1. Spalte** des Periodensystems.

Das Element an der Kreuzung der 2. Reihe mit der 1. Spalte ist **Lithium**.

ABER… es gibt noch einen Aspekt in diesem Fall, der unsere Aufmerksamkeit verlangt.

- Ich kann dort nicht rüber. Ich komme nicht über die Linie weg und kann auch nicht in dieses Land dort rein. Ich kann nichts machen... nur bleiben, wo ich bin.
- Ich kann nicht weg von hier, weil alles dunkel ist.
- Ich kann nur hier leben.
- **Beobachtung:** lange Pausen mit gedankenlosem Starren.

Hier finden wir das Thema „sich nicht bewegen können" und „an einer Stelle feststecken". Dieses Thema der nicht reaktiven Trägheit kennen wir von den **Kohlenstoffen**. Auch die langsame und schwerfällige Energie des Kindes verweist darauf.

Verordnet wurde **Lithium carbonicum**.

Welche Potenz?

Am Ende der passiven Phase schien der Junge sich verbal auf der Ebene der Namen und Fakten zu befinden. Die auffallende Handbewegung jedoch, die wir anfänglich nicht verstanden, bekam später, als sich das ganze Phänomen entfaltete, einen Sinn und legte das komplette veränderte Energiemuster des Kindes offen. Damit bewegte sich das Kind (nonverbal) auf der Ebene der Wahnideen. Daher wurde die Potenz **1M** als Einmalgabe gewählt.

Rubriken von Lithium carbonicum:

- Neigung, über seinen einsamen Zustand zu weinen
- Verlassen zu sein, Gefühl – Seufzen, mit
- Angst – nachts – agg. – Hilflosigkeit, mit einem Gefühl der
- Gesellschaft – Verlangen nach
- Verzweiflung – Nacht, die ganze
- Langsamkeit
- gedankenloses Starren mit langen Pausen
- Zeit vergeht zu langsam.

FOLLOW-UP

Einen Monat nach Behandlungsbeginn hatte sich seine Verstopfung gebessert, und seine Stimme war viel klarer. Auf die Frage nach seinen Ängsten und Träumen entgegnete der Junge, er habe nicht mehr so viel Angst und habe im vergangenen Monat keine gruseligen Träume mehr gehabt. Aufgrund dessen erhielt er ein Placebo.

Fünf Monate nach Behandlungsbeginn war die Verstopfung wieder aufgetreten, doch weniger stark, d.h. er hatte einige Tage lang keinen Stuhlgang gehabt. Es war eine akute Infektion der oberen Atemwege mit Heiserkeit aufgetreten. Er erwähnte, er habe nicht mehr dieselben Ängste, von denen er vormals gesprochen hatte, und er habe keinen einzigen gruseligen Traum gehabt. Hier fügte seine Mutter hinzu, sie habe positive Veränderungen in seinem Verhalten wahrgenommen. Er sei auch gesprächiger geworden, weniger stur, würde aber immer noch in Panik verfallen, wenn man ihn allein zu Hause lasse. Da es sich hier um eine akute Verschlimmerung seiner physischen Beschwerden handelte, wiederholten wir eine Einmalgabe Lithium carbonicum 1M.

Die Behandlung wurde noch zwei Monate lang fortgesetzt und dann beendet. Er hatte zwei Gaben des Arzneimittels erhalten und für den Rest der Zeit nur ein Placebo. Jetzt bekommt er hin und wieder, wenn er krank wird, das Arzneimittel; ansonsten ist er nicht mehr in Behandlung.

Ende des Falls.

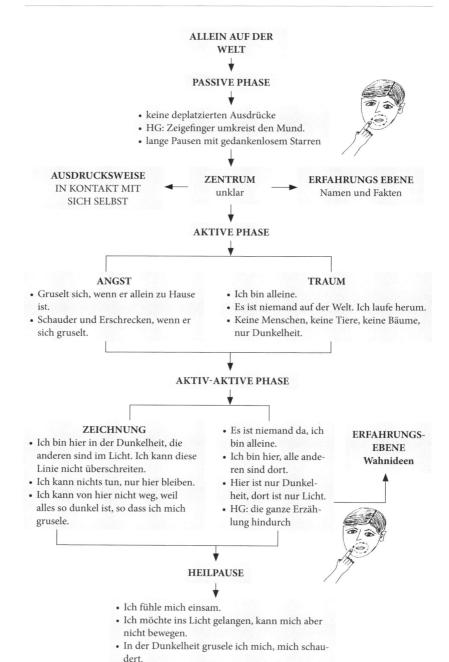

Angst vor Verletzungen

S. S., zehn Jahre alt, suchte mich am 9. Mai 2006 mit einem diagnostizierten Ovarialteratom auf.

Es handelt sich um ein postoperatives Ovarialteratom. Nach der Operation hatten sich sekundäre Herde in der Lunge gebildet. Nach der Chemotherapie hatte sich ihr Zustand verschlimmert. Da sie auf eine konventionelle Behandlung nicht ansprach, hatte sie sich für eine homöopathische Behandlung entschieden.

Passive Phase der Fallbeobachtung:

B: „Bitte erzählen Sie mir, was ihr fehlt."

M: „Nun, bei ihr ist Krebs diagnostiziert worden. Im September wurde ihr eine Gewebemasse aus den Eierstöcken entfernt. Bei einer erneuten Untersuchung einen Monat später war alles normal, aber die Form ihres Bauches hatte sich verändert. Wir zogen einen Chirurgen zu Rate, der uns zu einer Ultraschall-Untersuchung riet. So haben sie am 31. Dezember Krebs entdeckt. Dann haben wir mit der Chemotherapie begonnen, und heute früh hatte sie eine CT."

B: „Ich möchte mir ihr allein sprechen. Ich werde Sie später rufen."

Die Mutter verlässt das Zimmer.

B: „Erzähle mir doch ein bisschen von dir."
P: „Was soll ich Ihnen von mir erzählen?"

B: „Irgendetwas."
P: „Fragen Sie mich lieber, dann kann ich antworten."

B: „Was magst du, was magst du nicht, was ist dir in den letzten Tagen passiert?"
P: „Ich mag alles. Es gibt nichts, was ich nicht mag."

B: „Was fehlt dir im Moment?"
P: „Nichts."

B: „Nichts?"
P: „Nur eine Erkältung und Husten."

B: „Eine Erkältung und Husten. Seit wann?"
P: „Seit drei oder vier Tagen."
B: „Seit drei oder vier Tagen. Und was noch?"
P: „Manchmal habe ich Bauchschmerzen. Manchmal mag ich nichts essen, dann möchte ich mich übergeben, und wenn ich huste, übergebe ich mich."
B: „Und?"
P: „Und nichts, das passiert eben manchmal."

Ende der passiven Phase der Fallbeobachtung

Zentrum: Unklar, wir müssen also in andere unbewusste Bereiche hineingehen, um das Zentrum zu finden.

Erfahrungsebene: Namen und Fakten.

Ausdrucksweise: Sie hat Kontakt zu sich selbst.

Bis jetzt hat sie nur von ihren physischen Beschwerden auf der Ebene der (lokalen) Fakten gesprochen und ist nicht weitergegangen. Daher werden wir aktiv und versuchen, in andere unbewusste Bereiche einzudringen.

Aktive und aktiv-aktive Phase der Fallbeobachtung:

B: „Erzähle mir etwas über dich."
P: „Wenn Sie fragen, werde ich antworten."
B: „Was tust du gern?"
P: „Manchmal esse ich gern, manchmal trinke ich gern."
B: „Und?"
P: „Und ich werde ärgerlich, wenn Mama nicht mit mir spielt."
B: „Was tust du noch gern? Was möchtest du gern tun?"
P: „Spielen und lernen."
B: „Sehr gut."
P: „Aber ich gehe gerade nicht zur Schule, also habe ich nichts zu lernen, deshalb zeichne ich."
B: „Und…"
P: „Nur das."

B: „**Was tust du denn am liebsten?**"
P: „Zeichnen und ein bisschen fernsehen."
B: „**Was schaust du dir im Fernsehen gern an?**"
P: „Filme und Serien in Marathi (einer hiesigen Sprache)."

Wir sehen, dass im Bereich der Interessen und Hobbys nichts Auffallendes zu Tage kommt und das Fallgespräch sich nicht vorwärts bewegt. Deshalb gehen wir aktiv zu einem anderen unbewussten Bereich über. Um das Zentrum zu finden, wollen wir ihre Ängste untersuchen.

B: „**Wovor fürchtest du dich?**"
P: „Wenn meine Mutter mich anschreit oder schlägt, *sie schlägt sehr doll zu, so hier...* (Das Mädchen ahmt das Geräusch nach: „*Fatak!*") Dann wird ihre Stimme ganz laut, und ich bekomme Angst."
B: „**Was macht dir noch Angst?**"
P: „Sonst nichts."
B: „**Wovor hattest du Angst, als du klein warst?**"
P: „Nur vor lauten Geräuschen, und wenn ich aufgewacht bin, habe ich mich vor diesen Träumen gefürchtet."

Sie ist spontan in den unbewussten Bereich der Träume übergewechselt. Das zeigt, dass ihre Energie in diesem Bereich liegen muss. Wir fahren fort, ohne in den Erzählfluss des Kindes einzugreifen.

B: „**Was hast du denn damals geträumt?**"
P: „Nur, dass jemand ihr etwas antut."
B: „**Erzähle mir, was er ihr angetan hat.**"
P: „*Wenn zum Beispiel eine Mutter ihr Kind schlug,* dann habe ich davon geträumt. Ich konnte das damals nicht verstehen. Dann bin ich immer aufgewacht und hatte Angst."

Auch in ihren Träumen sah sie eine Mutter, die ihr Kind schlägt. Das deutet an, dass wir uns langsam auf das Zentrum zubewegen.

B: „**Was hast du in diesen Träumen gesehen?**"
P: „Eine Mutter, die ihr Kind schlägt. Damals war ich sehr klein und konnte nicht verstehen, dass sie es schlägt, das heißt, dass man

keine Angst zu haben braucht. Trotzdem hatte ich immer Angst. Ich konnte es nicht verstehen, deshalb habe ich immer geweint."

B: „Du bist dann immer aufgewacht und hast geweint, aber wovor hattest du Angst, als du klein warst?"
P: „Wenn jemand sagte: ‚Du musst ins Krankenhaus.' *Ich habe Angst vor Nadeln.*"

B: „Erzähl mir davon."
P: „*Wenn es sticht, dann habe ich Angst vor Nadeln, die stechen nämlich richtig doll.* Damals konnte ich den Schmerz nicht aushalten, deshalb hatte ich Angst."

B: „Erzähle mir ein bisschen davon."
P: „*Und wenn mein Finger damals blutete, dann dachte ich, es hört nicht wieder auf.* Manchmal, wenn ich nicht esse und Blut erbreche, dann wird mir schwindelig, und dann habe ich Angst."

B: „Wovor hast du Angst?"
P: „Vor nichts."

B: „Und wovor hattest du früher Angst?"
P: „Früher hatte ich große Angst, heute nur ein bisschen."

B: „Wovor hattest du früher Angst?"
P: *Vor Nadeln und Scheren und vor dem Gasherd.*"

B: „Erzähle mir, wovor du vorher Angst hattest?"
P: „Als ich drei oder vier Jahre alt war und Mama genäht hat, *da hatte ich immer das Gefühl, dass sie sich mit der Nadel in den Finger sticht,* und da hatte ich Angst."

B: „Erzähle mir davon. Du erzählst sehr schön."
P: „*Dass sie sich in den Finger sticht, dann blutet es* und braucht viele Tage, um wieder zu verheilen, dann hatte ich Angst."

B: „Du hattest auch Angst vor Scheren?"
P: „Wenn sie mit der Schere Papier geschnitten hat, *dann würden ihre Finger bluten,* und das wäre erst in drei bis vier Tagen wieder heil. Sie hat immer so schnell geschnitten."

B: „Wovor hattest du noch Angst, als du im Kindergarten warst?"

P: „Wenn die Lehrerin die Bücher auf den Tisch geknallt hat, dann dachte ich, dass die Lehrerin *sich die Hand verletzen könnte und sie anschwellen würde.*"

B: **„Erzähle mir mehr davon."**

P: „Wenn *die Hand* der Lehrerin *anschwellen würde*, müsste die Lehrerin Tag und Nacht Salbe auftragen. Ich konnte das Geräusch der knallenden Bücher nicht ausstehen. Und wenn ich im Garten Fahrrad fuhr, dachte ich, *ich könnte hinfallen und mich verletzen*, und dann bekam ich solche Angst, dass ich nie mehr Fahrrad gefahren bin. Deshalb bleibe ich jetzt im Haus und lese nur noch Bücher und löse Rätsel."

B: **„Und wovor hattest du Angst, als du klein warst?"**

P: „Und wenn Mama sagte, ich soll den Gasherd ausschalten, dann hatte ich Angst, dass *ich mir die Finger verbrenne.* Dann müsste ich sie in kaltes Wasser stecken und Eis drauf tun und Tag und Nacht Salbe auftragen. Nach zwei oder drei Tagen wären sie dann wieder heil. Und als ich sechs war, hatte ich Angst vor dem Fahrradfahren. Ich bin immer schnell gefahren. Ich hatte *Angst hinzufallen, und eines Tages bin ich wirklich hingefallen.*"

B: **„Wovor hattest du noch Angst, als du klein warst?"**

P: „Sonst nicht viel… wenn Mama laut wurde. Wenn Teller herunter fallen – *thang!* (ahmt das Geräusch nach) Dann hatte ich immer Angst, dass sie jemandem auf die Füße fallen. Ich hatte also ein bisschen Angst, und eines Tages *fiel mir dann einer auf die Füße.*"

B: **„Wovor hattest du noch Angst?"**

P: „Jetzt habe ich keine Angst mehr."

B: **„Jetzt nicht, aber als du klein warst, wovor hattest du da noch Angst?"**

P: „Als Mama mit Nadel und Faden genäht hat, da hat sie sich eines Tages *in den Finger gestochen,* da dachte ich, jetzt würde er bluten. Dann hat sie eine Binde drum gewickelt, und es war schon nach einem Tag wieder gut."

B: **„Und von all diesen Ängsten, welche war die größte?"**

P: *„Als ich Fahrrad gefahren und hingefallen bin, wenn ich in die Nähe des Gasherdes kam und wenn ich mit dem Messer Gemüse schnitt, da hatte ich immer Angst."*

B: „Du hattest Angst beim Gemüseschneiden – warum? Was ist passiert?"
P: „Wenn ich mit einem Messer Gemüse schnitt und nicht aufpasste, da hatte ich *Angst, ich könnte mir mit dem Messer in den Finger schneiden*. Ich hatte auch *Angst, mich zu verbrennen*, wenn ich an den Gasherd komme, deshalb bin ich nie nahe herangegangen. Vor diesen beiden Dingen hatte ich die größte Angst."

In unterschiedlichen Bereichen zu unterschiedlichen Zeiten erkennen wir hier dasselbe Thema: Ihre Mutter schlägt sie heftig; Angst, von einer Nadel gestochen zu werden; Angst, sich mit der Schere in den Finger zu schneiden, so dass er blutet; Sorge um die geschwollene Hand ihrer Lehrerin; Angst, hinzufallen und sich zu verletzen; Angst, dass ihr Finger Feuer fangen könnte; Angst, dass ihr der Teller auf den Fuß fallen könnte. Durch das ganze Gespräch zieht sich das Thema *Verletzung* und *Verletztwerden*. Nun wissen wir, dass dies das Zentrum des Mädchens ist.

Aktiv-aktive Phase zur Bestätigung im Bereich der Träume:

B: „Erzähle mir einmal, was du so träumst."
P: „Ganz gemeine Träume von Geistern."

B: „Erzähle mir davon."
P: „Von einem Geist, der im Haus herumwandert und Mama und Papa etwas antut."

B: „Was tut er?"
P: „*Er macht etwas mit ihrem Bein, dass es blutet.* Es ist etwas mit Mamas Bein passiert... solche Sachen, ein gemeiner Traum."

B: „Was ist mit Mamas Bein passiert?"
P: „*Mamas Bein blutet,* wie in diesem gemeinen Traum. Mama schläft, und sie weiß nicht, dass ihr Bein blutet."

B: „Was träumst du sonst noch?"
P: „*Jemand erschießt einen anderen oder tötet ihn mit einem Schwert, schneidet seine Hand ab* und wirft sie ins Wasser. Oder dass jemand *von einer Brücke fällt,* und Insekten krabbeln über seinen Körper, wenn er schläft. Solche gemeinen Träume habe ich immer."

B: „Was war denn der gemeinste Traum, den du hattest?"
P: „*Als ein Junge einem Mädchen die Hand abgeschnitten* und die Hand ins Wasser geworfen hat. Und als jemand *einen anderen erschossen hat.*"

Verletzungen sind auch das zentrale Thema ihrer Träume. Alles, was sie ausdrückt, zeigt ihre Empfindsamkeit gegen *Verletzungen* und davor, *verletzt zu werden*. Zuvor hatte das Mädchen gesagt, sie habe Angst, wenn ihre Mutter die Stimme erhebe, und vor dem Geräusch: „*Fatak!*" Nun werden wir sie dazu befragen, um zu verstehen, wie dieses Geräusch mit ihrem veränderten zentralen Zustand verbunden ist.

B: „**Du sagtest, du bekommst Angst, wenn deine Mama sehr laut wird. Erzähle mir davon.**"
P: „Wenn sie schreit, wird ihre Stimme ganz laut, und dann würde ich am liebsten weinen."
B: „**Wovor hast du Angst, wenn sie die Stimme erhebt?**"
P: „Dann klopft mir das Herz in der Brust: „*Dhad-dhad, dhad-dhad!*" Dann denke ich, sie liebt mich nicht. Ich denke dann, ich falle ihr zur Last."
B: „**Was passiert dann?**"
P: „Ich fühle Angst in der Brust."
B: „**Angst wovor?**"
P: „Davor, dass sie gleich *schreien und mich schlagen wird*."
B: „**Was fühlst du dann?**"
P: „Dann fühle ich, dass *sie kommen und mich schlagen wird.*"
B: „**Wie schlägt sie dich?**"
P: „*Sehr doll, ihre Hand tut mir weh.*"
B: „**Was?**"
P: „Ihre Finger hinterlassen Abdrücke auf meinem Rücken. *Ich falle auf den Holztisch.* Ihre Hand ist so groß, *sie schlägt doll zu.*"

Wieder sehen wir, dass sie auf die Frage nach dem Geräusch von *Verletzung* und *harten Schlägen* spricht.

B: „Du sagst, du bekommst Angst, wenn ein Teller herunterfällt."
P: *„Ich kann den Lärm nicht ertragen,* deshalb bekomme ich Angst, wenn ein Teller herunterfällt und Lärm macht."

Das Mädchen war nicht in der Lage weiterzugehen als bis hierher.

Fallverständnis

Deplatzierte, ungeordnete Ausdrücke
Passive Phase der Fallbeobachtung:

Von ihren physischen Beschwerden sprach sie nur auf der Ebene der lokalen Fakten. Hier gab es nichts Auffallendes oder Deplatziertes.

Aktive und aktiv-aktive Phase der Fallbeobachtung:

- Wenn meine Mutter mich *anschreit und schlägt,* schlägt sie so doll zu: *„Fatak!"* Dann wird sie ganz laut, und ich bekomme Angst.
- Traum von einer *Mutter, die ihr Kind schlägt*.
- Ich habe Angst vor Nadeln, die *stechen* nämlich richtig doll.
- Ich habe Angst vor dem Gasherd; ich könnte mir in den Finger *schneiden,* und der könnte bluten.
- Ich habe Angst, *mich mit der Schere zu schneiden*; dann bluten meine Finger und brauchen drei oder vier Tage, um heil zu werden.
- Wenn die Lehrerin die Bücher auf den Tisch knallt, dann dachte ich, dass sie sich die Hand verletzen könnte und die Hand anschwellen würde.
- Beim Fahrradfahren hatte ich Angst *hinzufallen und mich zu verletzen*.
- Ich hatte Angst, dass Mamas Finger *Feuer fangen* könnte.
- Wenn ein Teller herunterfiel, hatte ich Angst, dass er *jemandem auf den Fuß fallen und ihn verletzen* könnte.
- Ich habe Angst, *mir mit dem Messer in den Finger zu schneiden,* wenn ich Gemüse schneide.

Aktiv-aktive Phase im Bereich der Träume:

- Es ist etwas mit Mamas Bein passiert, und es *blutet*.
- Jemand *erschießt* einen anderen.
- Jemand *tötet einen anderen mit dem Schwert, schneidet seine Hand ab* und wirft sie ins Wasser.
- Jemand *fällt* von einer Brücke.
- Jemandem krabbelten Insekten über den Körper.
- Ein Junge *schneidet einem Mädchen die Hand* mit einem Messer ab und wirft ihre Hand ins Wasser.

Eine weitere Auffälligkeit neben dem Verletzungsthema ist ihre Angst vor dem Geräusch „*Fatak!*" und der erhobenen Stimme ihrer Mutter. Als wir sie danach befragten, antwortete das Mädchen:

- Ich denke dann, dass sie jetzt kommen und mich schlagen wird. Ihre Finger hinterlassen Abdrücke auf meinem Rücken. Ich falle auf den Holztisch. Ihre Hand ist so groß, sie schlägt doll zu.

Auf die Frage nach diesem Geräusch konnte das Mädchen ihre innere Erfahrung nicht genauer beschreiben. Doch aus der Fallbeobachtung ergibt sich auch so ein klares Bild des Zentrums des Kindes.

Was ist das Zentrum, die Essenz des Falls?

- heftig geschlagen werden
- das Geräusch: „*Fatak!*"
- Nadelstiche
- Nadeln, Schere
- sich schneiden
- bluten
- sich am Gasherd verbrennen
- sich verletzen
- Angst zu fallen
- mit einem Messer oder einem Schwert schneiden

Welches Naturreich?

Durch das ganze Fallgespräch hindurch erkennen wir deutlich die Empfindlichkeit des Kindes gegen Verletzungen, besonders solche durch scharfe Gegenstände, Stich-, Schnitt- und traumatische Verletzungen. Auch wenn sie von jemandem erzählt, der einem anderen die Hand mit einem Schwert abschneidet, liegt ihr Fokus nicht auf der Person, die einem anderen etwas antut, sondern auf ihrer eigenen Empfindlichkeit gegen Verletzungen und Schmerz.

Das verweist eindeutig auf das **Pflanzenreich**.

Welche Familie?

- Angst vor Verletzungen
- Angst vor Schmerzen
- Angst vor Verbrennungen

Das gehört zur Familie der **Korbblütler** (Compositae).

Welches Miasma?

Was an diesem Fall am meisten verwunderte, war die ruhige und gelassene Art des Kindes zu sprechen, obwohl es von seiner schweren Erkrankung wusste. Dies zeigt die übermenschliche emotionale Beherrschung des Krebs-Miasmas.

Welches Mittel?

Das erste Mittel, das einem bei Verletzungen gewöhnlich einfällt, ist Arnica. Arnica gehört zum akuten Miasma. Wäre Arnica das Mittel des Mädchens, hätte die Panik des akuten Miasmas erkennbar werden müssen, die aber in diesem Fall vollständig fehlte. Daher suchten wir nach einem Mittel, das vorwiegend bei tiefen Verletzungen angezeigt ist, in dessen Mittelpunkt jedoch das Krebs-Miasma steht. Dieses Mittel war **Bellis perennis.**

Aus der Materia medica

- Ist das erste Mittel bei Verletzungen der tieferen Gewebe, nach größeren chirurgischen Operationen. (Boericke)

- Tumoren durch Verletzungen (Phatak)
- Nervenverletzungen mit heftigen, quälenden und unerträglichen Schmerzen (Phatak)
- Krebsleiden

Verordnet wurde **Bellis perennis** (Gänseblümchen).

Welche Potenz?

Da das Mädchen sich auf der Ebene der lokalen Fakten bewegte, wurde die **C30** gegeben.

Wiederholung?

Aufgrund der tiefgehenden Pathologie wurde das Mittel häufig wiederholt.

Sie erhielt sechs Tropfen täglich.

Zentrales Thema der Familie der Compositae: (nach *Sankaran's Schema* von Dr. Rajan Sankaran)

Empfindung	Aktive Reaktion	Passive Reaktion	Kompensation
- Verletzung - physische V.: Verbrennung, Verbrühung - Angst vor Berührung, Verletzung oder Annäherung - emotionale V.: Verletzung, Beleidigung - Schock	- Verletzung anderer - Grausamkeit, Gewalttätigkeit - Schlagen	- Abstumpfung - Anästhesie - Stupor - Katalepsie	- Härte - lässt sich von Verletzungen nicht beeindrucken

Weiteres über Bellis perennis:

- Bellis perennis, in den englischsprachigen Ländern allgemein als „Wundwurz" bekannt, ist, wie Arnica, ein großes Trauma-Mittel. Es hilft besonders gut bei tiefen Traumata oder septischen Wunden der Bauch- und Beckenorgane nach größeren chirurgischen Eingriffen. (Phatak)
- Kurz- und langfristige Folgen von Stößen, Stürzen, Unfällen, Zerrungen und Verrenkungen. (Phatak)
- Verletzung, wenn nach der Behandlung mit Arnica die Schwellung bestehen bleibt
- [Kanzeröse] Verhärtung der Mammae nach einer Prellung
- Lymphödem nach Mammaamputation.

FOLLOW-UP

Drei Monate nach Behandlungsbeginn hatte sich auf der allgemeinen Ebene der Appetit des Mädchens gebessert. Sie hatte insgesamt viel mehr Energie. Auf die Frage nach ihren Träumen beschrieb sie einen Traum, in dem ihre Tante sie anschrie und schlug, weil sie etwas falsch gemacht hatte. Auf die Frage, wie ihre Tante sie geschlagen habe, bezog sie das spontan auf ihre Mutter und sagte: „So, wie Mama mich immer geschlagen hat."

Bei diesem Follow-up tauchte erneut dasselbe Verletzungsthema im unbewussten Bereich der Träume auf und bestätigte somit unsere Mittelwahl. Wir können erkennen, wie die Erfahrungsebene des Mädchens von der niederen Ebene der Fakten zur höheren Ebene der Wahnideen gewechselt hat. Dieser Wechsel von einer niederen zu einer höheren Erfahrungsebene legt Folgendes nahe:

- Der Heilprozess schreitet in der richtigen Richtung fort.
- Da sich das Mädchen in diesem Follow-up auf der Ebene der Wahnideen bewegte, benötigte sie die Potenz 1M.

Sie erhielt Bellis perennis 1M, sechs Tropfen täglich.

Fünf Monate nach Behandlungsbeginn waren ihre Schwäche und Müdigkeit vollständig verschwunden, und es ging ihr gut. Ihre

Mutter fügte hinzu, ihr Verhalten und ihre Persönlichkeit haben sich deutlich verändert. Als ich das Mädchen nach ihren Ängsten befragte, sagte sie: „Ich mag meine Mama jetzt, sogar, wenn sie mich anschreit und schlägt, weil sie mich hinterher wieder lieb hat." Alle ihre schlimmen Träume waren verschwunden. Außerdem fiel uns auf, dass sich an ihren Händen und Beinen juckende, schwarze Fleckchen gebildet hatten. Das war ein gutes Zeichen, da es die Ausleitung der Krankheit aus dem Körper anzeigte. Aufgrund der Tiefe der Pathologie wurde weiterhin Bellis perennis 1M in täglicher Wiederholung verschrieben.

Zehn Monate nach Behandlungsbeginn bekam das Mädchen eine akute Stomatitis. Sie stritt spontan ab, dass ihre Mutter sie angeschrien habe, antwortete jedoch, als wir sie fragten, was sie gefühlt habe, als ihre Mutter sie anschrie: „Da ist etwas in meinem Ohr passiert. Mein Ohr fing an weh zu tun, als hätte ich eine Spritze bekommen, als ob jemand einen Zahnstocher in mein Ohr gesteckt hätte... so ein stechendes Gefühl im Ohr... und dann hat es angefangen, weh zu tun." (Handgeste: zeigt mit dem Zeigefinger in ihr Ohr) „Es ist ein Schmerz wie von einem Dorn oder einem Nagel."

Erinnern Sie sich, wie sie bei der Erstanamnese das Geräusch *„Fatak!"* verwendet hatte? Jetzt konnte sie selbst dann, wenn ihre Mutter sie nicht anschrie, die ganze Empfindung erleben. Sie zeichnete ein Bild und erklärte: „Das sind Dornen; sie stechen. Wenn jemand sie schlägt oder sie mit Steinen bewirft, dann stechen sie ihn."

Da sich ihre Erfahrung in der Erstanamnese auf einer niedrigen Ebene bewegt hatte, konnte sie die Empfindung nicht erleben, jetzt aber war sie im Stande, objektiv darüber zu berichten. Dies wird als Öffnung zur bewussten Erkenntnis bezeichnet, und es bestätigt auch, dass es der zentrale Kern der Patientin ist. Sie erhielt ihr Arzneimittel weiterhin auf die gleiche Weise.

Im Folgenden sehen Sie die Untersuchungsberichte (USG) aus der Zeit vor und nach der homöopathischen Behandlung:

Vor der homöopathischen Behandlung

TATA MEMORIAL HOSPITAL
Dr. Ernest Borges Marg, Parol, Mumbai – 400 012, INDIEN
Tel.: +91 22 2417 7000 Extn. 4250 Fax: +91 22 2414 6937 E-mail: petct@tmcmail.org / **002809**

BIO IMAGING UNIT

Fall Nr.	**BX/00032**	Name	**Fräulein**
Status	**W / 8 OP**	Überwiesen von	**MED ONCO PAED-1**
Vorläufige Diagnose	**ABDOMINALKNOTEN**		Untersuchungsdatum **13.12.2006**

ABSCHLUSSBERICHT

Indikation: Nachkontrolle eines behandelten Granulosazelltumors der Ovarien

Protokoll: Scanner: BGO plus, Vollring-PET-CT (GE Discovery ST)
Radioisotop: 18 F – FDG – 370 MBq / 45 Minuten Uptake-Zeit
Untersuchungsmodus: PET 3D-Modus & CT: 140 KV 110 mA
Untersuchungsbereich: Schädelbasis bis oberes mittleres Drittel des Oberschenkels
Kontrastmittel: Verdünntes orales Kontrastmittel und Wasser verabreicht
Die Untersuchungsdaten werden auf CD im DICOM-Format zur Verfügung gestellt.
Repräsentative Ausschnitte werden als hochqualitative Farbausdrucke ausgegeben.

Befunde: Erhöhter Tracer-Uptake in den peritonealen Auflagerungen – auf der Höhe des linken Leberlappens (max. SUV 6,5) und in der parakardialen Region (1,8 x 1,6 cm auf der rechten Seite) (max. SUV 3)
Fokal erhöhte Tracer-Uptakes in den subkarinalen (max. SUV 3,8) und prätrachealen (max. SUV 4,8) Lymphknoten.

Der übrige Körper ist unauffällig und zeigt einen physiologischen Uptake.

EINDRUCK
Nachkontrolle eines behandelten Granulosazelltumors der Ovarien

Die Scan-Befunde zeigen im Vergleich zur früheren Untersuchung vom 7.8.06:
Aktive Erkrankung in den Auflagerungen auf der Oberfläche des linken Leberlappens und der parakardialen Region ohne signifikante Veränderungen in der Intensität. Die anderen peritonealen Auflagerungen auf der Oberfläche des rechten Lappens sind in der vorliegenden Untersuchung nicht erkennbar.
Der prätracheale Lymphknoten und die subkarinale Lymphknotenerkrankung zeigen ebenfalls keine signifikanten Veränderungen.

Nach der homöopathischen Behandlung

TATA MEMORIAL HOSPITAL
ABTEILUNG RADIODIAGNOSTIK

Fall Nr. **BX/00032** Anforderungsnr. **LZZ/US/07/003786**
Name **Fräulein** Geschlecht/Alter **W / 9** Kategorie /
Status NC / Tagespatient
Überwiesen von **MED ONCO PAED-1**
Untersuchungsdatum **24.03.2007**

ABSCHLUSSBERICHT

BERICHT:
ULTRASONOGRAFIE DES ABDOMENS UND DES BECKENS

Die Leber hat normale Größe und Form und zeigt eine homogene Echotextur.
Kein fokales oder diffuses Areal mit veränderter Echogenität in der Leber erkennbar.
Keine Erweiterung der Gallengänge.
Gallenblase, Nieren, Pankreas und Milz machen einen normalen Eindruck.
Keine abdominale Lymphadenopathie oder Aszites erkennbar.
Die Darmbeine sind durch Darmgase abgeschattet.

Die Harnblase ist deutlich gedehnt und zeigt glatte Umrisse.
Der Uterus ist normal mit einer uterozervikalen Länge von 3,4 cm.
Ovarien nicht erkennbar, kein Adnextumor bemerkbar.

EINDRUCK

In diesem aktenkundigen Fall eines behandelten Granulosazelltumors der Ovarien zeigt die Ultrasonografie keine signifikanten Anomalien.

Nach der homoöpathischen Behandlung

TATA MEMORIAL HOSPITAL
Dr. Ernest Borges Marg, Parol, Mumbai – 400 012, INDIEN
Tel.: +91 22 2417 7000 Extn. 4250 Fax: +91 22 2414 6937 E-mail: petct@tmcmail.org / **002809**

BIO IMAGING UNIT

Fall Nr.	**BX/00032**	Anforderungsnr.	**WAA/PT/07/001455**
Name	**Fräulein**	Status	**WC / 9 NC / OP**
Überwiesen von	**MED ONCO PAED-1**		
Verfahren	**PET-SCAN (GANZKÖRPER)**	Untersuchungsdatum	**20.06.2007**

ABSCHLUSSBERICHT

Indikation: behandelter Granulosazelltumor der Ovarien, zur Nachkontrolle
Protokoll:
Scanner: BGO plus, Vollring-PET-CT (GE Discovery ST)
Radioisotop: 18 F – FDG – 370 MBq / 45 Minuten Uptake-Zeit
Untersuchungsmodus: PET 3D-Modus & CT: 140 KV 110 mA
Untersuchungsbereich: Schädelbasis bis oberes mittleres Drittel des Oberschenkels
Kontrastmittel: Verdünntes orales Kontrastmittel und Wasser verabreicht
Die Untersuchungsdaten werden auf CD im DICOM-Format zur Verfügung gestellt.
Repräsentative Ausschnitte werden als hochqualitative Farbausdrucke ausgegeben.

Befunde: Erhöhter FDG-Uptake in den peritonealen Auflagerungen auf der Höhe des linken Leberlappens (max. SUV 2,9) und der rechten parakardialen Region (max. SUV 1,7).
Geringgradiger FDG-Uptake in der subkarinalen und der prätrachealen Region (max. SUV 1,7), auf dem CT-Bild sind keine deutlichen Knoten zu erkennen.
Der übrige Körper ist unauffällig und zeigt einen physiologischen Uptake.

EINDRUCK
Nachkontrolle eines behandelten Granulosazelltumors der Ovarien

Die Untersuchung zeigt: Im Vergleich zum früheren Scan vom 13.12.2006 ist eine zuverlässige Abnahme des SUV der peritonealen Auflagerungen in der Nähe des linken Leberlappens und der rechten parakardialen Region zu verzeichnen.Kein weiterer anormaler FDG-Uptake andernorts im Körper.

Ende des Falls

ANGST VOR VERLETZUNGEN

ANGST VOR VERLETZUNGEN

↓

PASSIVE PHASE

↓

Verbal und nonverbal war nichts Auffallendes zu vermerken.

↓

AUSDRUCKSWEISE IN KONTAKT MIT SICH SELBST ← **ZENTRUM** unklar → **ERFAHRUNGSEBENE** Namen und Fakten

↓

AKTIVE UND AKTIV-AKTIVE PHASE

ÄNGSTE
- Wenn die Mutter schreit, wird sie sehr laut. Sie schlägt fest zu: „*Fatak!*" Ich bekomme große Angst.
- Angst vor Nadeln. Sie stechen heftig und verursachen eine Blutung.
- Angst vor Scheren und dem Gasherd.
- Angst, sich mit Schere oder Messer in den Finger zu schneiden
- Angst, dass die Hand der Lehrerin verletzt wird und anschwillt
- Angst, hinzufallen und sich zu verletzen
- Angst, sich zu verbrennen

TRÄUME
- eine Mutter, die ihr Kind schlägt
- Mit dem Bein der Mutter ist etwas passiert, und es blutet.
- jemand, der einen anderen erschießt, ihn mit einem Schwert tötet oder ihm die Hand abschneidet
- Sturz von einer Brücke

EMPFINDLICH GEGEN LAUTE GERÄUSCHE
- Angst, dass die Mutter sie sehr heftig schlagen wird
- Ihre Finger hinterlassen einen Abdruck auf dem Rücken.
- Ich ertrage den Lärm nicht.

Ich liebe Farben!

R. K., sieben Jahre alt, suchte mich am 28. November 2007 wegen rezidivierender Erkältungen mit Husten und Fieber auf, was als Pansinusitis diagnostiziert worden war.

Passive Phase der Fallbeobachtung:

B: „Wie geht es dir?"
P: „Hm?"

B: „Möchtest du mit mir sprechen?"
P: (Der Junge blickt seine Mutter an und rutscht auf seinem Stuhl näher an sie heran. Er hat seine Hand auf ihren Schoß gelegt.)
M: „Als Baby wurde er oft krank und hatte Fieberkrämpfe, doch die haben nachgelassen. Er war kein besonders guter Esser, deshalb denke ich, dass er nicht genügend Abwehrkräfte hatte. Jetzt hat sich das gebessert, er isst jetzt besser, hat mehr Appetit, und die Krämpfe haben aufgehört. Husten, Erkältungen und Fieber sind weitgehend verschwunden, aber beim letzten Mal war es ziemlich schlimm. Er war sechs Wochen lang krank, und dann fing er an, über starke Ohrenschmerzen zu klagen. Die Schmerzen kamen und gingen wie die Krämpfe. Der Kinderarzt sagte, es sei eine schwere Pansinusitis."

B: „Ok, möchtest du jetzt mit mir sprechen?"
P: „Anmalen."

B: „Du malst gern?"
P: „Aufkleber."

B: „Du magst Aufkleber, sehr gut. Was noch?"
P: „Malen."

B: „Hmmm…"
P: „Tiere."

B: „Tiere… ok."
P: "Vögel. (PAUSE) Dinosaurier."

B: „Was noch? Sehr gut. Du sprichst sehr schön. Das wird mir alles wirklich sehr helfen."
P: (PAUSE) „Schuhe."
B: „Was noch? Sehr gut. Erzähle mir ein bisschen mehr von dir."
P: „Orange."
B: „Orange, ok."
P: „Neon-Pink."
B: „Neon-Pink, ok. Mach weiter, das hilft mir alles. Sehr gut. Was noch?"
P: (PAUSE) „Shirts bemalen."
B: „Was noch? Erzähle."
P: „Disneyland."
B: „Disneyland, ok."
P: „Dinosaurierparty."
B: „Dinosaurierparty…"
P: „Neon-Orange." (PAUSE)
B: „Du sprichst sehr schön. Darf ich jetzt deine Mutter hinausschicken und mich ganz allein mit dir unterhalten?"
P: (Das Kind schaut seine Mutter an.)

Die Mutter verlässt das Sprechzimmer.

B: „Also, nun erzähle mir mehr von dir. Mach weiter. Du sprichst sehr schön."
P: „Springbrunnen."
B: „Springbrunnen, ok. Was noch?"
P: „Tierdiktat." (Der Junge nimmt das leere Blatt Papier, das auf dem Tisch liegt.)
B: „Tierdiktat, ok. Mach weiter. Was noch?"
P: „Purpurrot."
B: „Hm…"
P: „Purpurrot mischen. Purpurrot."

B: **„Purpurrot, ok."**
P: „Silber."

B: **„Silber, ok."**
P: „Neon-Grün. (PAUSE) Neon-Gelb. Gelborange, Gelborange. (PAUSE) Obst."

> Bis jetzt bemerken wir in der passiven Phase, dass das Kind auf eigentümliche Weise und sehr einsilbig viele Farben aufzählt. Zwischendurch nennt es verschiedene andere Dinge, kommt aber immer wieder auf Farben zurück. Wir merken uns das und fahren ohne feste Vorstellungen fort. Da das Zentrum noch nicht klar ist, bleiben wir passiv.

B: **„Obst…"**
P: „Gemüse, Gemüse."

B: **„Gemüse. Mach weiter, mach weiter."**
P: „Kobaltgrün. Kobaltgrün."

B: **„Kobaltgrün, ok."**
P: "Hellrot."

B: **„Hellrot, ok."**
P: „Kastanienbraun."

B: **„Kastanienbraun, ok."**
P: „Blassblau."

B: **„Blassblau, ok."**
P: „Weiß, weiße Farbe."

B: **„Weiß, ok. Sehr gut. Das hilft mir. Mach weiter."**
P: „Graubraun."

B: **„Graubraun."**
P: „Dunkelgrau. (PAUSE) Hautfarbe. Helle Farben. *(Handgeste: spreizt die Finger)*

Goldiges Gelb, Goldgelb, Goldgelb, Gelbgold. (PAUSE) Violett. Weintrauben."

B: **„Weintrauben…"**
P: „Mango. Orange. Gelber Ocker, gelber Ocker."

B: „Gelb?"
P: „Ocker."

B: „Ocker?"
P: „Chromgelb."

B: „Hm…"
P: „Chromgelb, Chromgelb."

B: „Chromgelb…"
P: „Beige. Beige Farbe. (PAUSE) Grün. Grüner Apfel."

B: „Grüner Apfel, ok."
P: „Wassermelone, Wassermelone."

B: „Wassermelone, ok. Sehr gut. Was möchtest du noch von dir erzählen?"
P: „Felsen. Bergsteigen."

B: „Bergsteigen, mach weiter."
P: „Drachen."

B: „Drachen. Was noch? Mach weiter."
P: „Eiffelturm."

B: „Eiffelturm…"
P: „London Eye." (höchstes Riesenrad Europas)

B: „London Eye…"
P: „Disneyland-Puppe."

B: „Disneyland…"
P: „Disneyland-Puppe."

B: „Ok."
P: „Hellgelb, Hellgelb. (PAUSE) Kohl, Blumenkohl."

B: „Ok."
P: „Okapi, Okapi."

B: „Okapi?"
P: „Killerwal."

B: „Killerwal, ok."
P: „Blauwal."

B: „Blauwal, ok."
P: „Hammerhai."

B: „Hammerhai, ok."
P: „Weißer Hai." (PAUSE) (Der Junge fasst das Papier an.)

B: „**Was gibt's noch über dich zu erzählen? Erzähle mir ein bisschen mehr von dir.**"
P: „Grau… Grau." (PAUSE)

> Während der gesamten passiven Phase der Fallbeobachtung kamen immer wieder Farben zur Sprache. Er nannte viele andere Dinge, die er mag, doch sein Hauptfokus lag auf den Farben. An dieser Stelle werden wir aktiv, um das Zentrum herauszuarbeiten. Wir fahren deshalb fort mit Fragen zu diesen Farben.
>
> *Ende der passiven Phase der Fallbeobachtung*

Deplatzierte, ungeordnete oder auffallende Ausdrücke:

Er hat alle möglichen Farben aufgezählt. Er nannte auch die Namen einiger Früchte und Tiere, insbesondere Meerestiere, wie Killerwal, Blauwal, Hammerhai und Weißer Hai. Was uns auffällt, ist seine Einsilbigkeit.

Zentrum: Farben

Erfahrungsebene: Emotionen. Er erzählt von vielen Vorlieben, die alle sehr normal sind.

Ausdrucksweise: In Kontakt mit sich selbst

Aktive und aktiv-aktive Phase der Fallbeobachtung:

B: „Ich glaube, du magst Farben sehr, erzähle mir davon. Was gefällt dir an den Farben?"
P: „Beigebraun. Beige… Beige."

B: „Was gefällt dir so an diesen Farben?"
P: „Orange. (PAUSE) Blassbraun, Weißgelb, Rosaweiß, Lavendelfarbe, Seestern."

B: „Warum gefallen dir Farben?"
P: „Helle Farben." (Der Junge wählt einige Stifte aus, um zu zeichnen.)

B: „Du magst helle Farben, leuchtende Farben, du magst viele Farben. Was an diesen Farben gefällt dir so?"
P: „Malen."

B: „Was noch?"
P: „Südafrika."

B: „Südafrika gefällt dir auch? Was gefällt dir dort so?"
P: „Tiere."

B: „Tiere, ok."
P: „Gärten."

B: „Gärten..."
P: „Flugsand-Kunst. Olivgrün."

B: „Olivgrün..."
P: „Olivbraun. (hustet) Zitteraal. (hustet wieder) Zitterrochen."

B: „Zitterrochen?"
P: „Stachelrochen... Stachelrochen."

B: „Stachelrochen..."
P: „Elefantenfisch."

Bis jetzt hat der Junge nur von Farben und Meerestieren gesprochen, was beides eindeutig als sein Zentrum ausweist. Nun wechseln wir über in andere unbewusste Bereiche, um zu sehen, wie diese Ausdrücke assoziiert werden. Das soll uns helfen, das komplette Energiemuster aufzudecken.

Aktiv-aktive Phase im Bereich der Ängste:

B: „Erzähle einmal, wovor du Angst hast?"
P: „Angst?"

B: „Hm. Wovor fürchtest du dich?"
P: „Monster."

B: „Wovor noch?"
P: „Dramas."
B: **„Du fürchtest dich vor Dramen und…"**
P: „Monsterdramas."
B: **„Monsterdrama."**
(Der Junge steht auf und will das Sprechzimmer verlassen, um zu seiner Mutter zu gehen.)
B: **„Bleib sitzen, bleib sitzen! Sie kommt gleich rein. Ich rufe sie, ok? Du erzählst sehr schön. Erzähle mir mehr von deinen Ängsten."**
P: „Geisterspielzeug."

Wir sehen hier, dass das Kind zögert, seine Ängste zu benennen. Gleichzeitig wissen wir, dass seine Energie mit dem Ausmalen und Zeichnen in Resonanz steht. Deshalb bitten wir ihn an dieser Stelle, seine Ängste zu zeichnen, damit wir sein komplettes Energiemuster verstehen können.

B: **„Kannst du deine Ängste für mich zeichnen?"**
P: (beginnt zu zeichnen) „Wasserdrachen."
B: **„Wasserdrachen, ja…"**
P: „Walblut."
B: **„Walblut. Was noch?"**
P: (erklärt seine Zeichnung) „Drachen, Blut, Himmel."
B: **„Was ist das?"**
P: „Drachen, Blut, Himmel, Fische."
B: **„Fisch…"**
P: „Blase."
B: **„Was noch?"**
P: „Qualle."
B: **„Eine Qualle, ok."**
P: „Qualle, Stachelrochen, Stachelrochen."
B: **„Stachelrochen, ok."**
P: „Brauner Stachelrochen."

B: „Brauner Stachelrochen, ok. Erzähle mir mehr von diesem Drachen. Ein bisschen mehr, damit ich besser verstehe."
P: „Feuer."

B: **„Was ist das?"**
P: „Stachelrochen."

B: **„Ein Stachelrochen, ok."**
P: „Fangzahn, Gift."

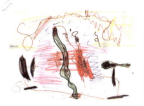

B: **„Gift, hm. Erzähle mir mehr von diesem Drachen. Was macht der Drache?"**
P: (zeichnet eine Acht)

P: „Totbeißen."

B: **„Totbeißen? Wen? Wen beißt er tot?"**
P: „Fische."

B: **„Ok."**
P: (Der Junge stellt seine Zeichnung fertig und will das Sprechzimmer verlassen.)

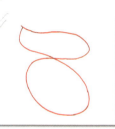

B: **„Kannst du noch mehr erzählen? Setz dich. Vor welchen Tieren fürchtest du dich am meisten?"**
P: „Monster."

B: **„Monster, ok. Was macht das Monster?"**
P: „Feuer."

B: **„Feuer, ok."**
P: „Stachelrochen, Stachelrochen."

B: **„Was ist das?"**
P: „Monstergestalt.

B: **„Eine Monstergestalt…"**

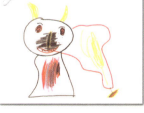

Wieder zeichnet der Junge eine Acht.

P: (beginnt zu husten und will wieder den Raum verlassen) „Goldsilber, Goldgelb, Neon-Gelb, Neon-Pink, Gelborange, Neon-Orange, Neon-Grün."

B: „Ich habe dich nicht verstanden. Was hast du gesagt?"
P: „Neon-Orange, Neon-Pink, Neon-Grün."

B: „Was?"
P: „Goldsilber, Goldsilber, Gelborange, Neon-Gelb, Neon-Pink, Neon-Grün, Pink, Neon-Orange."

B: „Ok."
P: „Neon-Orange."

B: „Was noch?"
P: „Neon-Pink."

B: „Ok."
P: „Neon-Grün, Neon-Gelb, Gelborange, Goldsilber."

B: „Und was machst du mit den Farben, die dir so gefallen?"
P: „Anmalen."

B: „Anmalen? Was machst du noch mit diesen Farben?"
P: „Gefährliches Monster."

B: „Was?"
P: „Monster anmalen."

B: „Und später, was willst du da mit diesen Farben machen?"
P: „Anmalen."

B: „Was willst du anmalen?"
P: (zeichnet wieder eine Acht) „Tintenfisch anmalen."

B: „Ich verstehe nicht – was meinst du mit Tintenfisch anmalen?"
P: „Tintenfisch anmalen."

B: „Tintenfisch anmalen. Zeig das mal."
(PAUSE) (zeichnet)

B: „Was ist das?"
P: „Sieben, acht."

B: „Was ist das? Zeig mir, wie du einen Tintenfisch anmalst. Was ist das hier?"
P: „Acht."

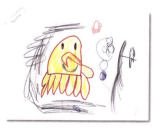

B:	„Acht?"
P:	(zeichnet den Tintenfisch fertig und hustet) „Gelb."
B:	„Hm."
P:	„Gelbe Farbe."
B:	„Gelb, ja… dann mach mal. Schön!"
P:	(kritzelt schwarze Striche um den Tintenfisch) „Schwarze Tinte."
B:	„Hm."
P:	*„Schwarze Tinte."*
B:	„Schwarze Tinte? Wo kommt die schwarze Tinte her?"
P:	*„Tintenfisch."*
B:	„Tintenfisch? Ich verstehe nicht. Was meinst du damit?"
P:	*„Der Tintenfisch verspritzt schwarze Tinte."*
B:	„Aha! Das wusste ich nicht. Warum machen die das?"
P:	*„Damit verjagt er Fische und Haie."*
B:	„Haie, aha."
P:	*„Schwarze Tinte."*
B:	„Schwarze Tinte? *(Der Junge will das Zimmer verlassen.)* **Erkläre mir nur noch diese Zeichnung, dann sind wir fertig."**
P:	*„Der Tintenfisch verspritzt schwarze Tinte."*
B:	„Du zeichnest also gern Tintenfische. Was gefällt dir an Tintenfischen?"
P:	*„Schwarze Tinte."*
B:	„Schwarze Tinte? Erzähle mir davon. Ich weiß nicht viel über diese schwarze Tinte."
P:	*„Feinde."*
B:	„Feinde…"
P:	*„Das sind Feinde, und der Tintenfisch verspritzt schwarze Tinte."*
B:	„Ach so, er spritzt schwarze Tinte auf seine Feinde?"
P:	*„Jaaa! Wenn der schwarze Tinte verspritzt, schwimmen die Feinde weg. Und fertig."* (zeichnet eine Acht)

B: „Was ist das für ein Tintenfisch? Kannst du ihn noch mal zeichnen?"

B: „Die Feinde schwimmen vor der Tinte weg? Wie machen die das? Ich weiß es nicht."

P: *„Die können in der Tinte nichts sehen, und dann schwimmt der Tintenfisch weg und versteckt sich in einer Flasche."*

B: „Ein Tintenfisch in einer Flasche, aha."

P: (hustet und will gehen)

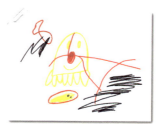

Fallverständnis

Deplatzierte oder ungeordnete Ausdrücke

Passive Phase der Fallbeobachtung:

- anmalen, zeichnen, Tiere, Dinosaurier
- Orange, Neon-Pink, Shirts bemalen, Disneyland, Neon-Orange, Berg
- Purpurrot, Silber, Neon-Grün, Gelb, Gelborange
- Obst, Gemüse, Kobaltblau, Kobaltgrün, Hellrot, Kastanienbraun, Blassblau, Weiß, Graubraun, Dunkelgrau, Hautfarbe, helle Farben, Gelber Ocker, Chromgelb, Beige, grüner Apfel
- Eiffelturm, London Eye, Disneyland-Puppe, Hellgelb, Kohl, Blumenkohl
- Okapi, Killerwal, Blauwal, Hammerhai, Weißer Hai.

Aktive und aktiv-aktive Phase der Fallbeobachtung:

- Beigebraun, Blassbraun, Weißgelb, Rosaweiß, Lavendelfarbe
- malen, Südafrika
- Zitteraal, Zitterrochen, Stachelrochen, Elefantenfisch, Seestern
- Dramen, Monsterdrama, Geisterspielzeug
- Wasserdrachen, Walblut, Fisch, Qualle, Stachelrochen
- Fangzahn, Gift, totbeißen, Fisch

- zeichnet eine Acht
- Monstergestalt, seltsam gezeichnete Acht
- Goldsilber, Goldgelb, Neon-Gelb, Neon-Pink, Gelborange, Neon-Orange, Neon-Grün
- gefährliches Monster anmalen
- Tintenfisch anmalen.

(Das sind seltsame Antworten. Wenn er antwortet, zeichnet er eine Acht.)

Als wir nach den schwarzen Kritzeleien fragten, sagte er: „Das ist Tinte vom Tintenfisch."

- Tinte vom Tintenfisch, schwarze Tinte
- Der Tintenfisch verspritzt Tinte, um Fische und Haie zu verjagen.

Was gefällt dir an einem Tintenfisch?

- schwarze Tinte
- Schwarze Tinte, dann versteckt sich der Tintenfisch in einer Flasche.

Was ist das Zentrum, die Essenz des Falls?

- viele Farben
- Angriffs- und Verteidigungstaktiken von Meerestieren
- schwarze Tinte
- eine Acht
- Tintenfisch anmalen

Welches Naturreich?

- Er erzählt von vielen Tieren, hauptsächlich von Meerestieren.
- Er spricht über ihre Angriffs- und Verteidigungstaktiken.
- Fangzahn, Gift, totbeißen
- Monster
- Tierbilder.

Das verweist eindeutig auf das **Tierreich**.

Welches Unterreich?

- Okapi, Killerwal, Blauwal, Hammerhai, Weißer Hai
- Zitteraal, Zitterrochen, Stachelrochen, Elefantenfisch, Seestern
- Wasserdrachen, Walblut, Fisch, Qualle, Stachelrochen

Das verweist eindeutig auf **Meerestiere**.

Welcher Stamm?

- Fangzahn, Gift, totbeißen
- Tintenfisch
- Tinte vom Tintenfisch, schwarze Tinte
- Der Tintenfisch verspritzt schwarze Tinte, um Fische und Haie zu verjagen.
- Schwarze Tinte, dann versteckt sich der Tintenfisch in einer Flasche.

Diese Angriffs- und Abwehrstrategien findet man typischerweise bei den **Weichtieren** (Mollusken).

Welches Weichtier?

Mollusken werden in drei Gruppen unterteilt: Muscheln, Schnecken und Kopffüßer. In der Anamnese hat der Junge vom Tintenfisch gesprochen, der zu den **Kopffüßern** gehört.

Charakteristika der Kopffüßer:

- Die Kopffüßer scheinen keine enge Verwandtschaft mit den anderen Weichtieren zu haben, gleichen ihnen jedoch physiologisch in ihrem inneren Körperbau. Der auffälligste Unterschied zwischen den meisten Kopffüßern und anderen Weichtieren ist das Fehlen einer Schale.
- Ihre primäre Abwehrstrategie schließt Tarnverhalten ein.
- Die Kopffüßer weisen eine Anzahl von Verhaltensweisen auf, die wir kryptisch nennen, d.h. sie können mit fast jedem

Hintergrund verschmelzen, indem sie Farbe, Helligkeit und Struktur ihrer Haut wechseln.
- Eine übliche, vielgestaltige Verhaltensweise der Kopffüßer ist das sog. *Blanch-Ink-Jet Manöver*. Sobald ein Raubfisch angreift, wechselt der Kopffüßer seine Körperfärbung komplementär zur bisherigen Farbe (von Dunkel zu Hell oder umgekehrt) und schießt davon, während er an der Stelle, an der er noch kurz zuvor war, eine Tintenwolke hinterlässt.
- Eine der Angriffsstrategien der Kopffüßer besteht darin, ihre Beute durch die Injektion eines lähmenden Giftes zu töten.
- Als Abwehrmechanismus stößt der attackierte Kopffüßer ein Tintensekret aus, mit dem er seinen Angreifer ablenkt und verwirrt, während er die Flucht ergreift oder sich versteckt.

Welches Mittel?

Der Junge erreicht die Ebene seiner Quelle und erzählt vom Tintenfisch. Die Acht steht für die acht Arme des Kraken. Interessanterweise bleibt er dort nicht stehen. Er fährt fort mit der Beschreibung des kompletten Angriffs- und Abwehrverhaltens eines Tintenfisches. Der Tintenfisch greift seine Beute, vorwiegend Fische, mit Gift an. Seine wichtigste Abwehrstrategie besteht im Tarnverhalten und im Ausstoß eines schwarzen Tintensekrets, das es ihm ermöglicht, sich zu verstecken und zu fliehen. Jetzt verstehen wir, warum der Junge während der gesamten passiven und aktiven Phase der Fallbeobachtung pausenlos so viele verschiedene Farben aufzählte. Als ich ihn fragte: „Was gefällt dir so an Tintenfischen?", lautete seine Antwort: „Schwarze Tinte." Wir können verstehen, dass das Kind bei der Beschreibung des Tintenfisches seine Aufmerksamkeit auf die schwarze Tinte richtete. Deshalb erhielt er das Mittel **Octopus Ink**.

Welche Potenz?

Er erhielt das Mittel in der **200**. Potenz als Einmalgabe.

Interessantes über Kraken

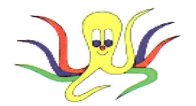

Ein berühmter Krakenforscher wurde kürzlich gefragt: „Welche Farbe hat ein Krake?"

Er antwortete: „Immer die, nach der ihm gerade ist."

- Im Hinblick auf den Wechsel der Körperfarbe sind Kraken die reinsten Chamäleons. Sie können im Nu mit ihrem Hintergrund verschmelzen oder ihre Anwesenheit durch strahlende Farbexplosionen kund tun. Manche veranstalten gar regelrechte Lichtspiele mit Tentakeln, die im Dunkeln leuchten!

- Das Geheimnis ihrer Farbfreudigkeit liegt in speziellen Hautzellen, den Chromatophoren. Jeder Chromatophor besteht aus drei Pigmentbeuteln. Durch Kontraktion oder Ausdehnung dieser Beutel kann der Krake die Farbe jeder seiner Zellen ändern und erreicht so Millionen feiner Farbabstufungen.

- Andere spezielle Zellen in der Krakenhaut heißen Iridocyten. Sie wirken wie Prismen oder Spiegel, die das Licht in allen Regenbogenfarben reflektieren.

- Neben ihrer Fähigkeit, die Farbe zu wechseln, können manche Kraken auch die Struktur ihrer Hautoberfläche verändern, um sie an die Umgebung anzupassen.

- Kraken benutzen diese Fähigkeiten nicht nur zur Tarnung. Mit den Farben drücken sie auch ihre jeweilige Stimmung aus. Bei vielen Arten signalisiert zum Beispiel Weiß Furcht, Rot Aggressivität und Braun Entspannung.

- Kraken betäuben oder töten ihre Beute mit einem Giftbiss. Bei einigen Arten verfügt ein 30 Gramm schwerer Krake über genügend Gift, um zehn 75 kg schwere Menschen vollständig zu lähmen. Dieses Gift heißt Tetrodotoxin (TTX).

FOLLOW-UP

Einen Monat nach Behandlungsbeginn waren auf der physischen Ebene seine Erkältung und der Husten vollständig verschwunden. Sogar der allergische Husten, den er häufig gehabt hatte, war einfach weg. Während dieses Zeitraums hatte es keinerlei Anfälle von Sinusitis gegeben. Sein Appetit hatte sich allgemein gebessert. Vorher hatte er sofort nach dem Verzehr von Süßigkeiten, kalten Speisen oder Getränken Beschwerden bekommen. Jetzt konnte er das alles

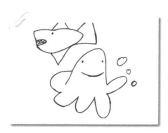

genießen, und es ging ihm gut. Als ich den Jungen nach dem Tintenfisch fragte, sagte er, dem gehe es gut. Ich bat ihn zu zeichnen, und er zeichnete einen Tintenfisch mit fünf Tentakeln und *ohne schwarze Tinte!* Mehr noch, wir sehen in der Zeichnung die Beute und das Raubtier (den Tintenfisch und den Hai) friedlich zusammenleben. Seine Mutter fügte hinzu, er sei unabhängiger und selbstsicherer geworden. Er erhielt nur ein Placebo.

Vier Monate nach Behandlungsbeginn litt der Junge überhaupt nicht mehr unter Sinusitis. Dieses Mal zeichnete er einen Schmetterling. Als wir ihn fragten, was er früher immer gezeichnet habe, überlegte er lange und sagte dann: „Einen Drachen." Er schien den Tintenfisch ver-

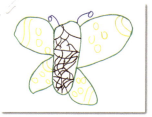

gessen zu haben. Dann meinte er spontan, der Tintenfisch schlafe, und dann zeigte er den schlafenden Tintenfisch in seiner Zeichnung. Ansonsten ging es ihm rundum besser, deshalb bekam er weiterhin ein Placebo.

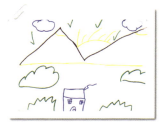
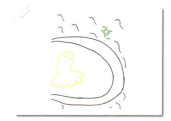

Fünf Monate nach Behandlungsbeginn hatten sich seine körperlichen Beschwerden vollständig gebessert. Dieses Mal hatte sich auf seinem rechten Daumen eine Dellwarze gebildet. Das war ein positives Zeichen, da es die Ausleitung der Krankheit aus dem Körper erkennen ließ. Auf die Frage, ob er zeichnen möchte, sagte er, er wolle eine Landschaft zeichnen, und dann zeichnete er Ganpati (den Elefantengott der Hindus). Als wir ihn nach seiner Vorliebe für Farben fragten, zählte er sie wieder alle auf, doch dieses Mal erwähnte er weder den Tintenfisch noch dessen schwarze Tinte. Auf die Frage nach dem Tintenfisch entgegnete er: „Der Tintenfisch ist nach London geschwommen, weil der Hai ihn fressen wollte." Bei diesem Follow-up berichtete er, er habe von einem Schokoladenhaus geträumt. Er bekam noch einen Monat lang ein Placebo, dann schlossen wir die Behandlung ab.

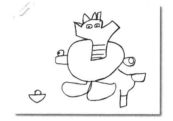

Einige Monate später bekam er eine leichte Sinusitis, die mit einer Gabe seines Arzneimittels behandelt wurde. Heute bekommt er dieses Mittel hin und wieder, wenn er krank wird; ansonsten ist er nicht mehr in Behandlung.

Ende des Falls.

ICH LIEBE FARBEN!
↓
PASSIVE PHASE
↓

- anmalen, zeichnen, Tiere, Dinosaurier
- Orange, Neon-Pink, Shirts bemalen, Disneyland, Neon-Orange, Berge
- Purpurrot, Silber, Neon-Grün, Gelb, Gelborange
- Obst, Gemüse, Kobaltblau, Kobaltgrün, Hellrot, Kastanienbraun, Blassblau, Weiß, Graubraun, Dunkelgrau, Hautfarbe, helle Farben, Gelber Ocker, Chromgelb, Beige, grüner Apfel
- Eiffelturm, London Eye, Disneyland-Puppe, Hellgelb, Kohl, Blumenkohl
- Okapi, Killerwal, Blauwal, Hammerhai, Weißer Hai

↓

| **AUSDRUCKSWEISE**
IN KONTAKT MIT
SICH SELBST | ← | **ZENTRUM**
• verschiedene Farben
• Meerestiere | → | **ERFAHRUNGSEBENE**
Emotionen |

↓

AKTIVE UND AKTIV-AKTIVE PHASE

↓ ↓ ↓

FARBEN
- Beigebraun, Blassbraun, Weißgelb, Rosaweiß, Lavendelfarbe, Olivebraun, Goldsilber, Goldgelb, Neon-Gelb, Neon-Pink, Gelborange, Neon-Orange, Neon-Grün. Goldsilber, Goldsilber, Gelborange, Neon-Gelb, Neon-Pink, Neon-Grün, Neon-Orange, Pink

ZEICHNUNGEN
- malen, Südafrika
- Wasserdrache, Walblut, Fisch, Qualle, Stachelrochen, brauner Stachelrochen
- Fangzahn, Gift, totbeißen, Fisch
- zeichnet eine Acht
- Monstergestalt
- gefährliche Monster anmalen
- Tintenfisch anmalen
- Tinte vom Tintenfisch, schwarze Tinte
- Der Tintenfisch verspritzt schwarze Tinte, um Fische und Feinde zu vertreiben, die Feinde schwimmen weg.
- Der Tintenfisch versteckt sich in einer Flasche
- zeichnet wiederholt eine Acht

TRÄUME
- Monster, Monsterdrama, Geisterspielzeug

Glitzernde Farben mischen, die im Dunkeln leuchten

K. D., acht Jahre alt, suchte mich am 27. März 2008 wegen eines Hautausschlages hinter den Ohren auf, der als Ekzem diagnostiziert worden war und von Jucken, Schmerzen und blutigen Absonderungen begleitet wurde. Der folgende Fallbericht ist das Protokoll meines zweiten Gesprächs mit dem Jungen. Lassen Sie mich jedoch zunächst berichten, welche Auffälligkeiten in der Erstanamnese zum Vorschein gekommen waren.

Auf die Bitte, etwas von sich zu erzählen, hatte der Junge gesagt, er liebe Kunst, Gesang und Musik. Jede weitere Frage hatte er dann nach langem Schweigen lediglich mit einem „Ich weiß nicht" quittiert. Wir kamen einfach nicht weiter. Als wir ihn dann nach seinen künstlerischen Vorlieben befragten, antwortete er, er ändere gern die Melodie eines Liedes ab, indem er es anders spiele und eine neue Melodie erfinde. In Bezug auf Farben meinte er, er mische sie gern miteinander, um neue Farben zu erhalten. Dann fertigte er folgende Zeichnung an und sagte, dies sei eine Form mit gemischten Farben, die sie bunt machen sollten.

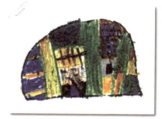

Das ganze Fallgespräch hindurch wiederholte sich das Thema, etwas neu und anders machen zu wollen. Somit war dies das Zentrum des Kindes. Des Weiteren fiel uns auf, dass seine Zeichnungen immer scharf umrissen und in kleine Vierecke aufgeteilt waren, doch das Naturreich blieb weiterhin unklar. Diese Kreativität – etwas Neues und anderes zu erschaffen – konnte auf die Pflanzenfamilie der Rötegewächse (Rubiaceae) hinweisen oder auch auf die Kreativität der 5. Reihe im Periodensystem. Hier hatte ich mich gefragt: „Gibt es irgendetwas an diesem Fall, das nicht zu unserem Verständnis der Rötegewächse oder auch der 5. Reihe passt?" Die Antwort fand ich in den ausgedehnten, langen Pausen des Jungen. Meiner Meinung nach war die Anamnese jedoch noch nicht abgeschlossen, daher hatte ich ein zweites Fallgespräch mit dem Kind anberaumt.

Das zweite Gespräch führte zu einem neuen Verständnis der Fallbeobachtung und enthüllte in wunderbarer Weise das komplette veränderte Energiemuster des Kindes.

Passive Phase der Fallbeobachtung:

Zu Beginn des Gesprächs sagte die Mutter, der Junge reagiere befangen, wenn er nach seinem Hautausschlag (Ekzem) gefragt werde. Als die Mutter gebeten wurde, während der Fallbeobachtung draußen Platz zu nehmen, fiel uns auf, dass das Kind seine Mutter nicht gehen lassen wollte.

B: (an die Mutter gewandt) **„Würden Sie bitte draußen Platz nehmen? Ich möchte mich mit ihm allein unterhalten."**
P: „Nein."

B: **„Weißt du, ich möchte alles, was du beim letzten Mal erzählt hast, ein wenig besser verstehen und deine Zeichnungen auch."**
P: „Nein."

M: „Ich bleibe gleich dort draußen sitzen. Ich werde die Praxis nicht verlassen."

B: **„Es (der Ausschlag) blutet, stimmt's?"**
P: „Ich weiß nicht. Ich kann es nicht sehen."

M: „Juckt es oder nicht?"
P: „Nein."

B: **„Bitte, Sie werden draußen warten müssen."**
P: „Nein."

Der Junge will seine Mutter nicht gehen lassen, schließlich verlässt sie das Zimmer aber doch.

B: **„Bitte erzähle mir jetzt, was dir fehlt."**
P: „Was?"

B: **„Von deinen Beschwerden."**
P: „Von welchen?"

B: **„Deinen Beschwerden."**
P: „Ach so. (PAUSE) Nach dem Baden tut es hier drüben weh." (zeigt auf sein rechtes Ohr)

B: „Nach dem Baden, aha. Hm, hm."
P: (PAUSE)

B: „Was fehlt dir sonst noch?"
P: (LANGE PAUSE) „Nichts weiter." (PAUSE)

B: „Es tut also hier drüben weh nach dem Baden. Ok, was noch? Nichts weiter?"
P: (PAUSE)

 ❧ *Ende der passiven Phase der Fallbeobachtung* ☙

Zentrum: Unklar. Um es zu finden, müssen wir andere unbewusste Bereiche ansprechen.

Erfahrungsebene: Emotionen

Ausdrucksweise: Er steht in Kontakt mit sich selbst.

In der passiven Phase haben wir gesehen, dass der Junge alles andere als gesprächig ist und lange Pausen einlegt. Deshalb werden wir jetzt etwas aktiver, hören aber immer noch passiv zu und stellen offene Fragen, um sie abseits seiner Erkrankung auf einer allgemeinen Ebene auf ihn selbst auszurichten.

Aktive Phase der Fallbeobachtung:

B: „Erzähle mir ein bisschen von dir, K."
P: (PAUSE)

B: „Ein bisschen mehr von dir."
P: „Ich habe jetzt Ferien."

B: „Aha, du hast Ferien. Seit wann denn?"
P: „9. April."

B: „Super. Und was machst du da den ganzen Tag?"
P: „Morgens gehe ich zum Yoga-Unterricht und zur Leichtathletik."

Da wir nicht weiterkommen, stellen wir ihm ein paar allgemeine Fragen, um das Zentrum zu finden. Wir wollen den Patienten nicht zu einem bestimmten Bereich hinlenken, sondern stellen lieber allgemeine Fragen, so dass er sich den Bereich, der ihn interessiert, selbst aussuchen kann. Auch wenn wir aktiv geworden sind, hören wir weiterhin passiv zu.

B: „Was noch? Erzähle mir ein bisschen mehr von dir. Was magst du? Was magst du nicht? Wovor hast du Angst? Was ärgert dich? Was hast du für Interessen und Hobbys? Du kannst reden, worüber du möchtest."
P: (PAUSE) *Ich zeichne und male gern.*
B: „Aha."
P: (PAUSE) *Meine Lieblingsfarbe ist Rot.* (PAUSE)
B: „Super. Was noch?"
P: (PAUSE) *„Was?"* (PAUSE)
B: „Hm. Noch ein bisschen mehr von dir. Du bist noch so jung, du machst bestimmt ganz viele Sachen. Erzähle einfach weiter."
P: (PAUSE) *„Ich singe auch gern."*
B: Du singst auch gern. Super. Was noch? Sehr gut. Das hilft mir alles weiter."
P: (PAUSE) *„Ich fahre auch gern Fahrrad."*
B: „Super. Du fährst auch gern Fahrrad."
P: „Ich renne gern." (PAUSE)
B: „Sehr gut. Noch ein bisschen mehr."
P: (PAUSE) *„Nichts weiter."*
B: „Das wird mir helfen. Was noch? Gibt es noch etwas über dich zu sagen?"
P: (PAUSE) *„Nichts weiter."* (PAUSE)

Was uns auffällt, sind die einsilbige Redeweise des Jungen, die langen Pausen vor jeder Aussage und die kurzen Sätze, die er verwendet. Das sagt uns, dass sein Tempo langsam und schleppend ist. Da das Zentrum immer noch nicht klar ist, versuchen wir jetzt, etwas über seine Ängste zu erfahren.

B: „Nichts weiter? Dann sag mir doch mal, wovor du Angst hast?"
P: „Vor Hunden."
B: „Wovor hast du noch Angst?"
P: (PAUSE) „Vor nichts."

B: „Irgendetwas, wovor du dich fürchtest... denk doch mal nach!"
P: „Vor nichts." (PAUSE)
B: „Als du klein warst, hast du dich doch bestimmt vor irgendetwas gefürchtet."
P: „Nein."
B: „Als Babys fürchten wir uns alle. Wovor hattest du Angst?"
P: „Vor nichts."
B: „Denk einfach mal nach. Hm?"
P: (Er nickt zur Verneinung.) (PAUSE)

Der Junge kommt nicht weiter. Deshalb versuchen wir es nun im Bereich der Träume.

B: „Na gut. Was träumst du denn so?"
P: „Damals hat es im Traum geregnet."
B: „Aha. Und was träumst du sonst noch?"
P: „Nichts."
B: „Aber ja doch! Wir alle träumen, jede Nacht. Denk nach!"
P: (PAUSE) „Nichts."
B: „Was hast du denn so für gruselige Träume?"
P: (PAUSE) „Keine."

Der Junge kommt absolut nicht weiter. Deshalb versuchen wir jetzt, einen anderen Interessenbereich zu erforschen: Fernsehen.

B: „Na gut. Was schaust du dir gern im Fernsehen an?"
P: *„Denten."*
B: „Denten, ah ja. Was noch?"
P: (LANGE PAUSE) „Nur das."
B: „Nur das. Und früher, was hast du da gern gesehen?"
P: „Was?"
B: „Im Fernsehen."
P: (LANGE PAUSE) *„Richie Rich."*
B: *„Richie Rich.* Was schaust du dir noch gern an?"
P: (PAUSE) „Nichts."

Beobachtung: Der Junge hat die Finger um den Mund gelegt.

B: „Nichts weiter?"
P: (PAUSE)

B: „Gut, du sagst also, du magst *Denten*. Was gefällt dir daran?"
P: „Er kämpft gegen alle Bösen."

B: „Er kämpft gegen alle Bösen. Was macht er noch?"
P: (SEHR LANGE PAUSE)

B: „Macht er sonst noch etwas?"
P: „Nein."

Wir haben versucht herauszufinden, was allen Bereichen gemein ist. Nach jeder Frage sagte der Junge ein paar Worte, pausierte lange und sagte dann: „Nichts." Das hieß nicht, dass er etwas verbergen oder verschleiern wollte, sondern dass ihm einfach nichts einfiel. Daraus erkannten wir, dass dies sein Energiemuster war, nämlich: langsam und schwerfällig.

Bis jetzt kennen wir das Zentrum des Kindes immer noch nicht. Beim letzten Gespräch schienen es Zeichnen und Farben zu sein. Auch dieses Mal hatte er seine Vorliebe für Farben und Zeichnen erwähnt. Daher fahren wir in diesem Bereich fort.

B: „Gut, du hast gesagt, du magst Farben und zeichnest gern. Was zeichnest du gern?"
P: „Ich zeichne Menschen. Manchmal zeichne ich aus einem Buch ab."

B: „Was machen die Menschen in deinen Zeichnungen?"
P: „In der Regenzeit zeichne ich sie, wie sie mit einem Regenschirm auf der Straße laufen."

B: „Holla! Das ist ja prima! Was zeichnest du noch?"
P: (PAUSE) *„Ich zeichne Menschen, die tanzen."*

B: „Toll! Menschen, die tanzen. Was machen die?"
P: „Sie tanzen."

B: „Was für Tänze tanzen sie denn?"
P: „Ich weiß nicht, wie der Tanz heißt."
B: „Du weißt nicht, wie der Tanz heißt, ist nicht schlimm. Kannst du das mal für mich zeichnen?"
P: (zeichnet)

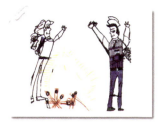

Beobachtung: Auf dem Tisch lagen viele verschiedene Buntstifte, der Junge jedoch wählte nur die Glitzerstifte.

B: „Kannst du mir diese Zeichnung erklären?"
P: (PAUSE)

B: „Ok, kannst du mir diese Zeichnung erklären?"
P: „Ich habe die Farben gemischt: Grün und Blau."

B: „Du hast die Farben gemischt, Grün und Blau, gut."
P: „Und hier… Schwarz… und das ist Silber."

B: „Gut. Was hast du noch gezeichnet?"
P: „Violett und Dunkelblau und hier Hellblau – so."
(zeichnet)

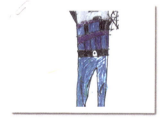

B: „Stimmt, du mischst die Farben. Was hast du noch gezeichnet? Zeig mal."
P: „Das ist das Feuer."

B: „Feuer… super…"
P: „Das sind die Stöcke fürs Feuer."

B: „Fürs Feuer…"
P: „Das ist das Holz."

Diese Zeichnung gleicht der aus dem ersten Gespräch, als er das Gleiche beschrieben hatte: *Farben miteinander mischen*. Nun sind wir uns sicher, dass das sein Zentrum ist, und beginnen mit der aktiv-aktiven Phase, um das komplette Energiemuster hervorzuholen.

Aktiv-aktive Phase der Fallbeobachtung:

B: „Also, Farben mischen – das habe ich noch nicht verstanden. Du hast auch schon beim letzten Mal erzählt, dass du gern Farben mischst."

P: (LANGE PAUSE)

B: „Du mischst gern Farben. Was meinst du mit mischen?"

P: *„Ich nehme eine dunkle Farbe und eine helle Farbe.* Zuerst nehme ich die dunkle Farbe, dann male ich sie aus."

B: „Gut."

P: (zeichnet)

B: „Sehr schön. Und wenn du das machst – was soll das darstellen?"

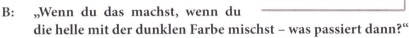

P: „Was?"

B: „Wenn du das machst, wenn du die helle mit der dunklen Farbe mischst – was passiert dann?"

P: „Dann sieht es ein bisschen schöner aus."

B: „Was heißt schöner?"

P: „Das heißt, wenn ich das mache… *sieht es bunt aus.*"

B: „Es sieht bunt aus. Was meinst du damit?"

P: „Das heißt, *es strahlt.*"

B: „Es strahlt. Beschreibe mal „strahlen". Du erklärst mir das sehr gut. Was meinst du mit strahlen? Beschreibe mir einfach einmal das Wort „strahlen"."

P: (LANGE PAUSE) „Das heißt, *es ist nicht dunkel* wie das hier."

B: „Was heißt das?"

P: *„Nicht dunkel."*

B: „Was meinst du mit strahlenden Farben? Welche Farben strahlen für dich?"

P: „Rot, Orange, Gelb und die goldene Farbe hier, das Grün hier, sogar das Silber hier."

B: „Sogar das Silber. Was heißt strahlen also?"

P: (PAUSE)

B: „Was magst du sonst noch, was strahlt?"
P: (PAUSE)

B: „Was meinst du mit strahlen?"
P: (PAUSE)

B: „Wenn du sagst „es strahlt", was meinst du damit?"
P: *„Also, wenn das hier dunkles Schwarz ist, dann kommt jetzt das Helle hier rein, und es leuchtet."*

B: „Wenn jetzt das Helle hier reinkommt, dann…"
P: *„… leuchtet es."*

B: „Es leuchtet. Wie leuchtet es? Wie ein… wie was?"
P: (PAUSE)

B: „Gut, macht nichts. Du sagst also, wenn das Helle hereinkommt, dann leuchtet es."
P: *„Es kann auch noch in der Nacht leuchten."*

B: „Ah… erzähl mir mal davon, wie es auch noch in der Nacht leuchten kann."
P: *„Wenn ich einen Glitzerstift nehme, dann leuchtet es. Mit einem normalen Stift geht das nicht."*

B: „Dann geht das nicht, aha. Dann erzähle mir mal etwas mehr über glitzern, leuchten und strahlen. Was meinst du mit leuchten?"
P: (zeichnet)

B: „Was ist das?"
P: „Das ist Feuer – das habe ich dort drüben gezeichnet."

B: „Was meinst du mit leuchten? Was passiert mit dem Feuer?"
P: *„Es leuchtet im Dunkeln, weil es gelb ist."*

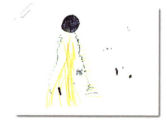

Wir erinnern uns: Er hatte schon in seiner vorhergehenden Zeichnung ein Feuer gezeichnet. Seiner Erklärung entnehmen wir jetzt, dass Feuer für ihn etwas ist, das im Dunkeln leuchtet.

B: „Was noch? Was leuchtet noch im Dunkeln?"
P: *„Manche Sachen leuchten sogar im Hellen."*

B: „Was zum Beispiel?"
P: „Die Ente hier."

In meinem Sprechzimmer stehen zwei Kristallenten, auf die der Junge zeigt.

B: „Diese Ente?"
P: „Da ist kein Gelb drin, aber…"

Der Behandler stellt die Kristallente vor dem Jungen auf den Tisch.

B: „Was meinst du damit? Kannst du mir das erklären?"
P: *„Ich meine, da kommt Licht raus."*
B: „Da kommt Licht raus? Was heißt das?"
P: *„Das heißt… dass es leuchtet."*
B: „Wie kommt da Licht raus? Das verstehe ich nicht."
P: (PAUSE)
B: „Was ist das? Ich verstehe nicht. Erkläre mir mal diese Zeichnung. Sag mir, wie das Licht herauskommt."
P: *„Wie ein Blitz."*

Anfangs lag das Augenmerk des Jungen auf dem Mischen von hellen und dunklen Farben. Beim tieferen Einstieg in den Fall erkennen wir, dass es nicht allein um Farbmischungen geht. Durch die Kombination der Farben beginnt das Bild für ihn zu strahlen und leuchtet im Dunkeln. Nun begreifen wir auch, warum er nur Glitzerstifte genommen hatte und keine gewöhnlichen Buntstifte. Das Gleiche spiegelt sich in seinen Zeichnungen wider. Er zeichnet Feuer, doch was für ihn am Feuer wichtig ist, ist, dass es im Dunkeln leuchtet. Zudem zeigt er auf die Kristallente und beschreibt, wie sie im Dunkeln leuchtet und dass das Licht wie ein Blitz aus ihr herauskomme. Jetzt wissen wir, dass dies das Zentrum des Jungen ist und dass es somit auch das Zentrum des Arzneimittels sein muss. Nun müssen wir noch zur Quelle des Mittels gelangen, und dementsprechend fahren wir fort.

B: „Wie ein Blitz… hm…"
P: (zeichnet)

B: „Du erzählst sehr schön. Erzähle mir mehr von dem Blitz und wie das Licht herauskommt. Erzähle mir von glitzern und leuchten."
P: (PAUSE)
B: „Erzähle mir mehr davon. Ich habe das nicht verstanden."
P: (PAUSE) (Er zeichnet einen Stern auf seine Hand, der leuchtende Strahlen aussendet.)
B: „Magst du Kristalle?"
P: „Oh ja!"
B: „Welche?"
P: „Wie der hier."
B: „Was ist damit? Was ist das für ein Kristall? Was gefällt dir daran?"
P: *„Sie sind schön glatt."*
B: „Glatt, aha. Was noch? Was hast du dir da auf die Hand gezeichnet?"
P: „Das hab ich gerade gezeichnet." (zeigt den Stern auf seiner Hand)
B: „Das hast du gerade gezeichnet… Toll! Was ist das?"
P: *„Das ist ein Stern."*
B: „Ein Stern. Und was ist das da um den Stern?"
P: *„Das Leuchten."*
B: „Das Leuchten, aha, stimmt…"
P: (zeichnet)
B: „Was machst du da?"
P: „Ich nehme Blau mit Schwarz."
B: „Zeig mal, was ist das denn? Aha. Toll! Es sieht aus wie ein…"
P: *„… Stern."*
B: „Was gefällt dir noch? Du hast gerade gesagt…"
P: „Was hab ich gesagt?"

B: „Ich hab's vergessen."
P: *„Das Leuchten."*
B: „Und du hast gesagt, du… magst… Egal, erzähle mir einfach, was du magst."
P: *„Ich mag Diamanten. Die glitzern wie das hier… oder silberne Farbe, die ist rund wie das hier."*
B: „Rund, aha…"
P: (zeichnet)
B: „Was ist das? Erkläre mir die Zeichnung."
P: *„Was?"*
B: „Was ist das? Erkläre mir das mal."
P: *„Das ist wie ein Ball."*
B: „Was für ein Ball?"
P: *"Das ist Glas."*
B: „Was für Glas ist das?"
P: „Das weiß ich nicht."
B: „Du weißt es nicht, gut. Dieser Kristall, den ihr zu Hause habt, was ist das?"
P: *„Das ist ein Stern."*
B: „Ein Stern, der…"
P: *„… leuchtet."*

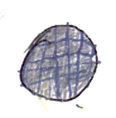

Fallverständnis

Deplatzierte und ungeordnete Ausdrücke
Passive Phase der Fallbeobachtung:

In der passiven Phase befand sich der Patient auf der Ebene der lokalen Fakten und gewöhnlichen Emotionen. Dort kam er nicht weiter, deshalb mussten wir schon früh aktiv werden, um das Zentrum zu finden. Das einzig Auffällige hier waren die häufigen Pausen, die der Junge machte. Außerdem sahen wir, dass er nicht wollte, dass seine Mutter das Zimmer verlässt.

Aktive Phase der Fallbeobachtung:
- Ich zeichne gern und mag Farben.
- einsilbige Redeweise und kurze Sätze
- langsame, schwerfällige Redeweise mit langen Pausen
- zeichnet nur mit Glitzerstiften
- Ich habe Grün und Blau, Schwarz und Silber, Violett, Dunkelblau und Hellblau gemischt.
- zeichnet geometrische Figuren
- Die Zeichnungen sind strukturiert und systematisch.
- malt kleine quadratische oder rechteckige Formen aus

Aktiv-aktive Phase der Fallbeobachtung:
- mischt dunkle mit hellen Farben
- Es sieht bunt aus.
- Es strahlt. Es ist nicht dunkel.
- Es leuchtet.
- Es kann auch in der Nacht leuchten.
- Feuer leuchtet in der Nacht.
- etwas, das sogar im Hellen leuchtet
- (zeigt auf die Kristallente) Da kommt Licht raus, es leuchtet wie ein Blitz.
- zeichnet einen Stern auf seine Hand, der Strahlen aussendet
- Ich mag Diamanten.

Was ist das Zentrum, die Essenz des Falls?
- Farben mischen
- glitzern
- strahlen
- leuchten
- leuchtet im Dunkeln und im Hellen
- Licht kommt heraus wie ein Blitz.
- langsame und schwerfällige Redeweise, träge Energie
- einsilbige Redeweise

- viele lange Pausen
- strukturierte Zeichnungen von geometrischen Figuren

Welches Naturreich?

- will nicht, dass seine Mutter den Raum verlässt
- langsame, schwerfällige Redeweise mit langen Pausen
- träge Energie
- einsilbige Redeweise
- zeichnet geometrische Figuren
- strukturierte Zeichnungen
- malt kleine Quadrate oder Rechtecke aus

All das verweist auf das **Mineralreich.**

Welches Unterreich?

- Langsamkeit
- Schwerfälligkeit
- träge Energie
- Denken fällt schwer.
- einsilbige Redeweise
- lange Pausen

All das verweist auf die **Kohlenstoff-Gruppe.**

Welches Mittel?

Es muss ein Mittel sein, das alle oben erwähnten Eigenschaften besitzt, dessen Hauptaugenmerk jedoch auf *strahlen und leuchten im Dunkeln* liegt. Das muss der zentrale Kern des Mittels sein. Am Ende des Gesprächs hat er die Quelle selbst benannt: den Diamanten.

Das Arzneimittel ist **Adamas.**

Welche Potenz?

Da sich der Junge am Ende der passiven Phase der Fallbeobachtung auf der Ebene der gewöhnlichen Emotionen befand, erhielt er die **200.** Potenz als Einmalgabe.

FOLLOW-UP

Zehn Tage nach dem zweiten Interview hatten sich die Schmerzen des Jungen hinter beiden Ohren (an der Stelle des Hautausschlags) gebessert. Die schuppige Haut auf den Augenlidern und der Juckreiz hatten sich vermindert. Die Mutter sagte, in der Vergangenheit habe er sich nach dem Genuss von Speiseeis immer leicht erkältet, das sei jetzt nicht mehr der Fall. Sein morgendlicher Schnupfen und die Erkältung waren fast verschwunden. (Diese physische Beschwerde hatte die Mutter während der Fallbeobachtung nicht erwähnt.) Die Besserung seiner Erkältung war somit ein Bonuspunkt für uns. Im Anschluss erhielt er ein Placebo.

Drei Monate nach Behandlungsbeginn erschien der Hautausschlag hinter den Ohren wieder. Daraufhin wurde die Mittelgabe wiederholt.

Wir bemerkten, dass der Junge sich bei jedem folgenden Follow-up offener ausdrückte. Er war schneller mit einer Antwort zur Hand. Sein Energieniveau war gestiegen. Während der nächsten zwei Monate verschwand der Hautausschlag hinter dem linken Ohr völlig. Das Kind ist wegen eines geringfügigen Ausschlags hinter dem rechten Ohr immer noch in Behandlung. Bisher hat er sechs Gaben Adamas 200 erhalten, ansonsten ein Placebo.

Ende des Falls.

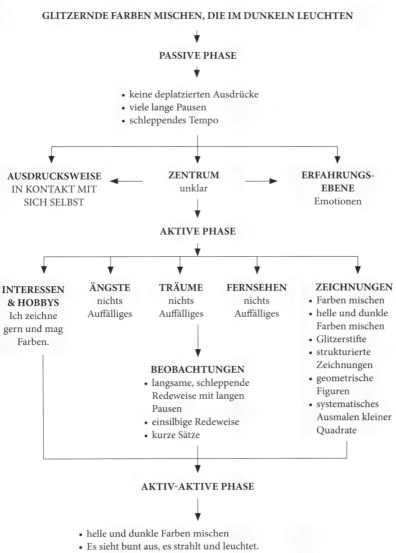

Das ist eine Bombe, kein Ball

Z. C., fünf Jahre alt, suchte mich am 8. März 2005 wegen wiederkehrender Infektionen der oberen Atemwege und Alopecia areata auf.

Passive Phase der Fallbeobachtung:

B: „Möchtest du mit mir reden?"
P: (keine Antwort)

B: „In Ordnung. Wie heißt du denn?"
P: „Z."

B: „Und was fehlt dem Z. denn?"
P: „Husten und Erkältung."

B: „Dann erzähle mir mal vom Husten und der Erkältung."
P: (keine Antwort)

Handgeste: Der Junge bewegt seinen Finger ständig im Halbkreis über den Tisch.

B: **„Wann passiert das denn immer?"**
P: „Das passiert manchmal."

Da das Kind in der passiven Phase nicht in der Lage ist, frei zu sprechen, werden wir geringfügig aktiv, um die unbewussten Bereiche zu untersuchen. Zunächst werden wir Fragen zu den Interessen und Hobbys stellen, weil die meisten Kinder darüber am liebsten sprechen.

Ende der passiven Phase der Fallbeobachtung

Zentrum: Unklar, weshalb wir in die unbewussten Bereiche vordringen werden, um das Zentrum zu finden. Dazu behalten wir die eigentümliche Handbewegung im Kopf.

Erfahrungsebene: Namen und Fakten

Ausdrucksweise: Er steht in Kontakt mit sich selbst.

Aktive Phase der Fallbeobachtung:

B: „Was machst du gern?"
P: (LANGE PAUSE)

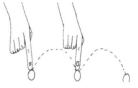

Handgeste: führt mit dem Finger wiederholt eine eigentümliche, halbkreisförmige Bewegung auf dem Tisch aus

B: „Was machst du am liebsten?"
P: „Ich weiß nicht." (PAUSE)

Beobachtung: Er verfolgt die halbkreisförmige Zeichnung seines Fingers über den Tisch, worauf er diese Handgeste energischer auszuführen beginnt.

(LANGE PAUSE)

HG: vollführt halbkreisförmige Bewegungen mit dem Daumen im Mund.

B: **„Was gefällt dir denn alles so?"**
P: „Ich weiß nicht."

HG: Wieder vollführt er mit den Fingern dieselbe halbkreisförmige Bewegung.

Da der Junge nicht mitteilsam zu sein scheint, versuchen wir, mit folgenden Fragen eine Beziehung zu ihm aufzubauen.

B: **„Was stellst du für Unfug an?"**
P: „Keinen."

B: **„Du musst doch manchmal Unfug machen?"**
P: (bestätigendes Nicken)

B: **„Und was für welchen?"**
P: (keine Antwort)

Beobachtung: Der Junge schaut sich die ganze Zeit im Raum um und spielt mit den Gegenständen auf dem Tisch. Er ist ständig in Bewegung, wirkt sehr unruhig und bewegt seine Finger auf die ihm eigene, auffallende Weise.

Wir merken, dass der Fall nicht vorankommt. Deshalb versuchen wir, das Zentrum in einem anderen unbewussten Bereich zu finden: seinen Ängsten.

B: „Gut. Dann sag mir mal, wovor du Angst hast."
P: „Abends, wenn ich schlafen gehe, da fürchte ich mich."
B: „Und wovor fürchtest du dich?"
P: „Vor Geistern." (flüstert)
B: „Was siehst du denn, wenn du von Geistern träumst?"
P: (keine Antwort)
B: „Was machen die Geister in deinen Träumen?"

Handgeste: Der Junge spielt mit seinen Fingern auf dem Tisch, mit derselben halbkreisförmigen Geste. Dann macht er Flugzeuggeräusche und ahmt in der Luft ein fliegendes Flugzeug nach.

Wie wir sehen, ist das Kind verbal zwar nicht sehr mitteilsam, hat jedoch eine lebhafte Körpersprache. Das Einzige, was allen unterschiedlichen Bereichen gemein – und deplatziert – ist, ist die auffallende Handbewegung, die das Zentrum nonverbal anzeigt. Wir können nach diesem Thema fragen, sobald der Junge in der Lage ist, es mit der verbalen Sprache in Übereinstimmung zu bringen. Noch gehen wir nicht zur aktiv-aktiven Phase über, sondern bleiben nur aktiv.

B: „Was magst du für Geschichten?"
P: (keine Antwort)

Beobachtung: Er flüstert etwas mit sehr tiefer Stimme. Er scheint in seiner eigenen Welt versunken zu sein.

Da der Junge nicht weiterkam, fragten wir ihn nach seinen Geschwistern, um eine Beziehung zu ihm aufzubauen. Daraufhin begann er, etwas auf ein Stück Papier zu kritzeln. Wir hatten vorher schon gesehen, dass seine Finger etwas unsichtbar auf dem Tisch zeichneten, ein Hinweis, dass seine Energie im Bereich des Zeichnens liegt; daher gaben wir ihm mehr Papier.

(Hier ist er in seine Zeichnung vertieft.)

B: „Was hast du da gezeichnet? Darf ich mal sehen?"
P: (keine Antwort)

B: „Erzähle mir mal, was du da gezeichnet hast. Wer ist das?"
P: (keine Antwort)

B: „Wer ist das?"
P: „Jemand anderes."

B: „Und wer? Was passiert da?"
P: „Ein Berg."

B: „Wer steht da auf dem Berg?"
P: „Der war zu, wie ist denn da das Wasser rausgekommen?"

B: „Was ist da passiert?"
P: *„Es kann nicht schmelzen und rauskommen.* Wie ist es denn da geschmolzen und rausgekommen?"

Nun, für uns scheinen ein Berg und Wasser, das von irgendwoher kommt, in keinerlei Beziehung miteinander zu stehen, doch damit ist etwas Auffallendes aufgetaucht. Um das komplette Energiemuster sich entwickeln zu lassen, lassen wir uns mit dem Fluss des Kindes treiben und versuchen, diese Auffälligkeit so gut wie möglich zu ergründen.

B: „Was meinst du? Kannst du mir sagen, wie das Wasser da rausgekommen ist?"
P: „Ich weiß nicht, wie das Wasser da rausgekommen ist, der war doch zu."

B: „Du weißt es nicht, aha. Wer ist das denn?"
P: „Das ist jemand anderes, und das hier ist auch jemand anderes."

B: „Was machen die Leute hier?"
P: „Die sind gucken gekommen."

B: „Was wollen sie denn angucken?"
P: (keine Antwort)

B: „Kannst du das hierhin zeichnen?"
P: *„Der Berg hier ist sehr groß. Andere Berge wie der sind sogar noch größer."*

B: „Aha, so groß ist der Berg. Was noch?"
P: (erläutert die Zeichnung) „Da ist auch eine Treppe, wo *man runterfällt und stirbt,* weil an der Seite keine Wand ist."

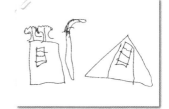

B: „Man fällt runter… Von welchem Berg fällt man nicht runter?"
P: „Von dem hier."

B: „Was ist das?" (zeigt auf die Zeichnung)
P: „Eine Treppe."

B: „Dort fällt man nicht runter, aber hier fällt man runter?"
P: „Hier ist eine Wand."

B: „Und hier?"
P: „Kann man nicht rein und nicht raus… Wenn man reingeht, muss man drin bleiben."

B: „Und was passiert dann?"
P: „Man kann nicht rein. Man kann hoch, aber nicht rein. Da drin ist Gras."

B: „Was passiert, wenn man hoch geht?"
P: *„Dann fällt man die Treppe runter und stirbt."*

B: „Wenn man runterfällt und stirbt… Was passiert dann? Und wo ist das Wasser hergekommen? Was passiert, wenn das Wasser kommt?"
P: *„Dann kommt ein Sturm."*

B: „Was?"
P: „Ein Sturm, dann kommt das Wasser…"

B: „Es kommt ein Sturm, und dann kommt Wasser. Was passiert dann?"
P: „Hier liegt ein langes Rohr."

B: „Und dann?"
P: „Das ist kein Sturm. Das ist…" (zeigt auf die Zeichnung)

B: **„Was ist der Sturm in dem Bild?"**
P: „Das Große hier."

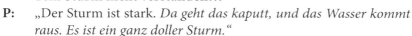

B: **„Der Sturm… Was passiert dann? Ich habe das mit dem Wasser und dem Sturm nicht verstanden…"**
P: „Der Sturm ist stark. *Da geht das kaputt, und das Wasser kommt raus. Es ist ein ganz doller Sturm."*

B: **„Kannst du mir das noch mal erzählen? Ich hab's vergessen."**
P: *„Der ist noch stärker als der Berg. Das Wasser kommt raus und geht über den Berg drüber."*

B: **„Erzähle mir ein bisschen mehr über das Wasser und den Sturm."**
P: „Hier ist Wasser und Gras."

B: **„Das ist Gras, das ist Wasser. Was passiert dann?"**
P: *„Hier ist es schwarz und dunkel."*

Das Kind zeichnet weiter und antwortet nicht mehr auf Fragen.
Wir sehen, wie er Weiß ins Schwarz mischt, um die Dunkelheit darzustellen.

B: **„Was ist das hier drin?"**
P: *„Hier drin ist es dunkel."*

B: **„Was passiert im Dunkeln?"**
P: *„Da kann niemand bleiben. Es klingt, als ob jemand schreit. Jemand sagt: „Geh nicht ins Dunkle rein, sonst kommt jemand und fängt dich und bringt dich um."*

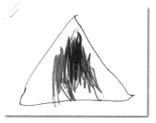

B: **„Was?"**
P: *„Dort ist es dunkel – geh dort nicht hin! Sonst kommt jemand und bringt dich um auf dem Berg."*

B: „Was ist dort auf dem Berg?"
P: „Nichts. Hier auf dem Berg ist es dunkel, und auf dem Berg dort ist es nicht dunkel."

B: „Dort ist es nicht dunkel… Und was ist das?"
P: *„Der Sturm schafft das Wasser von da drin weg."*

B: „Das Wasser kommt von drinnen… und woher noch?"
P: *„Der Himmel geht kaputt, und Wasser kommt raus."*

B: „Wie geht der Himmel kaputt?"
P: *„Aus der Rakete kommt Rauch. Hinter der Rakete kommt Feuer raus, deswegen kann die nicht in den Himmel fliegen. Wenn sie hochfliegt, geht der Himmel kaputt."*

B: „Was passiert dann, wenn der Himmel kaputt geht?"
P: *„Er geht kaputt. Es bleibt noch nicht mal die Hälfte übrig. Der geht ganz und gar kaputt."*

B: „Wie geht er kaputt?"
P: *„Vom Raketenfeuer."*

B: „Erzähle ein bisschen mehr."

Beobachtung: Der Junge redet weiter, während er das nächste Bild zeichnet.

P: „Das Wasser kommt raus. Ein bisschen Wasser bleibt übrig, und dann kommt das ganze Wasser raus."

B: „Und was passiert dann?"
P: *„Das ganze Haus geht kaputt."*

B: „Was passiert dann?"
P: *„Alle Häuser, Gebäude und Fenster gehen kaputt."*

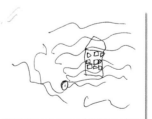

B: „Was passiert dann? Was ist das alles?"
P: *„Da ist das Wasser drin… alle Häuser gehen unter."*

B: „Erzähle mir das noch einmal."
P: *„Der Sturm wird weniger, alles kommt raus, Wasser kommt raus.*

Das Wasser geht über die Häuser und die Gebäude, und die gehen alle unter."

B: „Und was passiert?"
P: *„Alles schmilzt."*

B: „Was schmilzt?"
P: „Alle Mauern da draußen – alles schmilzt."

B: „Was ist an der Mauer da draußen?"
P: „Das Gras auf der Hütte. *Alle Leute sterben.*"

B: „Was ist mit dem Sturm? Erkläre mir das noch einmal."
P: *„Der Sturm hat das kaputt gemacht – er ist ganz klein geworden… und das Wasser ist rausgekommen."*

B: „Noch mal, bitte."
P: *„Wasser. Es wird dunkel."*

B: „Erkläre mir das noch ein bisschen. Erzähle mir mehr über diese Zeichnung."
P: *„Kleiner Sturm… Wasser kommt raus… geht über den Berg drüber."*

B: „Was passiert dann?"
P: *„Da kommt eine laute Stimme."*

B: „Was für eine Stimme?"
P: „Eine Stimme. Ich hab Angst."

B: „Was passiert da?"
P: „Der Geist kommt raus und sagt: „Komm nicht hierher, das ist mein Haus!"

B: „Warum kommt der Geist raus?"
P: „Der hat große, lange Finger. Er kommt raus und fängt jeden, der herkommt."

B: „Wie fängt er die Leute?"
P: „Der Geist ist dort… Nein, der Geist kommt und fängt sie… Er hebt sie auf und schmeißt sie weg. Aus seinen Fingernägeln kommt Blut raus. Die Hexe kann zaubern und kann sie in alles verwandeln."

B: „In was verwandelt uns die Hexe?"
P: „Die verwandelt uns auch in einen Geist, und dann bringt der Geist uns um."
B: „Was macht sie noch?"
P: *„Sie bringt uns um.* Sie kann uns in alles verwandeln."
B: „Wie bringt sie uns um?"
P: „Von hinten… wie eine schwarze Fee."
B: „Wie kann eine schwarze Fee uns umbringen?"
P: „Ihre Schwester kann das. *Sie kann die Erde nicht kaputt machen, weil, wenn sie sie kaputt macht, dann stirbt sie.* Die Erde ist so groß, sie kann sie nicht mal hochheben."

Hier müssen wir auf die Sprache achten, die der Junge benutzt, um sich auszudrücken: Der Sturm macht kaputt, eine Rakete macht den Himmel kaputt, das ganze Haus, alle Gebäude und Fenster gehen kaputt, und alles schmilzt. Seine Vorstellungskraft erstreckt sich auf etwas, das so riesig ist wie die Erde. Das ist deplatziert und auffallend, daher müssen wir es im Kopf behalten.

B: „Sie kann die Erde nicht hochheben…"
P: „Die geht nicht kaputt. Nicht mal die Hexe kann sie kaputt machen."
B: „Was würde passieren, wenn die Erde kaputt geht?"
P: „Die Erde ist dort. Indien ist auf einer anderen Erde. Die Leute von der Armee schmeißen *Bomben aus einer Hubschrauberkanone, und dann bringen sie die Feinde um.*"
B: „Wie sterben die Feinde?"
P: *„Wenn sie die Bomben schmeißen, explodieren die.*"
B: „Erzähl mal, wie das vor sich geht."
P: *„Ein großer, schwarzer Bombenhubschrauber.*"
B: „Was passiert, wenn die Bombe kaputt geht?"
P: „Da ist ein Armeeauto, das macht die Feinde kaputt."

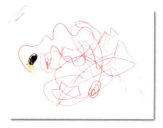

B: „Wenn eine große, schwarze Bombe kaputt geht, was passiert dann?"
P: (beginnt zu zeichnen)
P: „Schwarz… dort ist Feuer… gelbes Feuer."
B: „Wenn dort ein großes Feuer ist, was passiert dann?"
P: „Gelbes *Feuer kommt raus… die Menschen dort bringen sie um… die haben ein großes Gewehr… da ist nur eine Kugel drin, die kann sie umbringen.* Die Leute von der Armee haben so große Bomben."
B: „Erklär mir mal, was das ist."
P: „*Da ist überall Feuer. In der Bombe ist Feuer drin.*"
B: „Was passiert dann?"
P: „*Die Bombe explodiert da drin… da kommt so was wie Feuer raus.*"
B: „Was passiert dann, wenn die große Bombe explodiert?"
P: (zeigt seine Zeichnung) „*Wenn der Sturm das kaputt macht, kommt Wasser raus… Wenn eine große Bombe explodiert, kommt ganz viel Wasser raus.*"

Wir bemerken, dass der Junge die Explosion einer Bombe mit dem zerstörerischen Sturm in Beziehung setzt, von dem er vorher gesprochen hatte. Das zeigt, dass beide Teil desselben Vorgangs sein müssen.

B: „Was ist das hier auf dem Bild?"
P: „Das ist ein Sturm, und das ist eine Bombe."
B: „Dann erzähle mir mal, was passiert, wenn die große Bombe explodiert."
P: „*Wenn die explodiert, kommt kleine Bomben mit Feuer raus.* Dann wird das Feuer gelöscht, und die kleinen Bomben kommen raus."
B: „Was passiert dann, wenn die kleinen Bomben rauskommen?"
P: „*Da kommt ein Zauber raus aus den kleinen Bomben.*"

B: „Ein Zauber…"
P: „Wenn sie explodiert, kommt ein Zauber raus, und wir werden alle verwandelt."
B: „In was?"
P: „Wir werden verrückt."
B: „Wir werden verrückt…"
P: *„Der Zauber wirkt aufs Gehirn, und das explodiert dann."*
B: „Wie kommen denn die kleinen Bomben aus der großen raus?"
P: *„Wenn sie kaputt geht, dann kommen sie raus.* Wenn sie nicht kaputt geht, können wir die kleinen Bomben nicht fangen."
B: „Was passiert, wenn die kleinen Bomben rauskommen?"
P: „Sie fallen runter… dann müssen wir sie fangen… Mist."
B: „Sag mal, warum werden wir denn verrückt, wenn ein Zauber aus den kleinen Bomben kommt?"
P: „In der großen Bombe dort ist Feuer drin, dann ist das so. Die dunkle, schwarze Bombe ist dort, so! Dann ist das so."
B: „Was passiert? Erklär das noch mal."
P: *„Die Bombe ist schwarz."*
B: „Was passiert dann, wenn die Bombe schwarz ist?"
P: *„Da kommen kleine Bomben raus… da kommt Feuer raus."*
B: „Kleine Bomben kommen raus, Feuer kommt raus… was passiert dann?"
P: *„Tack-tack!"*

Zu diesem Geräusch vollführt der Junge dieselbe Handbewegung wie zu Beginn: Er bewegt wiederholt seinen Finger im Halbkreis über den Tisch.

B: „Was? Ich habe dich nicht verstanden."
P: *„Da kommt Feuer raus, es explodiert von innen:"* (wiederholt dieselbe Handgeste)

Es ist dieselbe Handbewegung, die der Junge anfangs wiederholt hatte. Vorher war nur das Energiemuster ohne verbale Entsprechung zu sehen, zu diesem Zeitpunkt jedoch beginnt die Handbewegung sich mit der verbalen Sprache zu decken. Wir können jetzt folgende Bilder erkennen: Explosion einer schwarzen Bombe, kleine Bomben kommen heraus, Feuer, alles geht kaputt. Zusammen mit dieser Handbewegung wird uns das Zentrum nun klar. Jetzt können wir zur aktiv-aktiven Phase übergehen.

Aktiv-aktive Phase der Fallbeobachtung:

B: „Du sagst, die kleinen Bomben kommen so raus: „*Tack-tack!*" Das habe ich nicht verstanden."

P: (macht ein Geräusch) „*Zsch-zschhh!*"

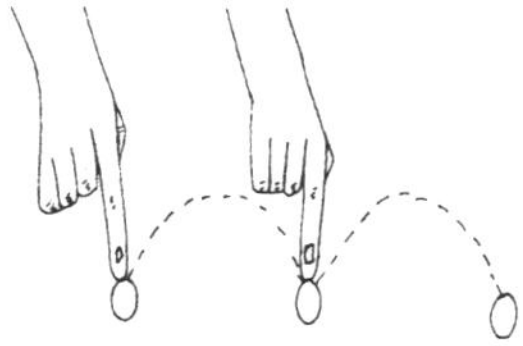

B: „Wie kommen die raus? Erzähl das noch einmal."

P: „*Wie ein Ball, der springt so raus.*" (gleiche Handgeste)

B: „Wie kommen die Bälle raus?"

P: „*Die springen raus.*"

B: „Sie springen raus… Erkläre das mal ein bisschen genauer. Und was bedeutet „*tack-tack*"?"

P: (gleiche Handgeste) „Das ist so, dann… dann macht es *tack-tack*, und dann gehen sie kaputt."

B: „Wie viele kommen da raus?"

P: „Da kommen vier kleine raus. Man muss alle vier in eine Hand nehmen… keine, keine einzige in die andere Hand."

B: „Alle vier in eine Hand… Was würde sonst passieren?"

P: „*Wenn sie nicht kommen und runterfallen, dann können wir uns nicht retten. Wir müssen sie aufheben.*"

B: „Und wenn wir sie nicht aufheben können?"

P: „Wir müssen sie aufheben, sogar dann, wenn sie ins Feuer fallen."

B: „Wir müssen sie aufheben… gut. Und wie kommen dann die kleinen Bomben aus den großen raus?"
P: „Wenn wir dort hinlaufen, kommt das Feuer auch raus. Wenn wir nach Hause kommen, kommt das Feuer auch nach Hause."

B: „Und woher kommt noch Feuer?"
P: „Wenn es rauskommt, dann können wir die kleinen Bomben nicht fangen. Wenn wir sie nicht aus dem Feuer rausholen können, dann verbrennen sie. Wenn man die kleinen Bomben nicht fängt, dann kommen sie immer weiter."

B: „Was passiert, wenn sie immer weiter kommen?"
P: „Egal, wo wir sind, da kommt immer Feuer zu uns. Egal, wo wir lang laufen, da kommt Feuer. Egal, wo wir stehen, da kommt auch Feuer. Und wenn das Feuer unter unsere Beine kommt, dann ist das Feuer auch dort."

B: „Sag mir mal, wie diese Bälle aussehen."
P: „Das sind keine Bälle… das ist eine Bombe."

B: „Ok, eine Bombe. Wie sieht diese Bombe aus?"
P: „Die sieht aus wie ein Ball."

B: „Gut. Wie kommen kleine Bomben aus großen heraus?"
P: „Die kommen raus."

B: „Gut. Zeichne sie mal hier drauf und zeige es mir."
B: „Was passiert danach mit den vieren?"
P: „Wir müssen sie fangen."

B: „Was passiert dann mit den kleinen Bomben?"
P: „Wir müssen sie fangen. Da ist ein Feuer."

B: „Was hast du da gezeichnet?"
P: „Das ist eine große Bombe. Die sieht rund aus… Und das hier ist eine Bombe. Guck mal! Das ist eine kleine Bombe."

B: „Du hast gesagt: „Wenn kleine Bomben explodieren, kommt ein

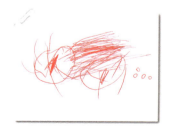

Zauber heraus, und wir werden verrückt." Erzähle mir mehr davon."
P: „Sie darf nicht von allein runterfallen."
B: **„Was passiert, wenn sie runterfällt?"**
P: „Wenn eine Bombe runterfällt, werden wir verrückt."
B: **„Warum?"**
P: „Weil das eben so ist!"

Aktiv-aktive Phase zur Bestätigung:

In den Zeichnungen erwähnte er einen Geist, doch er blieb nicht dabei. Wir fragen ihn nun nach dem Geist, um zu erkennen, in welcher Verbindung er mit dem ganzen Phänomen steht.

B: **„Wer war eigentlich der Geist?"**
P: „Das ist kein Geist, nur eine Maske. Es gibt keine Geister auf der Welt."
B: **„Wer ist das?"**
P: „Er trägt eine Maske und kommt."
B: **„Was passiert dann?"**
P: „Der Geist hat Nägel."
B: **„Ich verstehe nicht."**
P: (Der Junge ist wieder ins Zeichnen vertieft und redet die ganze Zeit mit sich selbst.) „Der hat Angst vor der Bombe, der Geist rennt und rennt…"
B: **„Welche Bombe? Wo ist die Bombe?"**
P: „Die Bombe war im Haus drin. Er hat Angst bekommen und ist in den Berg reingegangen."
B: **„Was passiert dann?"**
P: (zeigt auf die Zeichnung) „Sein Haus… da ist keiner drin."
B: **„Woher kommt dann der Geist?"**
P: „Das war ein Geist. Er hat Angst vor der Bombe bekommen und ist weg-

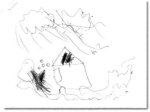

gerannt und gestorben. Da sind kleine Bomben rausgekommen, und der Geist konnte sie nicht fangen."
B: **„Und wie sehen die kleinen Bomben aus?"**
P: „Wie Bälle."

Fallverständnis

Deplatzierte und ungeordnete Ausdrücke
Passive Phase der Fallbeobachtung:

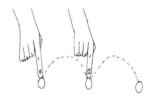

In der passiven Phase der Fallbeobachtung hatte der Junge nur über seine körperlichen Beschwerden gesprochen. Es hatte sich nichts Auffallendes gezeigt. Er erzählte nichts von sich aus, so dass wir geringfügig aktiv werden und die Bereiche seiner Interessen, Hobbys und Ängste ansprechen mussten. Seine auffallende Handbewegung – der sich im Halbkreis bewegende Finger – wurde zur Kenntnis genommen.

Aktive Phase der Fallbeobachtung:

Im Bereich der Interessen und Hobbys zeigte sich der Junge ebenso wenig mitteilsam. Wir hielten jedoch folgende Auffälligkeiten fest:

- sehr unruhig
- zeichnet eine bildliche Darstellung von etwas auf den Tisch
- fortgesetzte Handgeste: Halbkreisförmige Bewegung der Finger
- Handgeste: An verschiedenen Stellen auf dem Tisch
- Handgeste: Ahmt in der Luft ein fliegendes Flugzeug nach und macht dazu Flugzeuggeräusche
- Handgeste: Lässt seine Finger über den Tisch spazieren und flüstert dazu
- zeichnet einen Kreis

Bis dahin war verbal kein Zentrum auszumachen, doch auf der nonverbalen Ebene tauchten wiederholt und in unterschiedlichen

Bereichen die auffallenden Handbewegungen auf und enthüllten uns das Zentrum des Kindes.

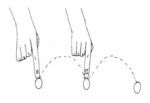

Seine Körpersprache (zeichnerische Aktivitäten) zeigte, dass seine Energie im Bereich des Zeichnens liegt. An diesem Punkt des Fallgesprächs gaben wir ihm Papier zum Zeichnen. Seine Beschreibungen:

- Das ist ein Berg. Der war zu, wie ist denn da das Wasser rausgekommen?
- Das Wasser kann nicht schmelzen und rauskommen.
- Ein Sturm kommt, der Himmel geht kaputt, und Wasser kommt.
- Hinter der Rakete kommt Feuer raus. Die Rakete kann nicht in den Himmel fliegen, sonst geht der Himmel kaputt.
- Der Himmel geht ganz und gar kaputt. Es bleibt noch nicht mal die Hälfte übrig.
- Das klingt, als ob jemand schreit. Jemand sagt: „Geh nicht ins Dunkle rein, sonst kommt jemand und fängt dich und bringt dich um."
- Das ganze Haus geht kaputt. Alle Häuser, Gebäude und Fenster gehen kaputt.
- Der Sturm wird weniger, und dann kommt Wasser raus. Das Wasser geht über alle Häuser und Gebäude, und die gehen alle unter.
- Alles schmilzt.
- Alle Leute sterben.
- Da kommt eine laute Stimme.
- Sie kann die Erde nicht kaputt machen, weil, wenn sie sie kaputt macht, stirbt sie.
- Leute von der Armee schmeißen Bomben aus einer Hubschrauberkanone, und dann bringen sie die Feinde um.
- Wenn sie die Bomben schmeißen, explodieren die.

- Eine schwarze Bombe explodiert, und gelbes Feuer kommt raus.
- Wenn der Sturm das kaputt macht, kommt Wasser raus. Wenn eine große Bombe explodiert, kommt ganz viel Wasser raus.

An dieser Stelle stellt der Junge eine Beziehung zwischen der Bombe und dem Sturm her:

- Wenn die explodiert, kommen kleine Bomben mit Feuer raus. Dann wird das Feuer gelöscht, und die kleinen Bomben kommen raus.
- Da kommt ein Zauber raus aus den kleinen Bomben. Der Zauber wirkt aufs Gehirn, und das explodiert dann.
- Wenn sie kaputt geht, dann kommen kleine Bomben raus. Wenn sie nicht kaputt geht, können wir die kleinen Bomben nicht fangen.
- „Tack-tack!" (Als der Junge diesen Laut bildet, vollführt er dieselbe Handbewegung.) Da kommt Feuer raus; es explodiert von innen.

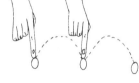

Aktiv-aktive Phase der Fallbeobachtung:

- Wie ein Ball, so springen die raus. (gleiche Handbewegung)
- Dann kommt dieses Geräusch und macht es kaputt.
- Vier kleine Bomben kommen da raus.
- Wenn sie runterfallen, können wir uns nicht retten. Wir müssen sie aufheben.
- Wenn wir die kleinen Bomben nicht fangen, dann kommen sie immer weiter. Wenn wir sie nicht aus dem Feuer rausholen können, dann verbrennen sie.
- Das ist kein Ball… das ist eine Bombe.

Als wir ihn nach dem Geist fragten, brachte er ihn mit der Bombe in Verbindung. In all seinen Zeichnungen erläuterte er das komplette Phänomen.

Was ist das Zentrum, die Essenz des Falls?

Die verschiedenen Zeichnungen, die der Junge anfertigte, enthüllten das komplette veränderte Energiemuster in seinem Inneren.

- Der Himmel geht kaputt, und Wasser kommt raus.
- Rakete… Feuer… der Himmel geht kaputt.
- Er geht ganz und gar kaputt.
- Alles schmilzt.
- Alle sterben.
- Die explodierenden Bomben werden von der Armee abgeworfen.
- Aus dieser Bombe kommt gelbes Feuer heraus.
- Es ist eine schwarze Bombe mit Feuer drin.
- Wenn sie explodieren, kommen kleine Bomben heraus.
- Es kommen vier kleine Bälle heraus.
- Sie sehen aus wie Bälle, aber es ist eine Bombe, kein Ball.
- Er erzählt von Stürmen und Geistern und bringt sie mit dem Phänomen der explodierenden Bomben in Verbindung.

Welches Naturreich?

- Das vorherrschende Thema in der Erzählung des Kindes war Zerstörung. Ständig wiederholte es die Vorstellung, dass etwas kaputt gehe, in den unterschiedlichsten Zusammenhängen: Der Himmel geht kaputt, die Häuser gehen kaputt, der Sturm macht kaputt, die Rakete geht kaputt…
- Er spricht von einer weltumspannenden Zerstörung: „Alles wird ganz und gar zerstört."
- Die Zerstörung, die er vermittelte, war total. „Es bleibt noch nicht mal die Hälfte übrig. Er geht ganz und gar kaputt."

Wie wir sehen, betrifft das immer wiederkehrende Thema die Zerstörung von Strukturen. Dies verweist auf das **Mineralreich**.

An vielen Stellen könnte man aus den Worten des Kindes auf bestimmte Themen aus dem Tierreich schließen, doch wir dürfen uns nicht nur auf seine Worte konzentrieren, sondern müssen das gesamte Phänomen im Auge behalten, und das läuft auf das Muster einer Massenzerstörung hinaus.

Welche Reihe und Spalte des Periodensystems?

Auch wenn ein Kind die korrekte Terminologie nicht kennt, kennt es doch das gesamte Phänomen aus eigener Erfahrung sehr genau. In der Tat hatte seine Körpersprache dieses Phänomen von Beginn der Anamnese an bildlich dargestellt, und dann hatte er es wunderbar mit dem sich herausschälenden Energiemuster verbunden.

- Das ist eine schwarze Bombe mit Feuer drin.
- Wenn sie explodiert, kommen kleine Bomben raus.
- Da kommen vier kleine Bälle raus.
- Alles schmilzt.
- Alle sterben.

Die Art der Zerstörung, von der er spricht, gehört zu einem **radioaktiven Element**.

Welches Mittel?

Der wichtigste Bestandteil einer Atombombe ist Uran. Uran ist das Element, das für die Kernspaltungsreaktion verantwortlich ist, das Grundprinzip einer Atombombe.

Parallel zum Thema der Massenzerstörung tauchte auch das Thema der Panik auf. Infolge dessen entschieden wir uns für **Uranium nitricum**.

Welche Potenz?

Am Ende der passiven Phase der Fallbeobachtung schien der Junge sich verbal auf der Ebene der Namen und Fakten zu befinden. Die auffallende Handbewegung jedoch, die wir anfangs nicht verstanden, konnte später, als das gesamte Phänomen das komplette veränderte Energiemuster des Kindes erklärte, damit in Zusammenhang gebracht werden. Somit schwang der Junge (nonverbal) auf der Ebene der Wahnideen und erhielt die Potenz **1M** als Einmalgabe.

Über Uranium nitricum

Fast alle Elemente haben stabile Atome, die nicht spaltbar sind, es sei denn durch Beschuss in Teilchenbeschleunigern. Das einzige natürliche Element, dessen Atome zu praktischen Zwecken leicht gespalten werden können, ist Uran, ein Schwermetall mit dem größten Atom aller in der Natur vorkommenden Elemente und einem hohen Neutronen-Protonen-Verhältnis. Dieses höhere Verhältnis erhöht zwar nicht seine Spaltbarkeit, ist jedoch von großer Bedeutung für seine Fähigkeit, Explosionen zu fördern, was das Uran-Isotop 235 (^{235}U) zu einem Ausnahmekandidaten bei der Kernspaltung macht.

Der Aufprall eines einzigen Neutrons genügt, um das weniger stabile ^{235}U-Atom zu spalten. Dabei werden Atome kleinerer Elemente gebildet (häufig Barium und Krypton) und sowohl Hitze als auch Gamma-Strahlung (die stärkste und tödlichste Form der Radioaktivität) abgegeben. Außerdem werden bei der Spaltung des ^{235}U-Atoms zwei oder drei freie Neutronen freigesetzt. Wenn diese freien Neutronen mit genügend Kraft herausgeschleudert werden, um ein weiteres ^{235}U-Atom, mit dem sie in Kontakt kommen, spalten zu können, folgt eine Kettenreaktion. In der Theorie genügt es, ein einziges ^{235}U-Atom zu spalten, das Neutronen freisetzt, die weitere Atome spalten, die Neutronen freisetzen… und so fort.

FOLLOW-UP

Beim ersten Follow-up, einen Monat nach Behandlungsbeginn, zeichnete der Junge ein einziges Bild. Auf die Bitte, es zu beschreiben, sagte er: „Alle Leute sterben; alles wird zerstört." Die Zeichnung bildete eine massive und umfassende Zerstörung ab. Das war ein Hinweis auf die homöopathische Erstverschlimmerung nach der Einnahme des Similimums. Daher erhielt der Junge nur ein Placebo.

Drei Monate nach Behandlungsbeginn waren die Beschwerden der oberen Atemwege vollständig verschwunden. Wir entdeckten auch, dass an der Stelle seines Haarausfalls teilweise Haare nachgewachsen waren.

Dieses Mal zeichnete er Berge, Bäume, die Sonne und ein paar Vögel, die am Himmel flogen und spielten. Seine Zeichnungen wiesen nicht den leisesten Anklang an eine Zerstörung auf. Als wir ihm seine früheren Zeichnungen zeigten, stritt er sofort ab, sie angefertigt zu haben. Er hatte völlig vergessen, was er mit diesen Zeichnungen beschrieben hatte. Wir bemerkten kleine pustulöse Furunkel in seinem Gesicht. Das war ein gutes Zeichen, denn es zeigte, dass die Krankheit ausgeleitet wurde. Daher erhielt er ein Placebo.

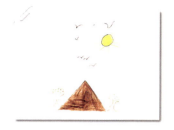

Sechs Monate nach Behandlungsbeginn hatte er eine Infektion der oberen Atemwege, die von hohem Fieber begleitet wurde. Da es sich hier um eine akute Verschlimmerung seiner alten Beschwerden handelte, erhielt er wiederholt eine Einmalgabe Uranium nitricum 1M.

Neun Monate nach Behandlungsbeginn hatten sich alle seine Atemwegsbeschwerden gebessert. An der Stelle des Haarausfalls wuchsen die Haare nach. Sein ganzer ehemaliger Zustand – kaputt machender Sturm, explodierende Bomben und Feuer – war beseitigt. Er erhielt nur ein Placebo.

Die Behandlung wurde noch drei Monate fortgesetzt und dann beendet. In dieser Zeit musste die Mittelgabe nicht wiederholt werden, so dass er die ganze Zeit nur ein Placebo bekam. Heute bekommt er hin und wieder sein Mittel, wenn er krank wird, ansonsten ist er nicht mehr in Behandlung.

Ende des Falls.

DAS IST EINE BOMBE, KEIN BALL.
↓
PASSIVE PHASE
↓
- keine deplatzierten verbalen Ausdrücke
- HG: Der Zeigefinger beschreibt einen Halbkreis.

↓

| AUSDRUCKSWEISE IN KONTAKT MIT SICH SELBST | ← | ZENTRUM unklar | → | ERFAHRUNGS-EBENE Namen und Fakten |

↓

AKTIVE PHASE

INTERESSEN, HOBBYS, TRÄUME, ÄNGSTE, EINBILDUNGEN
- verbal nicht mitteilsam

Beobachtungen
- sehr unruhig
- fortgesetzte HG: Finger beschreibt eine halbkreisförmige Bewegung
- HG: Zeichnet einen Kreis
- HG: Bildet ein Flugzeug in der Luft nach

↓

nonverbales Zentrum, HG

ERFAHRUNGSEBENE
Wahnideen

ZEICHNUNGEN
- Sturm kommt ... Himmel geht kaputt ... Wasser kommt raus.
- Der Himmel geht vom Raketenfeuer kaputt.
- Er geht ganz und gar kaputt, nicht einmal die Hälfte bleibt übrig.
- Im Dunkeln wird dich jemand fangen und umbringen.
- Das ganze Haus geht kaputt, alle Häuser, Fenster und Gebäude gehen kaputt.
- Das Wasser steigt über die Häuser, Gebäude und Berge, und alle Häuser gehen unter.
- Es wird dunkel, und man hört eine laute Stimme.
- Alles schmilzt, und alle Leute sterben.
- Die schwarze Fee kann die Erde nicht kaputt machen.
- Leute von der Armee schmeißen Bomben.
- Die schwarze Bombe explodiert, und gelbes Feuer kommt raus.
- Wenn eine große Bombe explodiert, kommen Feuer und kleine Bomben raus.
- Aus den kleinen Bomben kommt ein Zauber raus.
- Der Zauber wirkt auf das Gehirn, das explodiert.
- „Tack-tack!" und der Finger beschreibt Halbkreise.

↓

AKTIV-AKTIVE PHASE
↓

- Wie Bälle, die springen raus. (HG)
- Ein Geräusch kommt raus... und sie gehen kaputt.
- Vier kleine Bomben kommen raus.
- Wenn man die kleinen Bomben nicht fängt, brennt das Feuer weiter, und die kleinen Bomben fallen weiter.
- Das ist kein Ball... das ist eine BOMBE.
- Der Geist hatte Angst vor der Bombe. Er konnte die kleinen Bomben nicht fangen und ist gestorben.

Meine Mutter ist ein Drache

J., zwölf Jahre alt, suchte mich am 29. März 2005 wegen schweren Vitamin A-Mangelerscheinungen mit Hautausschlägen auf. Er litt außerdem an Phobien.

Passive Phase der Fallbeobachtung:

M: „Er hat weiße Frieseln. Die *kommen und gehen die ganze Zeit.* Es werden mehr, und dann werden es wieder weniger. Er hat ganz viele davon. *Er hat eine Menge unsinniger Ängste, ganz, ganz viele Ängste.* Das nimmt so ein Ausmaß an, dass er seit seinem ersten Schultag jeden Morgen erbrochen hat. Jetzt hat das langsam nachgelassen. Aber gerade eben hat er mir erzählt, dass er immer noch Angst hat, sich noch einmal den Arm zu brechen. *Er hat so viele Ängste und ist so unsicher.* Ein anderes Beispiel: Einmal wollte ich ins Waisenhaus zur Arbeit gehen, da fragte er mich plötzlich: „Wo gehst du hin?" Ich sagte: „Ich gehe ins Waisenhaus." Da fragte er: „Was ist ein Waisenhaus?" Ich erzählte es ihm und fragte dann: „Möchtest du mitkommen?" Spontan sagte er: „Nein." Ich fragte: „Warum?" Er sagte: „Weil du mich dort verlassen wirst.""

Die Mutter verlässt das Sprechzimmer.

B: **„Dann erzähle mir mal, was dir fehlt. Erzähle mir alles."**

P: „Einmal habe ich mit meinem Freund gespielt. Er war auf der Rutschbahn, und ich saß auf dem Rand der Rutschbahn. Ich bin ziemlich schnell runtergerutscht, bin gestürzt und habe mir den Arm gebrochen. Seitdem habe ich vor allem Angst."

B: **„Erzähle mir ein bisschen davon."**

P: „Ich bin ins Krankenhaus gegangen, und mein ganzer Arm wurde eingegipst. Als der Gips dann wieder runter war, war ich sehr vorsichtig, aber ich hatte Angst, mir den Arm noch einmal zu brechen. Ich war beim Eislauftraining, Schlittschuhlaufen mit einem ordentlichen Tempo. *Ich bin sehr schnell gelaufen. Da bekam ich Angst,* und deswegen habe ich mit dem Eislaufen aufgehört."

B: „Erzähle mir ein bisschen mehr über dich und deine Ängste."
P: *„Wenn ich schnell laufe, habe ich Angst, zu stolpern und zu stürzen. Und manchmal, wenn ich mit meiner Mutter Ausflüge mache, habe ich Angst, dass sie mich irgendwo sitzen lassen könnte.* Ich habe auch Angst, wenn ich zum Spielen runter gehe. *Immer, wenn irgendwo Glas in der Nähe ist,* bekomme ich Angst. *Ich habe Angst, dass ich mir noch einmal den Arm brechen könnte und sie dann einen Stab einsetzen müssen.* Das ist alles."

B: „Was noch?"
P: „Nichts weiter."

B: **„Erzähle mir ein bisschen mehr über dich. Ein bisschen mehr über deine Ängste. Ein bisschen mehr über alles, was dir so passiert ist."**
P: „Manchmal stürze ich. Einmal habe ich mir die Brust verletzt. Damals hatte ich Angst. Ich bin auch mal vom Seil abgestürzt. *Als ich da runtergefallen bin, hatte ich große Angst, dass ich mir etwas gebrochen haben könnte – meine Wirbelsäule zum Beispiel. Und meine Freunde jagen mir damit Angst ein, dass sie mich von der Rutschbahn schubsen könnten und ich abstürze."* (Handgeste: führt seine Hand an die Brust)

Wir sehen, dass sehr viele Ängste auftauchen: die Angst zu stürzen, sich die Knochen zu brechen, sich an Glas zu verletzen, von seiner Mutter verlassen zu werden usw. Da sie meist grundsätzlich unter vielen Ängsten leiden, ist es bei der Anamnese von Kindern das Beste, nicht gezielt nach bestimmten Ängsten zu fragen. Wir müssen warten, bis das Zentrum des Kindes klar ist. Vorläufig stellen wir allgemeine Fragen und hören dem Kind passiv zu.

B: **„Sehr schön. Erzähle noch ein bisschen mehr über all deine Ängste."**
P: „Sonst habe ich keine Ängste weiter."
(PAUSE)

B: **„Dann erzähle mir ein bisschen über dich."**
P: „Und was?"

Da der Junge in der passiven Phase bei der Schilderung seiner Ängste an einem toten Punkt angelangt ist, versuchen wir nun, weitere unbewusste Bereiche zu erforschen, um das Zentrum zu finden.

    Ende der passiven Phase der Fallbeobachtung

Zentrum: Noch unklar, deshalb müssen wir in andere unbewusste Bereiche eindringen, um das Zentrum zu finden.

Erfahrungsebene: Emotionen

Ausdrucksweise: Er steht in Kontakt mit sich selbst.

Aktive Phase der Fallbeobachtung:

B: „Erzähle mir von dir, von deinen Vorlieben, Interessen und Hobbys."

P: „Meine Interessen und Hobbys sind Kunst, Bücherlesen und Briefmarkensammeln mit meinem Vater. Und manchmal, wenn ich runtergehe, Kricket spielen, bekomme ich solche Angst, wenn der Ball auf mich zufliegt. Dann ducke ich mich einfach weg. Einige Zeit später spiele ich weiter, aber ich habe *große Angst, dass ich mir noch einmal den Arm breche.*"

(PAUSE)

Als wir den Jungen nach seinen Interessen und Hobbys fragen, spricht er interessanterweise wieder über dieselbe Angst.

B: „Erzähle ein bisschen mehr über dich. Ein bisschen mehr über deine Interessen und Hobbys."

P: „Manchmal lese ich abends noch ein Buch, und wenn ich dann schlafe, träume ich von der Geschichte und bekomme Albträume. Dann wache ich auf und sehe, dass ich noch im Bett liege."

B: „Was träumst du da?"

P: „Ich träume so Sachen wie... *Ich habe oft von Dinosauriern aus fernen Zeiten geträumt. Der hat mich immer gefressen und so. Damals hatte ich immer furchtbar viel Angst.* Manchmal bin ich dann aufgewacht und zu meiner Großmutter gegangen und habe sie gebeten, mir eine Geschichte zu erzählen. Nur dann konnte

ich wieder einschlafen. Das ist alles."
(PAUSE)

Hier werden wir auf die Sprache aufmerksam, die der Junge verwendet: „Ich habe oft von Dinosauriern aus fernen Zeiten geträumt." „Aus fernen Zeiten" ist ein völlig deplatzierter Ausdruck, daher nehmen wir ihn zur Kenntnis.

B: „Ok, kein Problem. Was passiert denn mit dir, wenn du allein zu Hause bist?"
P: „Wenn ich allein zu Hause bin, *habe ich große Angst und möchte, dass meine Mutter sofort wiederkommt, damit sie mir helfen kann.* Wenn meine Schwester weggeht, und mein Dienstmädchen geht weg, und meine Großmutter geht spazieren, und mein Vater geht ins Büro, und meine Mutter geht zum Markt, dann bin ich allein zu Hause. Dann bekomme ich Angst und möchte, dass meine Mutter sofort wiederkommt."
(PAUSE)

B: „Wovor hast du denn Angst, wenn du allein zu Hause bist? Was passiert dann mit dir?"
P: *„Ich bekomme Angst, als wäre so etwas wie ein Dämon hinter mir her. (Handgeste: ballt die Faust) Davor habe ich furchtbare Angst."*
B: „Wovor?"
P: „Vor dem, was *hinter mir her läuft."* (Handgeste: ballt die Faust)
B: „Was? Ich verstehe nicht."
P: „Sehen Sie, wenn ich allein zu Hause bin, dann denke ich, dass… Angenommen, ich gehe in mein Zimmer, und es ist sehr dunkel. *Ich habe Angst vor dieser Dunkelheit. Ich denke dann, dass irgendwelche Kreaturen hinter mir auftauchen, die mich umbringen wollen."* (Handgeste)
B: „Beschreibe mir das bitte etwas genauer, damit ich es verstehen kann."
P: „Ich sehe eine Person, die sich ein Tuch vors Gesicht bindet und *mich an einen gefährlichen Ort mitnimmt. (Pause) Davor habe ich Angst.* Dann gehe ich hin und sehe, dass es meine Schwester ist.

Wovor ich Angst habe, ist die Dunkelheit. Irgendetwas läuft hinter mir her, ich weiß nicht was. Manchmal, wenn ich zum Spielen in ein anderes Haus gehe, *habe ich den Eindruck, dass etwas hinter mir her läuft.* Dann laufe ich schneller, und dann ist mir, als würde das auch schneller." (Handgeste)

B: **„Beschreibe das etwas genauer."**
P: „Wenn ich merke, dass diese Person hinter mir her läuft, laufe ich sehr schnell, und manchmal falle ich dann hin. Deshalb *habe ich Angst, dass ich mir den Arm brechen könnte.* Nur davor habe ich Angst."

B: **„Wovor?"**
P: „Vor der Dunkelheit. Und wenn ich in der Schule bin, *habe ich Angst, dass ich mir den Arm oder etwas anderes brechen könnte.*"

Wir sehen, dass seine Angst eine Art Gegenstand, Kreatur oder Person betrifft, die hinter ihm auftaucht, sowie die Möglichkeit, sich etwas zu brechen. Ganz allmählich verbindet sich jetzt alles zu einem deutlicheren Bild.

B: **„Sehr schön. Erzähle mir mehr davon. Wovor hast du sonst noch Angst, wenn du allein bist?"**
P: „Wenn ich allein bin, wenn meine Freunde und Lehrer nicht im Klassenzimmer sind, *dann habe ich Angst, dass mich etwas fangen und wegschleppen könnte.* Dann denke ich: „Wie komme ich dann wieder nach Hause?" Davor habe ich Angst. Ich habe nur Angst vor der Dunkelheit, mir den Arm zu brechen und alleine zu Hause zu sein."

Wir sehen, dass die Aussage „etwas könnte mich fangen und wegschleppen" in drei unterschiedlichen Bereichen auftaucht: zu Hause, im Klassenzimmer und beim Spielen. Außerdem kommt sie in unterschiedlichen verbalen Ausdrücken vor, die nicht miteinander in Beziehung stehen.

B: **„Was meinst du mit Wegschleppen?"**
P: (LANGE PAUSE)

Der Junge kommt nicht mehr weiter, doch wir wissen inzwischen, dass sein Zentrum in diesen Ängsten liegt. Daher ändern wir jetzt unsere Fragen geringfügig, damit sich das komplette veränderte Energiemuster entfalten kann.

B: „Wovor hast du am meisten Angst?"
P: „Meine Schwester erzählt mir manchmal *Geistergeschichten. Dann sehe ich einen Geist, der mir Angst macht. Der Geist erscheint direkt vor mir, ganz real.*"

B: **„Erzähle mir doch mal eine Geschichte, die dir besonders viel Angst macht."**
P: „Die Geschichten aus den Harry-Potter-Büchern. *Die machen mir ganz viel Angst, weil da viele Drachen drin vorkommen und unsichtbare Dinge.*"

B: **„Wovor fürchtest du dich da?"**
P: „Ich fürchte mich vor *Ungeheuern und solchen Sachen. Ich glaube, meine Mutter ist auch ein Ungeheuer.*"

Beobachtung: *Der Junge bewegt rastlos seine Hände und macht einen äußerst ängstlichen Eindruck.*

B: „Was?"
P: „Sogar jetzt ist mir, als wäre meine Mutter irgendwie groß, und sie sieht wie ein Ungeheuer aus."

B: **„Erzähle mir ein bisschen davon. Keine Angst, das bleibt unter uns. Erzähle mir   nur davon."**
P: „*Mein Vater nimmt mir auch manchmal etwas weg, und dann habe ich große Angst, weil ich nicht weiß, wo es ist.* Mir macht das Angst, obwohl er gar nichts getan hat."

(Handgeste: *Seine Hände bewegen sich rastlos*).

Das ist etwas sehr Sonderbares. Anfangs hatte er gesagt, er brauche seine Mutter um sich, wenn er Angst hat. Jetzt sagt er, seine Mutter sei ein Ungeheuer. Dann bildet er sich ein, dass sein Vater ihm etwas wegnehme. Wir nehmen das zur Kenntnis.

B: „Erzähle noch ein bisschen mehr."
P: „Wenn ich mir Filme anschaue, wie *Die Mumie*, dann denke ich, die sind wahr und bekomme furchtbare Angst."

B: „**Du erzählst sehr schön. Noch etwas mehr, bitte.**"
P: (PAUSE) „Weiter gibt es über meine Ängste nichts zu erzählen."

B: „Erzähle mir etwas mehr über die Drachen."
P: „Meiner Meinung nach *können sie mich fressen*. Ich habe mal einen echten *kleinen Drachen* gesehen. Einen großen habe ich noch nie gesehen. Mein Vater hatte mich nach China mitgenommen… Sie wissen ja, *das ist das Land der Drachen*. Einmal, als wir in China waren, sind alle Chinesen losgestürmt, um einen Drachen zu sehen. Also sind mein Vater und ich auch hingegangen. Ich habe den Drachen in der Hand gehalten, und hinterher bekam ich furchtbare Angst vor Drachen."

B: „Erzähle mir mehr davon."
P: „Nach dem chinesischen Kalender *ist meine Mutter ein Drache*, deshalb habe ich Angst vor ihr bekommen *und schschsch… Ich glaube*, sie will… Ich weiß nicht, was sie mit mir machen will."

Wir erkennen, dass er viele Ängste vor Dinosauriern, Dämonen, Drachen, Geistern und Ungeheuern hat. Erst erschien ihm seine Mutter als Ungeheuer und jetzt als ein Drache, was zeigt, dass Ungeheuer und Drache für ihn dasselbe bedeuten. Wir können ihn nun weiter nach den Drachen befragen, um das komplette Bild zu erhalten.

Aktiv-aktive Phase der Fallbeobachtung:

B: „Wie sieht so ein Drache denn aus?"
P: *„Ein Drache sieht aus wie ein Dinosaurier mit Flügeln und einem langen Schwanz, und er kann Feuer speien."*

B: „Ich verstehe nicht."
P: „Ein Drache ist ein großer Dinosaurier mit Flügeln und einem langen Schwanz, und er kann Feuer speien. Wegen dem kleinen Babydrachen habe ich mir die Hand verbrannt. Seitdem fürchte ich mich vor Geistern, Vampiren und unsichtbaren Dingen.

Mehr habe ich nicht zu sagen. (PAUSE) Er hat große Füße und kann mich in den Vulkan werfen, in dem er haust."

B: „Was meinst du damit?"
P: „Drachen leben dort, wo es sehr heiß ist und wo niemand leben kann. Dort kommt Lava raus. Lava ist rotes, heißes Feuer, das sogar dann noch heiß bleibt, wenn man Wasser drauf gießt. Also, sobald wir diesen Ort betreten, verbrennen wir und sterben."

Er stellt spontan eine Verbindung zwischen dem Drachen und dem Dinosaurier her und liefert eine ausgesprochen bildhafte Beschreibung. Selbst eingebildete Ängste erscheinen ihm real.

B: „Erzähle mir mal von deinen Albträumen."
P: „Wie ich schon sagte, ich bekomme Albträume von Drachen in China. Das ist alles."

B: „Wovon handeln deine Albträume?"
P: „Von einem Drachen, der in diese Welt kommt und getötet wird. (öffnet seinen Mund weit wie ein Drache) Er macht unsere Wohnungen kaputt und tötet uns alle. Das ist mein Albtraum. Im Gesicht sieht er aus wie ein großer Dinosaurier mit vielen scharfen Zähnen, und er hat zwei große… Stäbe, die mit Haut bedeckt sind. Er kann Feuer speien. Er hat grüne Augen mit Schwarz drin und Weiß draußen. Er ist orange und sehr gefährlich." (Handgeste)

Da der Junge dies alles auf der Ebene der Wahnideen erlebt, bitten wir ihn zu zeichnen, um sein komplettes Energiemuster aufzudecken.

B: „Kannst du ihn mir mal aufzeichnen?"
P: „Ich weiß nicht, wie ich ihn zeichnen soll."

B: „Nur eine grobe Skizze dieses Drachens."
P: „Ich versuch's mal. Er hat große Füße, und immer, wenn er wütend wird, wird die Flamme an seinem Schwanz ganz groß. Zuerst ist der

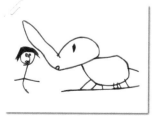

Schwanz dick, dann dünn. Wenn der Drache wütend wird, wird die Flamme ganz groß und breit."

Das Bild des Drachen taucht in jedem Bereich auf: in Geschichten, Albträumen, Zeichnungen und in seiner Wahrnehmung seiner Mutter. Ein Drache ist wie ein Dinosaurier – mit großen Füßen, einem großen Schwanz und scharfen Zähnen –, und er zerstört große Gebäude und speit Feuer. Wir werden jetzt zur Bestätigung weitere unbewusste Bereiche untersuchen.

Aktiv-aktive Phase zur Bestätigung:

B: „Was hast du sonst noch für Träume?"
P: „Sonst träume ich nichts weiter. Ich träume jeden Tag das Gleiche."
B: „Was?"
P: „Von einem Drachen."
B: „Was macht der Drache in deinem Traum?"
P: „Er zerstört die ganze Welt. Eines schönen Tages ist die ganze Welt zerstört, und er ist auch zerstört."
B: „Er zerstört die Welt... Ich verstehe nicht."
P: „Der Drache zerstört alles auf der Welt, wohin er auch kommt. Er zerstört alle Städte auf der ganzen Welt. Davor habe ich Angst."

Aktiv-aktive Phase zur Bestätigung in einem anderen Bereich:

B: „Was schaust du dir denn gern im Fernsehen an?"
P: „Auf dem National Geographic Channel schaue ich mir gern *Megastrukturen* an, um zu sehen, wie sie Häuser bauen."
B: „Was schaust du dir an? *Mega...*"
P: „*Megastrukturen*. Ich schaue mir auch gern *Die Entdeckung Indiens* an, da geht es *um ferne Zeitalter, vergangene Zivilisationen usw.*. Zum Beispiel, wie sie das erste Rad gebaut haben bis zur heutigen Zeit, wie sie Autoreifen bauen. Dort erzählen sie, wie *in fernen Zeiten* Kricketschläger hergestellt wurden."

B: „Erzähle mir davon."
P: „Zuerst haben sie Holzräder gebaut. Dann haben sie Gummiräder gebaut, die nur an manchen Wagen funktionierten. Dann haben sie ein Rad gebaut mit Stahl drin und außen herum. Dann haben sie gezeigt, wie die gestempelten Reifen hergestellt werden."

B: „Du hast gesagt, du schaust dir gern *Megastrukturen* an. Erzähle mir ein bisschen mehr darüber."
P: „Eine Megastruktur ist ein großes Gebäude – das größte Gebäude. Sogar, wenn man einen Stein gegen das Glas wirft, prallt er ab. Und drinnen ist eine große Kugel. Ich glaube, wenn ich dort wäre, hätte ich das Gefühl, dass da ein großer Drache drin ist. Wenn wir es aufmachen würden, würde er die ganze Zeit Feuerkugeln herausspeien." (Handgeste: benutzt seine Hände zur Verdeutlichung seiner Schilderung)

Seltsamerweise bringt er an dieser Stelle die Megastrukturen mit dem Drachen in Verbindung. Wir fahren fort, um herauszufinden, was bei seiner Angst vor Drachen physisch in ihm vorgeht. Was ist seine innere Empfindung in dieser Angst?

Innere Beobachtung:

B: „Was passiert eigentlich in deinem Körper, wenn du Angst hast?"
P: „Dann spüre ich so ein *Zucken in meinem Körper*, und dann werde ich wieder ruhig." (demonstriert die Zuckbewegung)

B: „Was passiert dann mit dir?"
P: „Ich möchte dann weinen und zu meiner Mutter gehen, um ihr davon zu erzählen. Ich habe etwas in meinem Körper, das ich ihr nicht erklären kann."

B: „Was ist in deinem Körper?"
P: „Meine Mutter… *in meinem Körper ist ein Drache.*"

B: „Was passiert in diesen Augenblicken in deinem Körper?"
P: *„Ich habe das Gefühl, dass da ein Drache in meinem Körper herumstapft und mich zusammenzucken lässt."*

B: „Erzähle mir davon."
P: „Wenn der Drache herumspringt, spüre ich dieses Zucken. Ich glaube, das ist *ein Erdbeben* in mir."
B: „Es ist ein Erdbeben in dir… Das verstehe ich nicht."
P: „Eigentlich ist es ein Drache in mir. Ich glaube, er *stapft* dort herum. Ich glaube, *es ist ein Junge, der in mir einen Stein wirft*. Also, ich glaube natürlich nicht wirklich, dass ein Junge in mir einen Stein wirft, aber *dort drin hüpft die ganze Zeit etwas*. So bekomme ich diese Zuckungen."
B: „Ich habe immer noch nicht verstanden. Erzähle es noch einmal."
P: „Es ist ein Junge, der in mir einen Stein wirft. Er läuft überall durch und kommt hier an. (weist auf seine Brust) Dann hört das Hüpfen auf."
B: „Du hast gesagt: „Eigentlich ist es ein Drache."
P: Für mich ist es aber ein Drache.
B: „Ich habe das nicht verstanden. Noch einmal, bitte."
P: „Sehen Sie, manchmal denke ich, es ist ein Drache, und manchmal, es ist ein Stein in mir. Wenn ich an eine Drachengeschichte denke, ist es ein Drache. Aber wenn ich an einen Knochenbruch denke, ist es eigentlich ein Junge, der einen Stein wirft."
B: „Ich verstehe nicht. Was meinst du damit?"
P: *„Wenn ich diese Zuckung bekommen, denke ich, dass ein Drache dort drin herumstapft. Aber wenn ich an einen Knochenbruch denke, denke ich, dass ein Junge in mir einen Stein wirft."*

Wir sehen hier, dass er seine Angst vor einem Knochenbruch mit dem Drachen in Verbindung bringt. Jetzt verstehen wir, weshalb er in der passiven Phase der Fallbeobachtung ständig sagte, er habe Angst, hinzufallen und sich etwas zu brechen.

B: „Ein Junge wirft einen…"
P: „Einen Stein in mir, und der hüpft die ganze Zeit herum."
B: „Beschreibe mir einmal den Stein und den Jungen."

P: *„Er ist wie ein Drache, und der Drache ist wie ein Junge."*
B: **„Ich verstehe nicht."**
P: *„Wenn ich den Jungen beschreiben soll, dann ist der Junge wie ein Drache. Wenn ich den Drachen beschreiben soll, dann ist der Drache wie ein Junge."*

Weg zur bewussten Erkenntnis:

B: **„In diesem Moment, wenn du von deinen Ängsten erzählst, was passiert da in deinem Körper?"**
P: *„Es zuckt immer noch."*
B: **„Was passiert genau jetzt, in diesem Moment?"**
P: *„Jetzt ist es, als ob der Drache da drin herumstapft. Ich bekomme Angst, dass der Drache da ist."*
B: **„Zeichne einmal etwas, was du hasst, und etwas, was du am meisten liebst."**
B: **„Beschreibe mir diese Zeichnungen."**
P: *„Das ist das Gesicht des Drachen in meinem Bauch. Dieser Drache stapft in meinem Bauch herum. Und das ist das Bild eines Knochens, der sehr alt ist – vielleicht tausend Jahre alt."*

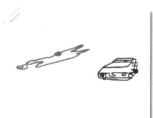

B: **„Wie fühlt es sich für dich an, diesen Drachen zu sehen?"**
P: *„Es ist das gleiche Gefühl, als ob etwas in meinem Bauch herumspringt und mich stößt."*

Schwangerschaftsgeschichte der Mutter:

B: **„Welche körperlichen, geistigen und emotionalen Veränderungen haben Sie in diesen neun Monaten an sich wahrgenommen?"**
M: *„Körperlich nichts, alles lief wunderbar, außer der Übelkeit am Anfang. Auch geistig hatte ich mich nicht verändert, alles lief glatt."*

B: „Hatten Sie während dieser neun Monate irgendeinen ungewöhnlichen Traum, der nicht zu Ihnen zu gehören schien?"
M: „Ja, da gab es einen Traum, der häufig wiederkehrte und den ich vorher nie gehabt hatte und auch nachher nie wieder. *Ich träumte von sehr großen Gebäuden und großen Tieren, viel größer als in Wirklichkeit.*"
B: „Was haben Sie in diesem Traum gefühlt?"
M: „Mir war, als sei ich in *längst vergangene Zeiten zurückversetzt worden, als die Tiere noch viel größer waren. Alles war groß. Jetzt fällt mir ein, dass ich auch einmal von einem Dinosaurier geträumt habe,* aber das habe ich inzwischen alles vergessen."

Dasselbe Thema wird von der Schwangerschaftsgeschichte der Mutter bestätigt.

Fallverständnis

Deplatzierte und ungeordnete Ausdrücke
Passive Phase der Fallbeobachtung:

- Ich bin gestürzt und habe mir den Arm gebrochen. Seitdem habe ich vor allem Angst.
- Wenn ich schnell laufe, habe ich Angst, zu stolpern und zu stürzen. Und manchmal, wenn ich mit meiner Mutter Ausflüge mache, habe ich Angst, dass sie mich irgendwo sitzen lassen könnte.
- Immer, wenn irgendwo Glas in der Nähe ist, bekomme ich Angst. Ich habe Angst, dass ich mir noch einmal den Arm brechen könnte und sie dann einen Stab einsetzen müssen.
- Als ich vom Seil gefallen bin, hatte ich große Angst, dass ich mir etwas gebrochen haben könnte – meine Wirbelsäule zum Beispiel.
- Meine Freunde jagen mir damit Angst ein, dass sie mich von der Rutschbahn schubsen könnten und ich abstürze. (Handgeste: Führt seine Hand an die Brust).

Aktive Phase der Fallbeobachtung:

- Ich habe oft von Dinosauriern aus fernen Zeiten geträumt. Die haben mich immer gefressen und so. Damals hatte ich immer furchtbar viel Angst.
- Ich bekomme Angst, als wäre so etwas wie ein Dämon hinter mir her. (Handgeste: Ballt die Faust)
- Ich denke dann, dass irgendwelche Kreaturen hinter mir auftauchen, die mich umbringen wollen.
- Etwas könnte mich fangen und wegschleppen.
- Ich habe Angst, dass ich mir den Arm oder etwas anderes brechen könnte.
- Ich fürchte mich vor Drachengeschichten und unsichtbaren Dingen.
- Ich fürchte mich vor Ungeheuern und solchen Sachen.
- Ich glaube, meine Mutter ist irgendwie groß, und sie sieht wie ein Ungeheuer aus.
- Wenn ich mir Filme anschaue, wie *Die Mumie*, dann denke ich, die sind wahr und bekomme furchtbare Angst.

Aktiv-aktive Phase der Fallbeobachtung:

- Ein Drache sieht aus wie ein Dinosaurier mit Flügeln, einem langen Schwanz, großen Füßen, und er kann Feuer speien.
- Ich träume von einem Drachen, der in diese Welt kommt und getötet wird. (öffnet seinen Mund weit wie ein Drache) Er macht unsere Wohnungen kaputt und tötet uns alle. Das ist mein Albtraum. Im Gesicht sieht er aus wie ein großer Dinosaurier mit vielen scharfen Zähnen, und er hat zwei große... Stäbe, die mit Haut bedeckt sind.

(Hier versuchten wir, innerhalb der aktiv-aktiven Phase das Zentrum in den unbewussten Bereichen der Träume und des Fernsehens zu bestätigen.)

- Träume von Drachen
- Träumt, dass ein Drache die ganze Welt zerstört. Eines schönen Tages ist die ganze Welt zerstört, und er ist auch zerstört.

- Der Drache zerstört alles auf der Welt, wohin er auch kommt. Er zerstört alle Städte auf der ganzen Welt. Davor habe ich Angst.
- Ich schaue mir gern die Serien *Megastrukturen* und *Die Entdeckung Indiens* über ferne Zeiten, vergangene Zivilisationen usw. an.
- Eine Megastruktur ist ein großes Gebäude, das größte Gebäude. In dem Gebäude ist eine große Kugel. Ich glaube, wenn ich dort wäre, hätte ich das Gefühl, dass da ein großer Drache drin ist. Wenn wir es aufmachen würden, würde er Feuerkugeln herausspeien.

Innere Beobachtung:
- Meine Mutter… in meinem Körper ist ein Drache.
- Ich habe das Gefühl, dass da ein Drache in meinem Körper herumstapft und mich zusammenzucken lässt.
- Wenn der Drache herumspringt, spüre ich dieses Zucken. Ich glaube, das ist ein Erdbeben in mir.
- Wenn ich an einen Knochenbruch denke, ist es eigentlich ein Junge, der einen Stein wirft.
- Wenn ich den Jungen beschreiben soll, dann ist der Junge wie ein Drache. Wenn ich den Drachen beschreiben soll, dann ist der Drache wie ein Junge.
- Hier habe ich das Gesicht eines Drachen gezeichnet, der in meinem Bauch herumspringt.
- Das ist das Bild eines Knochens, der sehr alt ist – vielleicht tausend Jahre alt.

(Hier erkennen wir, dass alle Ängste, die der Junge in der passiven Phase geäußert hat, mit dem Drachen bzw. Dinosaurier verbunden wurden.)

Schwangerschaftsgeschichte der Mutter:
- Ich träumte immer von sehr großen Gebäuden und großen Tieren, viel größer als in Wirklichkeit.

- Mir war, als sei ich in längst vergangene Zeiten zurückversetzt worden, als die Tiere noch viel größer waren. Alles war groß.
- Einmal habe ich auch von einem Dinosaurier geträumt.

Was ist das Zentrum, die Essenz des Falls?

- Die Mutter ist ein Drache.
- Ein Drache ist wie ein großer Dinosaurier.
- Megastrukturen
- vergangene Zivilisationen
- Beschreibung von Dinosauriern in seinen Träumen und Zeichnungen
- ein Drache, der alles tötet und zerstört.

Welches Naturreich?

- Ich denke dann, dass irgendwelche Kreaturen hinter mir auftauchen, die mich umbringen wollen. (Handgeste)
- Ich träume von einer Person, die sich ein Tuch vors Gesicht bindet und mich an einen gefährlichen Ort mitnimmt.
- Ich habe Angst, dass mich etwas fangen und wegschleppen könnte.
- Mein Vater nimmt mir auch manchmal etwas weg, und dann habe ich große Angst.
- Meiner Meinung nach können sie mich fressen.

Dies verweist auf das **Tierreich**.

Welche Unterklasse, Ordnung, Quelle?

- China ist das Land der Drachen. Einmal habe ich einen Drachen in der Hand gehalten, und hinterher bekam ich furchtbare Angst vor Drachen.
- Nach dem chinesischen Kalender ist meine Mutter ein Drache, deshalb habe ich Angst vor ihr bekommen. Ich glaube, sie will… Ich weiß nicht, was sie mit mir machen will.

- Ein Drache sieht aus wie ein Dinosaurier mit Flügeln und einem langen Schwanz, und er kann Feuer speien.
- Ein Drache hat große Füße und kann mich in den Vulkan werfen, in dem er haust.
- Sie leben dort, wo es sehr heiß ist und wo niemand leben kann. Dort kommt Lava raus und sobald wir diesen Ort betreten, verbrennen wir und sterben.
- Ich träume von einem Drachen, der in diese Welt kommt und getötet wird. (öffnet seinen Mund weit wie ein Drache) Er macht unsere Wohnungen kaputt und tötet uns alle. Das ist mein Albtraum. Im Gesicht sieht er aus wie ein großer Dinosaurier mit vielen scharfen Zähnen, und er hat zwei große… Stäbe, die mit Haut bedeckt sind. Er kann Feuer speien. Er hat grüne Augen mit Schwarz drin und Weiß draußen. Er ist orange und sehr gefährlich. Er hat große Füße, und immer, wenn er wütend wird, wird die Flamme an seinem Schwanz ganz groß.
- In meinem Körper ist ein Drache.
- Ich habe das Gefühl, dass da ein Drache in meinem Körper herumstapft und mich zusammenzucken lässt.
- Ich bekomme Angst, dass der Drache da ist und in meinem Körper herumstapft.

(Der Junge hat eine komplette Beschreibung eines **Dinosauriers** geliefert. Auch, als er im Laufe der inneren Beobachtung gebeten wurde, sich auf sein inneres Erleben zu konzentrieren, spürte er Zuckungen und ein Erdbeben in seinem Körper, die von einem Drachen [einem Dinosaurier] verursacht wurden.)

Das ist ein Foto seiner Schultasche.

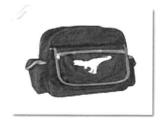

Welches Mittel?

Er erhielt **Maiasaura lapidea** (Dinosaurierknochen).

Welche Potenz?

Verabreicht wurde die **200.** Potenz.

RUBRIKEN von Maiasaura lapidea (Prüfung von Nancy Herrick)

- Gemüt – FURCHT – Unfällen, vor – Auto, mit dem
- Gemüt – FURCHT – Unfällen, vor – Auto, mit dem – fast einen Unfall gehabt zu haben
- Gemüt – FURCHT – Unfällen, vor – Auto, mit dem – Schrott gefahren habe, dass er sein Auto zu
- Gemüt – FURCHT – Unfällen, vor – tödlichen Unfall bedroht, wie von einem
- Gemüt – TRÄUME – angegriffen zu werden – oben, von
- Gemüt – TRÄUME – gebissen zu werden; Tieren, von
- Gemüt – TRÄUME – Hunde – Welpen – jagen eine Katze
- Gemüt – TRÄUME – Mutter
- Gemüt – TRÄUME – Mutter – wunderschönen Gesichtsausdruck, hat einen
- Gemüt – TRÄUME – Ungeheuer
- Gemüt – TRÄUME – verfolgt zu werden – Tieren, von.

FOLLOW-UP

Einen Monat nach Behandlungsbeginn bemerkten wir, dass sein Hautausschlag, seine körperliche Beschwerde, völlig verschwunden war. Im Hinblick auf seine Ängste sagte er: „Ich habe diese Ängste überwunden, ich habe keine Angst mehr." Auf die Frage nach seiner Furcht vor Drachen entgegnete er: „Meine Angst vor Drachen ist nicht weg… (Versprecher). Ich meine, sie ist weg." Sein Versprecher sagt uns, dass die Furcht vor Drachen immer noch im Unbewussten lauert. Als wir ihn nach seiner Mutter fragten, sagte er, sie sei früher immer wie ein Drache gewesen, aber das sei heute nicht mehr so. Er hatte immer noch Furcht vor dem Eislaufen. Als ich ihn wiedersah, trug er interessanterweise ein T-Shirt mit einem Drachen darauf. Er sagte, er fürchte sich nicht mehr vor Drachen, er habe ja schon einmal einen gehabt, deshalb könne ihm der andere Drache keine Angst mehr einjagen. Das war ein gutes Zeichen, und so erhielt er ein Placebo.

Fünf Monate nach Behandlungsbeginn hatte sich sein Hautausschlag völlig gebessert und war überhaupt nicht wieder aufgetreten. Alle seine Ängste waren verschwunden. Als wir ihn nach dem Drachen fragten, sagte er, der sei weg. Er zeigte eine Zeichnung, die er zu Hause angefertigt hatte, und beschrieb sie: „Das habe ich früher in meinem Bauch gefühlt." Da es ihm viel besser ging, blieben wir beim Placebo.

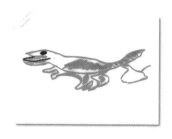

Sieben Monate nach Behandlungsbeginn war sein Allgemeinzustand definitiv besser. Er hatte keine physischen Beschwerden, keine Ängste und keine schrecklichen Träume mehr. Die Furcht vor Drachen war vollständig verschwunden. Er hatte wieder mit dem Eislaufen begonnen und hatte keine Angst mehr. Er nahm jetzt an vielen körperlichen Aktivitäten teil, ohne davon beeinträchtigt zu werden. Am Ende des Follow-up sagte er: „Meine Mutter ist kein Drache mehr für mich." Er wechselte dann in eine Internatsschule über, wo er ohne Ängste oder körperliches Unbehagen ganz allein blieb. Wir führten die Behandlung noch zwei Monate lang fort und beendeten sie dann. Er hatte nur zwei Gaben des Mittels erhalten, ansonsten ein Placebo. Jetzt bekommt er sein Mittel gelegentlich, wenn er krank wird, ansonsten ist er nicht mehr in Behandlung.

Ende des Falls.

MEINE MUTTER IST EIN DRACHE

↓

PASSIVE PHASE

↓

- Ich bin gestürzt und habe mir den Arm gebrochen. Seitdem habe vor allem Angst.
- Angst, beim Laufen zu stolpern
- Angst, dass meine Mutter mich irgendwo sitzen lassen könnte
- Angst, dass ich mir durch ein Stück Glas den Arm brechen könnte
- fiel vom Seil, Angst, mir die Wirbelsäule gebrochen zu haben
- Meine Freunde jagen mir Angst ein, wenn sie sagen, dass sie mich von der Rutschbahn schubsen.

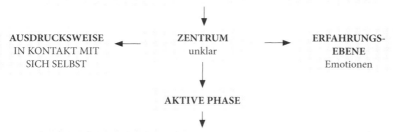

AUSDRUCKSWEISE	**ZENTRUM**	**ERFAHRUNGS-**
IN KONTAKT MIT	unklar	**EBENE**
SICH SELBST		Emotionen

↓

AKTIVE PHASE

↓

- ferne Zeiten, vergangene Zeitalter, Dinosaurier
- Angst, dass mich ein Dinosaurier frisst
- Furcht vor Dämonen hinter mir
- Irgendwelche Kreaturen wollen mich umbringen.
- Jemand könnte mich fangen und wegschleppen.
- Furcht vor Geistergeschichten, Drachen, Ungeheuern, unsichtbaren Dingen
- Meine Mutter sieht aus wie ein großes Ungeheuer.
- Angst, dass mein Vater mir Sachen wegnimmt
- Furcht vor dem Film „Die Mumie"
- Im chinesischen Kalender ist meine Mutter ein Drache.

↓

AKTIV-AKTIVE PHASE

↓

- Drachen sehen aus wie Dinosaurier mit Flügeln, einem langen Schwanz, großen Füßen, und sie können Feuer speien.
- Albtraum von einem Drachen, der in diese Welt kommt, unsere Wohnungen kaputt macht und uns alle tötet
- Im Gesicht sieht er aus wie ein großer Dinosaurier mit scharfen Zähnen.

↓

MEINE MUTTER IST EIN DRACHE

A

↓

AKTIV-AKTIVE PHASE ZUR BESTÄTIGUNG

ZEICHNUNGEN	TRÄUME	FERNSEHEN
• Das ist das Bild eines Drachens mit großen Füßen und einer Flamme am Schwanz. Wenn der Drache wütend wird, wird der Schwanz groß, und Flammen kommen heraus.	• Träume von Drachen • Überall, wo der Drache hinkommt, zerstört er alle Städte auf der Welt. • Eines schönen Tages ist die ganze Welt zerstört, und er wird auch zerstört sein.	• sieht gern *Megastrukturen* • sieht gern *Die Entdeckung Indiens* über ferne Zeitalter und vergangene Zivilisationen • Megastrukturen mit einer großen Kugel drin… einem großen Drachen drin, der Feuerkugeln speit

↓

INNERE BEOBACHTUNG

↓

- In meinem Körper ist ein Drache.
- Ich habe das Gefühl, dass ein Drache in meinem Körper herumstapft und mich zusammenzucken lässt. Das ist wie ein Erdbeben in mir.
- Wenn er herumspringt, bekomme ich Zuckungen.
- als ob ein Junge in mir einen Stein wirft
- Der Junge ist wie ein Drache, und der Drache ist wie ein Junge.
- ein Drache, der in meinem Bauch herumspringt und mich stößt
- Jetzt stapft da drin ein Drache herum, und ich habe Angst.
- zeichnet einen tausend Jahre alten Knochen

↓

SCHWANGERSCHAFTSGESCHICHTE DER MUTTER

↓

- Traum von großen Gebäuden, großen Tieren, viel größer als in Wirklichkeit
- längst vergangene Zeiten, als die Tiere noch viel größer waren, alles war groß
- Ich habe auch einmal von einem Dinosaurier geträumt.

Mama riecht so gut!

V. D., fünf Jahre alt, suchte mich am 14. November 2006 wegen wiederkehrender Infektionen der oberen Atemwege mit Tonsillitis und Sinusitis auf.

Passive Phase der Fallbeobachtung:

P: „Mama!" (Der Junge ruft seine Mutter.)
M: „*Ha bacche.* (Ja, mein Sohn.) Er hat *Probleme mit seinen Mandeln. Jeden Monat bekommt er eine akute Mandelentzündung und 40 Grad Fieber* mit Schüttelfrost. Ich gebe ihm ungefähr drei Tage lang dreimal Antibiotika, und dann geht es ihm wieder gut. (Die Mutter sagt dem Jungen, er solle etwas ausmalen.) Die letzten drei Jahre hat er homöopathische Medikamente von Dr. B. bekommen, die scheinen aber nicht geholfen zu haben."
B: „Gut…"
M: „Also, grundsätzlich ist er sehr anfällig für Erkältungen. Jetzt ist er erkältet und hat auch diese akute Mandelentzündung. Er ist *allergisch gegen alle zusätzlichen Farbstoffe.*" (Der Junge hustet. Die Mutter sagt zu ihm: „Sei still.")

Jüngere Kinder, deren Sprachvermögen noch nicht voll ausgebildet ist, lassen wir tun, was sie wollen, damit wir sie über ihre Aktivitäten beobachten und verstehen können.

B: „**Lassen Sie ihn tun, was er möchte!**"
M: „In Ordnung."

B: „**Was können Sie noch berichten?**"
M: „Nun ja. Er ist ein aufgewecktes Kind, er schwimmt gern, sieht gern fern und isst nicht gern."
P: „Ich esse gern!"
M: „Schon gut, du isst gern."

B: „**Oha! Was noch?**"
M: „Er liebt Filme. Was noch, *bacche*?" (mein Sohn)

P: „Ich mag Zeichentrickfilme ganz doll. Ich mag *Bat and the Boat*."

M: „In seinem Schulzeugnis steht, er interessiere sich für alles außerhalb des Klassenzimmers, er schnappt also immer viele Informationen von draußen auf. Er kann Ihnen alles Mögliche über Mumien oder Wale erzählen. Er hat eine große Allgemeinbildung. *Er liebt es, wenn ich ihm vorlese,* und er ist äußerst wissbegierig. Ihn interessiert absolut alles, vom Tod bis hin zur Frage, warum die Bäume grün sind. Er fragt bei allem nach dem Warum. Er ist sehr, sehr neugierig. Es ist sehr schwer, ihn dazu zu bringen, sich hinzusetzen und zu lernen, aber wenn er sich darauf konzentriert, ist er ein guter Schüler. Er liebt Tiere. Tennis spielt er nicht gern, deshalb habe ich seinen Unterricht abgebrochen. Er liebt Karate. Er mag Kunst. Und er ist ein sehr freundliches Kind. Er liebt Menschen, besonders seine Alterskameraden."

P: „Das ist kaputt." (Der Junge hatte etwas kaputt gemacht, womit er herumgespielt hatte.)

In Fällen wie diesem, wo die Mutter ihre Gefühle auf das Kind projizieren könnte, müssen wir sehr aufmerksam sein. Wir müssen zwischen ihrer Projektion und ihren rein sachlichen Beobachtungen des Kindes unterscheiden.

B: **„Das macht nichts."**

M: „Bei jedem Klima- oder Wetterwechsel wird er sehr schnell krank. Ich habe ihn schon fünf- oder sechsmal nach Dubai mitgenommen, und jedesmal ist er dort krank geworden. Er war noch nie weiter weg als in Dubai. Er ist durch ganz Indien gereist, und *er schläft sehr gern in gekühlten Räumen.* Er schwitzt stark im Halsbereich, deshalb habe ich von all seinen Schlafanzügen die Gummibänder abgeschnitten. Er schläft bei sehr kalt eingestellter Klimaanlage, und er erkältet sich ständig. Er deckt sich nicht gern mit einem Laken zu, er wirft alle Decken herunter. Deshalb lasse ich ihn Socken anziehen und lange Schlafanzüge und lege ihn schlafen, und trotzdem erkältet er sich ständig. Wenn man den Raum warm hält, steht er andauernd auf. Dann wird er sehr unruhig. Er mag salzige Speisen, Süßigkeiten mag er nicht so sehr. Er liebt Eiscreme, die ich ihm natürlich nicht geben kann. Gelegentlich isst er Schokolade. Sein Lieblingsessen ist Dosa (ein Reisfladen)."

Jetzt müssen wir das Kind besser verstehen, daher versuchen wir, ins Gespräch mit ihm zu kommen. Falls nötig, können wir die Mutter später nach weiteren Beobachtungen fragen.

B: „In Ordnung, zuerst werde ich mit ihm sprechen, versuchen, ihn zu verstehen, und dann unterhalte ich mich mit Ihnen."
M: „Bitte sehr."
B: **„Wie heißt du?"**
P: „V."
B: **„V. wie?"**
P: (Der Junge sagt seinen Familiennamen.)
B: **„Und was mag V. sonst noch?"**
P: *„Ich mag Wasserbomben. Wasserbomben mag ich."*
B: **„Was mag V. noch?"**
P: *„Wasserbomben und Luftballons."*
B: **„Luftballons. Und was noch?"**
P: „Und nichts."
B: **„Nichts? V. muss doch noch viele andere Sachen mögen, oder nicht?"**
P: „Hat Mama schon gesagt, das mag ich."
B: **„Ach ja. Was war das noch mal? Ich habe vergessen, was du magst."**
P: „Hab ich vergessen."

    ❧ *Ende der passiven Phase der Fallbeobachtung* ☙

Zentrum: Unklar, deshalb müssen wir in andere unbewusste Bereiche eindringen, um das Zentrum zu finden.

Erfahrungsebene: Emotionen.

Ausdrucksweise: In Kontakt mit sich selbst.

Hier sehen wir, dass wir nicht weiterkommen. Wir werden aktiv und untersuchen den unbewussten Bereich der Ängste, um das Zentrum zu finden.

Aktive und aktiv-aktive Phase der Fallbeobachtung:

B: „Wovor hat V. Angst?"
P: „Was?"

B: „Vor welchen Dingen hast du Angst?"
P: *„Ich hab Angst vor solchen Schmetterlingen."*

B: „Ach ja? Erzähle mir davon."
P: *„Ich hab Angst vor Schmetterlingen."*

B: „Ich hab Angst vor Schmetterlingen... Erzähle mir davon."
P: „Die beißen nicht."

B: „Beißen nicht, hm? Erzähl doch mal."
P: *„Die beißen nicht, die fliegen bloß."*

B: „Der Schmetterling..."
P: *„Das sind Motten."*

B: „Ok."
P: *„Ich hab Angst vor Motten. Und Kakerlaken, die rennen in meinem Kinderzimmer rum. Und dann... und dann, wenn ich abends ins Kinderzimmer komme, da sitzen große Schmetterlinge dort."*

B: „Was noch?"
P: „Ich hab auch Angst vor *Gespenstern*."

B: „Kann ich ganz allein mit dir sprechen?"
P: „Was?"

B: „Darf ich deine Mama rausschicken?"
P: „Nein."

B: „Aber ja. Dann kannst du mir von dir erzählen... Sie setzt sich draußen hin und du malst etwas."
P: „Nein."

Wir versuchen, die Mutter hinauszuschicken, aber der Junge will nicht, dass sie das Sprechzimmer verlässt.

B: „Na gut. Erzählst du mir jetzt etwas?"
M: „Erzähle ihm von deinen Träumen."
P: „Ich hab auch Träume nachts."

Der Patient wird von seiner Mutter in den Bereich der Träume geführt. Wir fahren also fort, uns mit dem Kind zu unterhalten. Vielleicht liegt seine Energie ja in diesem unbewussten Bereich.

B: „Aha! Erzähl mal davon."
P: „Böse Träume."

B: „Böse Träume. Was träumst du denn so?"
P: *„So von Schlangen."*

B: „Was hast du da geträumt?"
P: „Schlangen hab ich im Fernsehen gesehen, in einem Film."

B: „Im Fernsehen? Und was hast du geträumt?"
P: „Das hab ich alles im Fernsehen gesehen."

B: „Was hast du denn im Fernsehen gesehen?"
P: „Ich hab Schlangen gesehen… rote Schlangen."

B: „Was haben die gemacht?"
P: „Die sind bei den Leuten ins Haus gekommen, weil die Leute nämlich im Dschungel wohnen. Die Schlangen aus dem Dschungel kommen ins Haus."

B: „Und was machen sie da?"
P: „Ich hab geträumt, da ist die Schlange zu mir gekommen."

B: „Zu mir gekommen… Und was hat sie gemacht?"
P: „Ich hab das geträumt, da ist sie gleich zu mir gekommen."

B: „Gleich zu mir… und dann?"
P: „Sonne." (zeichnet eine Sonne).

Hier fällt uns die Bereitschaft des Kindes zu zeichnen auf. Dieser Wesenszug kann später in der Anamnese genutzt werden, um das komplette innere Energiemuster oder die Quelle zum Vorschein zu bringen.

B: „Sehr schön. Du zeichnest gern, ja?"
P: „Die Sonne ist..."

Wir bemerken, dass das Kind nicht weiterkommt und aus den Träumen nichts Auffallendes herauszuholen ist. Deshalb kehren wir zu seinen Ängsten zurück.

B: „Sehr gut. Können wir noch einmal auf deine Ängste zurückkommen?"
P: „Was?"
B: „Diese unheimlichen Sachen, vor denen du Angst hast... Erzähle mir davon. Ich möchte sie verstehen."
P: „Ich hab Angst."
B: „Wovor hast du am meisten Angst?"
P: *„Schlangen."*
B: „Vor Schlangen?"
P: „Ich hab Angst. Ich hab auch vor anderen Träumen Angst, aber die hab ich vergessen."
B: „Wovor hast du noch Angst?"
P: „Mäuse, Ratten..."
B: „Ich verstehe nicht. Das heißt..."
P: „Guck mal, die haben mir Angst gemacht, weil die gesagt haben, da kommt jemand aus der Klimaanlage. Die haben mir Angst gemacht, und ich hab nicht mehr bei Mama im Zimmer geschlafen, weil dort die Klimaanlage ist. Da hab ich bei Papa im Zimmer geschlafen. Und Papa hat gesagt: „Wenn du mich störst, schick ich dich zu Mama ins Zimmer zurück. Wenn du dort Angst hast, darfst du nicht zu mir kommen." Da hab ich gesagt: „Ok", und da bin ich schlafen gegangen."
B: „Also, die Klimaanlage macht dir Angst?"
P: *„Die Klimaanlage und die Ratten und Schlangen und..."*
B: „Und was macht dir noch Angst?"
P: „Weiß ich nicht mehr."
B: „Was gibt es noch, das dir ganz viel Angst macht?"

P: *„Ich schwitze."*

Er hat sehr viele Ängste, will aber nicht, dass ich diesen Bereich anspreche. Das ist seine Abwehrmethode.

B: **„Ja, gut, und was hast du noch für Ängste?"**
P: *„Mama, ich will nach Hause. Wie lange noch?"*
M: *„Fünf Minuten. Mal dein Bild zu Ende."*
P: *„Ich bin fertig."*
M: *„Er möchte mit dir sprechen. Er will dich kennen lernen, bacche. Bitte mach mit."*
P: *„Hab ich doch schon gesagt: Ich hab alle Träume vergessen."*

Auch, dass er nach Hause will, ist seine Abwehrmethode. Das zeigt, dass es etwas gibt, worüber er nicht sprechen möchte.

B: **„Was macht dir noch Angst?"**
P: *„Gar nichts macht mir Angst."*

B: **„Du hast mir schon etwas gesagt."**
P: *„Ratten."*

B: **„Ratten…"**
P: *„Motten."*

B: **„Motten und…"**
P: *„Libelle.* (niest) *Schmetterling."*

B: **„Schmetterling. Was noch?"**
P: *„Nichts."*

B: **„Nichts? Noch eins nur. Noch etwas mehr…"**
P: *„Nein."*

Auffallend sind bisher folgende Dinge: seine Angst vor Schmetterlingen, Motten, Küchenschaben, Libellen und roten Schlangen. Der Junge spricht von seinen Ängsten und Träumen, doch wenn man weiter nachbohrt, lässt er sich nicht darauf ein. Wir müssen geduldig sein und uns einfach an sein Tempo anpassen. Unterdessen bitten wir die Mutter, uns ihre Beobachtungen über ihren Sohn mitzuteilen.

B: „Du möchtest mir nichts erzählen? Kein Problem. Was gibt es noch über ihn zu sagen?"

M: *Er hängt sehr an seiner Familie.* Er ist ein Einzelkind, deshalb hängt er nicht nur an meinem Mann und mir, sondern er liebt auch seine Großmutter, seine Onkel und seine Cousins. Wenn sie da sind, will er sie nicht gehen lassen. Tagsüber, wenn er mit dem Dienstmädchen spielt, ist alles in bester Ordnung, solange er nicht krank ist und fernsieht. Nur nachts will er bei mir sein."

B: „Möchtest du gern zu mir kommen? Viele von deinen Freunden kommen zu mir. Wer ist dein bester Freund?"

P: „F."

B: „Ja, und der erzählt ganz viel über seine Ängste und was er so erlebt. Deshalb ist er jetzt auch gesund. Wenn du mit mir sprichst, wirst du auch bald gesund sein. Du möchtest gern stärker werden, stimmt's? Du möchtest…"

P: „Stark sein."

B: „Stark sein, genau. Ich mache dich stark. Du brauchst nur fünf oder zehn Minuten lang zu malen, dann mache ich dich in fünfzehn Tagen stark."

Da er nicht in der Lage ist, seine Ängste verbal zu beschreiben, und da wir wissen, dass er gern zeichnet, bitten wir ihn, seine Ängste zu zeichnen. Das hilft Kindern, sich das ganze Bild vorzustellen und vor Augen zu führen.

B: „Kannst du einmal deine Ängste malen?"

P: „Meine Ängste?"

B: „Das, wovor du ganz große Angst hast, zeichne das einmal."

P: „Ich will Braun. *Zittern, ich zittere… Wie schreibt man „ich zittere"?*

M: Z – I – T – T – E – R – E. (buchstabiert es ihm) Fein."

B: „Ich zittere, heißt… Was heißt das? Zeig mir, wie das geht.

P: *Ich zittere, Mama."* (zeigt, wie er zittert)

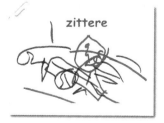

B: „Ah, ja. Du machst das sehr gut. So zitterst du also. Bleib ganz locker und zeig mir mal richtig, wie du zitterst, wenn du Angst bekommst, und was dann passiert."
P: *„Wenn ich zittere, kriege ich noch mehr Angst."*
B: „Was meinst du damit?"
P: *„Wenn ich zittere, kriege ich noch mehr Angst."*
B: „Noch mehr Angst… Und was passiert dann, wenn du noch mehr Angst bekommst?"
P: „Dann steh ich nachts auf. Dann wecke ich Papa."
B: „Wovor hast du dann Angst? Was macht das mit dir?"
P: „Nichts."
B: „Was denkst du, was das mit dir machen will?"
P: „Mich mitnehmen."
B: „Und was macht es dann mit dir? Es nimmt dich mit, und dann… Was glaubst du?"
P: „Dann steh ich auf."
B: „Dann stehst du auf und…"
P: „Wenn ich schlafe, kommen sie wieder. Wenn ich aufstehe, gehen sie weg."
B: „Und was passiert dann? Du zitterst, und dann…"
P: „Ich will gehen."

Der Junge geht wieder in Abwehrhaltung.

M: „Aber ja, wir gehen ja schon, *beta* (Sohn). Wir sind wegen deiner Beschwerden zum Doktor gekommen."
P: „Will nicht mehr."

Der Junge ist nicht in der Lage weiterzumachen und wehrt jetzt sehr stark ab.

B: „Schon gut. Was können Sie noch über ihn erzählen?"
M: „Was möchten Sie denn noch wissen?"

B: „Irgendetwas Auffälliges. Irgendetwas in seinen Ängsten oder seinem Verhalten, das ungewöhnlich ist."

M: „Er hat große Angst *vor der Dunkelheit*. Er muss beim Schlafen immer das Licht an haben. Nachts steht er auf. Wenn er Licht sieht, geht es ihm viel besser, aber wenn er keines sieht, bekommt er Angst. *Ich glaube, er hängt sehr an mir.* Deshalb hat er mehr Angst als andere. Sein Vater ist viel unterwegs. Er versteht sich gut mit seinem Vater, aber *sein Vater steht niemandem so nahe.*"

B: „Was? Erzählen Sie mir davon."

M: „Er möchte, dass seine Naani (Großmutter mütterlicherseits) und seine Daadi (Großmutter väterlicherseits) in der Nähe sind und mit ihm spielen. Er liebt sie. *Er braucht ihre Aufmerksamkeit.* Er liebt seine Cousins. Er ist einfach gern mit der Familie zusammen. Ich habe eine ältere Schwester, sie wohnt in Dubai. Sie hat eine Tochter, die er sehr gern hat. *Er ist sehr anhänglich. Er liebt die weitere Familie, aber wenn er krank ist oder irgendetwas mit ihm nicht in Ordnung ist, oder wenn er etwas braucht, dann klammert er sich sehr an mich.*"

B: „Was meinen Sie mit klammern?"

M: „*Er hat mich sehr lieb.* Er verlässt sich auf mich, dass ich ihm aus solchen Situationen heraushelfe. Wenn er irgendetwas auf dem Herzen hat, kann er sich bei mir ausweinen. Er ist völlig abhängig von mir und vertraut mir und *ist gern mit mir zusammen. Er sagt, wenn ich nicht da bin, könne er mich an meinem Kissen riechen und vermisse mich.*"

Dies ist nun etwas wirklich Auffallendes und Deplatziertes. Die meisten Kinder hängen an ihrer Mutter, aber hier ist die Anhänglichkeit unverhältnismäßig ausgebildet.

B: „Erzählen Sie mir davon."

M: „Er sagt, wenn ich nicht da bin, rieche er mich. Sohn, wo riechst du mich immer?"

P: "An deinem Kissen."

B: „Was hat er gesagt?"

M: „Manchmal fahre ich nach Mumbai. Wenn ich wiederkomme, sagt er: „Mama, du hast mir so gefehlt, dass ich an deinem Kissen gerochen habe, nur um dich zu riechen." Er ist unglaublich verschmust." (Die Mutter sagt zu ihrem Kind: „Hab noch ein bisschen Geduld.")

B: „**Was passiert denn, wenn deine Mama nicht da ist?**"
P: *„Dann krieg ich Angst."*

B: „**Angst wovor?**"
P: „Nein. Ich krieg keine Angst. *Ich mach mir Sorgen, wenn ich an Mama denke."*

B: „**Du denkst an Mama, und was tust du dann?**"
P: „Ich weine."

B: „**Du weinst. Und was tust du noch? Du hast gesagt, du riechst deine Mama?**"
M: „Er riecht mich am Kissen, in meinem Zimmer, an meinen Kleidern. Er liebt meinen Geruch sehr. Er sagt, Mama riecht so gut."

B: „**Das sagst du? Was? Ich habe das nicht verstanden. Erkläre mir das noch einmal.**"
P: „Weil Mama ihren Kopf aufs Kissen legt, wenn sie schläft. Da kann ich sie riechen."

B: „**Schön. Und Sie sagten, er sei sehr verschmust.**"
M: „Oh ja! Er schmust so gern mit mir und seinem Papa."

B: „**Was heißt das?**"
M: „Nichts. Er ist einfach glücklich, wenn man mit ihm schmust. Dann schmust er auch wieder und gibt unaufhörlich Küsschen. Er krabbelt überall an einem herum… solchen *masti* (Unfug) macht er. Er mag die körperliche Berührung."

B: „**Die körperliche Berührung…**"
M: "Er mag das."

In diesem Fall haben wir eine Menge scheinbar zusammenhangloser Informationen vor uns. Es ist schwer, sie alle zu einem Muster zusammenzufügen. Besonders in solchen Fällen, wo das Kind das komplette veränderte Energiemuster nicht selbst liefern kann, sind wir auf die Schwangerschaftsgeschichte der Mutter angewiesen.)

Das nächste Gespräch

Schwangerschaftsgeschichte der Mutter:

B: „Gut. Hatten Sie während der Schwangerschaft irgendwelche Probleme?"

M: „Nein, aber ich hatte große Probleme mit der Empfängnis. Ich hatte schon viele Behandlungen hinter mir, aber er wurde auf natürliche Weise gezeugt. Ihm ging es gut, aber ich war völlig paranoid. Ich wollte ihn nicht verlieren. Ich hatte zwei Fehlgeburten vor und nach ihm."

B: „Gab es während jener neun Monate irgendwelchen emotionalen, körperlichen oder geistigen Stress?"

M: „Der einzige Stress war, dass ich einfach wollte, dass es ihm rundum gut geht. Das war alles, anderen Stress gab es nicht. Ich wollte nur, dass es ein normales, gesundes Kind wird, weil ich so viele verloren habe. *Ich konnte den Gedanken nicht ertragen, dass ich ihn verlieren könnte.*"

In Anbetracht ihrer Situation ist die Angst, „ihn zu verlieren", völlig normal. Das brauchen wir nicht als auffallend zu betrachten.

B: „Was haben Sie damals für geistige, körperliche oder emotionale Veränderungen an sich wahrgenommen, die für Sie ungewöhnlich waren?"

M: „Ich glaube, ich war so glücklich wie noch nie in meinem Leben. Ich liebe Kinder und wollte immer Kinder haben. Ich war über die Maßen glücklich. Ich habe ihn nie allein gelassen. Ich war immer bei ihm."

B: „Ihre Schwangerschaftsgeschichte ist wichtig, weil die Energie Ihres Kindes sich durch Sie ausdrückt. Seine Energie hat keine Form, wenn ich also diese Veränderungen verstehe, kann ich dadurch Ihr Kind besser verstehen."

M: „Er hat immer Musik geliebt. Wenn ich Musik laufen ließ, wurde er immer ganz ruhig, sogar, als er noch in meinem Bauch war. Nur bestimmte Musikrichtungen, wie Meditationsmusik."

B: „Was für Musik?"
M: „Meditationsmusik von Osho oder so etwas in der Richtung. Beim Ultraschall wurde er immer sehr… das mochte er nicht, er bewegte sich dann immer in meinem Bauch hin und her."
B: „Ich brauche Informationen über Ihre Schwangerschaft. Was für Veränderungen haben Sie auf geistiger, körperlicher oder emotionaler Ebene bemerkt, Veränderungen, die ungewöhnlich für Sie waren und die Sie nur in der Schwangerschaft erlebt haben?"
M: „Ich schätze, ich war sehr nervös und paranoid, dass meinem Kind nichts passiert. Das war meine Hauptsorge. Ich war sehr vorsichtig; ich bin nicht mehr Auto gefahren, vor allem mit klapprigen Autos. Ich habe nur noch flache Schuhe getragen. Ich habe nur noch gesunde Sachen gegessen. Ich hatte ja schon mehrere Kinder verloren, aber davon abgesehen, war es eine glückliche Zeit. Ich habe mich wahnsinnig gefreut, schwanger zu sein, und war immer ganz begeistert, wenn ich die Ultraschallbilder gesehen habe. Nein, ich glaube nicht, dass es irgendwelche Probleme oder Schwierigkeiten mit der Schwangerschaft gab. *Es war die reinste Freude.*"

Freude ist ein alltägliches Gefühl. Doch wenn man ihre Freude im Zusammenhang mit der damit einhergehenden Erfahrung betrachtet, wird sie zu etwas Besonderem und damit Auffallendem. Wir stellen folgende Frage, um diese Erfahrung zu ergründen.

B: „Was ist das für eine Freude? Was haben Sie tief drinnen in dieser Freude erlebt?"
M: „Die Freude, ein Baby zu bekommen. Die Freude war unbeschreiblich. Ein sehr schönes Gefühl."
B: „Was war das für eine Erfahrung?"
P: „Sehr glücklich, eine sehr schöne Erfahrung, die ich nicht beschreiben kann. Man will, dass alles gut geht, also macht man alles richtig. Ich wollte ganz sicher gehen und hielt ein Maximum an Vorsichtsmaßregeln ein und gab mir die allergrößte Mühe. Ich habe das nicht als Opfer empfunden, es war die reinste Freude. Drei

Monate lang *bin ich nirgendwohin gegangen. Ich bin die ganze Zeit zu Hause geblieben und habe gemalt, ich male nämlich.*"

B: „Was für Bilder haben Sie damals vor allem gemalt?"
M: „Ich male immer abstrakte Bilder und Landschaften. Das kommt ganz von selbst. Ich male regelmäßig."

B: „Sie malen regelmäßig, aber ist während Ihrer Schwangerschaft etwas Besonderes entstanden?"
M: *„Unmengen von Farben.* Ich glaube, ganz viele Farben aus der Natur. Ich habe keine dunklen und bedrückenden Landschaften gemalt, sondern fröhliche. So habe ich sehr viele Bilder gemalt, weil ich dabei sitzenbleiben konnte. Ich hatte alle meine Pinsel bei mir, so dass ich nicht aufzustehen brauchte. Ich habe alle Sorgen von mir ferngehalten: „Was geht mir dem Kind vor sich?" oder: „Was, wenn dem Kind etwas passiert?" Das hat mich beschäftigt gehalten."

B: „Was ist das für eine Freude? Wie fühlte sie sich an?"
M: „Es gibt eine englische Redensart: „Dein Herz lebt außerhalb deines Körpers und ist doch Teil von dir. Er lebt außerhalb und ist doch ein Teil von dir, ein Teil deines Herzens." Diese Art von Nähe war das." (Handgeste: beide Hände fest verschränkt)

B: (Ich spiegele ihre Geste.) „Beschreiben Sie das einmal."
M: *„Das ist diese Verbundenheit, diese Liebe, dieses Gefühl für ihn.* Ich meine, für mich, als mein Vater noch lebte, ich schätze, da bestand dieses Gefühl zwischen ihm und mir, ich stand meinem Vater nämlich sehr nahe. Nachdem mein Vater gestorben war, war es eben mein Sohn. Mein Vater starb, als mein Sohn zwei war, wahrscheinlich gibt es deshalb für mich nichts Wichtigeres im Leben als ihn."

B: „Dieses Verbundenheitsgefühl… ein Teil von Ihnen ist außerhalb. Erzählen Sie mir davon."
M: *„Oh ja! Ein Teil von einem ist außerhalb, aber immer noch Teil von einem.* Ich glaube, in den letz-

ten sechs Monaten ist er unabhängiger geworden. Er spielt länger mit seinen Freunden. Er bleibt tagsüber allein, ohne mich. Es ist also jetzt so, als sei er eine unabhängige Person. Bis jetzt *war es, als wäre er vollständig…*" (Handgeste: beide Hände ganz fest verschränkt).

B: „Was ist das? (spiegelt die Geste) Beschreiben Sie das vollständig."

M: *„Zu mir gehörig, wissen Sie… wie ein Teil meines Körpers und ein Teil meiner Seele. Irgendwie so. Jetzt wird er ein bisschen unabhängiger,* das ist auch richtig so. Die Liebe ändert sich nicht. Ich freue mich, dass er unabhängig wird. Wie ich schon sagte: „Es gibt nichts und niemanden, der so wichtig für mich ist wie mein Sohn."

B: „Genau das wollte ich verstehen: „Die Freude an etwas, das ein Teil von mir ist, ist immer noch in mir."

M: *„Oh ja! Immer noch in mir."*

B: „Erzählen Sie mir etwas mehr darüber."

M: „Ja, sicher. Sogar er fühlt das. Ich habe ihn letztes Mal gefragt: „Warum hast du denn dem Doktor nicht gesagt, dass du dir große Sorgen machst, wenn du denkst: ‚Was ist, wenn deine Mutter stirbt, was passiert dann?'" Er sagte: „Nein! Das macht mich ganz traurig, ich will nicht darüber reden." Davor hatte er immer Angst: „Was passiert, wenn du alt wirst und stirbst, so wie Nana?" Dann sage ich ihm: „Du wirst auch alt werden." Und er: „Nein, ich werde nur erwachsen, und dann werde ich nie mit dir reden können. *Geh nicht weg! Wenn du stirbst, will ich auch sterben. Ich will hier nicht ohne dich bleiben.*" Ich schätze, alle Mütter und Kinder kennen diese Verbundenheit, aber sie schenkt mir große Freude, und ihm schenkt sie auch große Freude."

B: „Zeigen Sie mir noch einmal die Anhänglichkeit, die Sie mit Ihren Händen gezeigt haben, die Verbundenheit."

M: *„Diese Anhänglichkeit ist etwas sehr Schönes. Es ist ein Gefühl der Liebe und Verbundenheit. Ein Teil des Körpers, ein Teil der Seele, ein Teil des Herzens. Das ist ein gutes Gefühl."*

B: „Gut, ein Teil ist die extreme Freude. Erinnern Sie sich an irgendeinen Traum aus Ihrer Schwangerschaft?"

M: „Nein, eigentlich nicht. Ich kann mich an nichts erinnern. Vom Zeitpunkt seiner Empfängnis an bis zum Zeitpunkt seiner Geburt hat er mir neunzig Prozent Freude und zehn Prozent Schwierigkeiten beschert. Das ist normal, aber die neunzig Prozent Freude sind reine Freude, reines Glück. Ich meine, solange nur mein Sohn bei mir ist, bin ich glücklich."

B: „Haben Sie während jener neun Monate irgendeine Veränderung in Ihrem Appetit und Ihren Begierden bemerkt? Gab es irgendetwas, das sie plötzlich mochten?"

M: „Nichts. Das fragen mich viele Leute. Nichts, ich habe alles gegessen."

Fragen zur Bestätigung:

B: „Was ist mit Schokolade?"

M: „Nein. Mein Vater ist an Diabetes gestorben, deshalb bin ich da heikel. Ich esse keinen Zucker."

B: „Mag Ihr Sohn Watte?"

M: „Er spielt gern damit. Er macht Kugeln daraus, oder wenn er Doktor spielt, dann macht er solche Kugeln daraus."

Fallverständnis

Deplatzierte oder ungeordnete Ausdrücke
Passive Phase der Fallbeobachtung:

Das einzig Auffallende, das in der passiven Phase zum Vorschein kam, war die Vorliebe des Jungen für Wasserbomben und Luftballons. In dieser Phase sprach das Kind nicht frei, deshalb mussten wir geringfügig aktiv werden und den Bereich seiner Wünsche, Ängste und Träume ansprechen.

Aktive und aktiv-aktive Phase der Fallbeobachtung:

Folgende auffallende Ängste und Träume kamen zum Vorschein:

- Furcht vor Schmetterlingen, Motten, Libellen und Küchenschaben
- Träume von Schlangen, roten Schlangen.

Der Junge erwähnte seine Ängste und Träume nur. Als wir ihn weiterhin danach befragten, wollte er sich nicht tiefer darauf einlassen und das ganze Muster erklären. Deshalb wurden wir an dieser Stelle aktiv und fragten die Mutter nach ihren Beobachtungen im Hinblick auf ihr Kind, damit wir sein Zentrum finden konnten.

- Er hängt sehr an seiner Familie.
- Furcht vor Dunkelheit
- Ich glaube, er hängt sehr an mir.
- Er liebt die weitere Familie.
- Er braucht ihre Aufmerksamkeit.
- Wenn er krank ist, will er nur mich um sich haben.
- Er riecht mich an meinem Kissen und vermisst mich.
- Er sagt: „Du hast mir gefehlt."
- Er ist unglaublich verschmust.
- Er gibt unaufhörlich Küsschen und krabbelt überall an einem herum.

Das Zentrum, das bislang unklar war, schält sich jetzt deutlicher heraus. Es scheint in der Anhänglichkeit des Kindes an seine Mutter und seinem Verlangen nach Zärtlichkeiten vonseiten der ganzen Familie zu liegen. Das wird durch die Schwangerschaftsgeschichte der Mutter bestätigt. Wenn dies das Zentrum des Kindes ist, muss diese Energie einen bestimmten Ausdruck gehabt haben, den die Mutter in der Schwangerschaft gespürt haben muss. Damit wird die Schwangerschaftsgeschichte der Mutter zum integralen Bestandteil der Fallbeobachtung des Kindes.

Schwangerschaftsgeschichte der Mutter:

- Ich war über die Maßen glücklich. Ich habe mich wahnsinnig gefreut, schwanger zu sein. Ich war ganz begeistert.
- Ich habe fröhliche Bilder gemalt… ganz viele Farben aus der Natur, keine dunklen, bedrückenden Landschaften.

- Dein Herz lebt außerhalb deines Körpers und ist doch Teil von dir. Er lebt außerhalb und ist doch ein Teil von dir, ein Teil deines Herzens. Diese Art von Nähe war das. (Handgeste: beide Hände fest verschränkt)
- Das ist diese Verbundenheit, diese Liebe.
- Zu mir gehörig, wissen Sie… wie ein Teil meines Körpers und ein Teil meiner Seele… verbunden. Ich schätze, alle Mütter und Kinder kennen diese Verbundenheit, aber sie schenkt mir große Freude.

Was ist das Zentrum, die Essenz des Falls?
- Anhänglichkeit. Hängt an seiner Familie und seiner Mutter.
- unglaublich verschmust
- Handgeste: Beide Hände fest verschränkt
- zu mir gehörig… wie ein Teil meines Körpers und ein Teil meiner Seele… verbunden
- Furcht vor Schmetterlingen, Motten, Libellen, Küchenschaben, Schlangen und roten Schlangen.

Welches Naturreich?
- pure Sensibilität
- Ich habe fröhliche Bilder gemalt, Unmengen von Farben, Farben aus der Natur. Keine dunklen, bedrückenden Landschaften.

Das verweist eindeutig auf das **Pflanzenreich**.

Welche Familie?

Hängt über die Maßen an seiner Mutter und an der Familie. Liebt seine Mutter so sehr, dass er an ihrem Kissen riecht, um sich mit ihr verbunden zu fühlen. Liebt auch den Körperkontakt, schmust und küsst gern. Die Verbindung ist wie „ein Teil meines Körpers und ein Teil meiner Seele."

Das verweist auf die Familie der **Malvengewächse** (Malvaceae, die „Schokoladenfamilie").

Welches Miasma?

In diesem Fall, war uns das Miasma nicht klar.

Welches Mittel?

Wir wissen, dass das Mittel zur „Schokoladenfamilie" gehören muss, aber wir kennen nicht das Miasma. Um das Similimum herauszubekommen, nehmen wir die Rubriken zu Hilfe.

Verwendete **Rubriken**:

- ANGST – nachts agg. – Kindern, bei
- FURCHT – Heuschrecken, vor
- FURCHT – Insekten, vor
- FURCHT – Insekten, vor – Fluginsekten
- FURCHT – Insekten, vor – springende Insekten
- FURCHT – Panikanfälle, übermächtig
- FURCHT – Schlangen, vor
- FURCHT – Tieren, vor
- TRÄUME – Tieren, von – Ratten – kriechen unter die Kleider
- WAHNIDEEN – Grashüpfer, sieht
- WAHNIDEEN – Insekten, sieht
- WAHNIDEEN – Tiere
- WAHNIDEEN – Schlangen – in ihr und um sie herum.

Verabreicht wurde **Abelmoschus** (Bisameibisch).

Welche Potenz?

Verabreicht wurde die **200**. Potenz.

Bestätigung des Mittels:

Während des Fallgesprächs fertigte der Junge folgende Zeichnung an:

Wir fragten ihn: „Was hast du da gezeichnet?" Er antwortete: *„Das sieht aus wie Watte."*

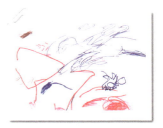

Zentrales Thema der Familie der Malvaceae

(nach *Sankaran's Schema* von Dr. Rajan Sankaran)

EMPFINDUNG	AKTIVE REAKTION	PASSIVE REAKTION	KOMPENSA-TION
• verhaftet und losgelöst • verbunden und dann getrennt • zusammen und dann getrennt • Verbundenheit wie „zwei Körper, eine Seele"	• liebevolle Zuneigung • Verlangen nach Gesellschaft • kommunikativ • träumt davon, sich zu verlieben • Liebeskummer	• entfremdet • gleichgültig gegenüber allem • Abneigung gegen geliebte Menschen	• unbeeindruckt von der Trennung • unabhängig • Selbstvertrauen

Mehr über das Mittel:

- Moschuseibisch dient als Antidot gegen Insektengift, z.B. bei Spinnenbissen und sogar bei Schlangenbissen.
- sehr aromatische Pflanze (Jetzt verstehen wir, warum das Kind so gern am Kissen seiner Mutter riecht.)
- Man bestreut damit Wollsachen, um sie vor Mottenfraß zu schützen. (Jetzt verstehen wir die Furcht des Kindes vor Motten, Schmetterlingen und Libellen, die auch zur natürlichen Substanz selbst gehört.)
- Die Pflanze verströmt einen angenehmen, moschusartigen Duft. Sie schmeckt aromatisch.

FOLLOW-UP

Beim ersten Gespräch hatten wir nicht über die Schwangerschaftsgeschichte der Mutter gesprochen, und deshalb hatte ich dem Kind auch kein Arzneimittel verschrieben. Fünfzehn Tage nach dem Gespräch baten wir das Kind zum Follow-up und stellten fest, dass die Fallbeobachtung selbst eine Verschlimmerung seiner physischen Beschwerden ausgelöst hatte. Der Junge hatte eine Tonsillitis mit Fieber und Symptomen der oberen Atemwege. Sein Arzt hatte ihm Antibiotika verschrieben. Auf die Frage, wie es ihrem Sohn im Allgemeinen gehe, antwortete die Mutter: „Vorher kam er immer und blieb ganz in meiner Nähe. Das ist jetzt viel besser." Sein Appetit hatte sich auch 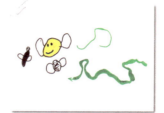 gebessert, doch seit der akuten Tonsillitis hatte er wieder nachgelassen. Als wir ihn baten, etwas zu zeichnen, zeichnete er seine Ängste: eine Schlange und einen Schmetterling. Er erhielt eine Einmalgabe Abelmoschus 200.

Beim zweiten Follow-up sprach der Junge wieder über seine Ängste: vor Gespenstern, vor der Dunkelheit, vor Schmetterlingen, Libellen und vor Schlangen. Seine Mutter fügte hinzu, er habe  nachts zunehmend Angst und wolle bei ihr schlafen. Er erhielt wieder eine Einmalgabe des Mittels.

Zeichnung aus dem zweiten Follow-up:

Drei Monate später hatten sich die Episoden von Tonsillitis und Infektionen der oberen Atemwege drastisch verringert. Die Infektionen, die auftraten, waren vergleichsweise schwach. Sein Fieber, das immer sehr hoch gewesen war, blieb während der akuten Infekte jetzt geringgradig. Seit Beginn der Behandlung hatte er keinerlei Antibiotika mehr erhalten. Er aß jetzt alle Obstsorten, kalte Speisen und Eiscreme und konnte sogar außer Haus essen, ohne krank zu werden. Zuvor hatten solche

Speisen seine Beschwerden immer verschlimmert. Insgesamt ging es ihm viel besser.

Fünf Monate nach Behandlungsbeginn hatten die akuten Tonsillitis-Episoden weiterhin sowohl an Häufigkeit als auch an Stärke abgenommen. Nach seinen Ängsten befragt, entgegnete der Junge: „Die sind alle weg. Die Schlangen und die Schmetterlinge sind alle fort." Die Mutter sagte, jetzt brauche er sie nicht mehr die ganze Zeit um sich. Er schlief wunderbar in seinem eigenen Zimmer. Auf die Frage, ob er noch am Kissen rieche, antwortete er: „Jetzt rieche ich die Mama nicht mehr am Kissen."

Seine Behandlung wurde noch sieben Monate fortgesetzt und dann abgeschlossen. Insgesamt hatte er vier Gaben des Arzneimittels erhalten und zu anderen Zeiten ein Placebo. Jetzt bekommt er gelegentlich sein Mittel, wenn er krank wird, ansonsten ist er nicht mehr in Behandlung.

Ende des Falls.

MAMA RIECHT SO GUT!

↓

PASSIVE PHASE

↓

- mag Wasserbomben
- mag Luftballons

↓

AUSDRUCKSWEISE IN KONTAKT MIT SICH SELBST	←	**ZENTRUM** unklar	→	**ERFAHRUNGS- EBENE** Emotionen

AKTIVE UND AKTIV-AKTIVE PHASE

ÄNGSTE	**TRÄUME**	**BEOBACHTUNGEN DER MUTTER**	**ZEICHNUNGEN**
• Schmetterlinge • Motten • Küchenschaben • Libellen • Dunkelheit	• Schlangen • rote Schlangen	• hängt an seiner Familie • starke Mutterbindung • liebt die weitere Familie • braucht Aufmerksamkeit • braucht die Mutter, wenn er krank ist • *riecht seine Mutter an deren Kissen* • *schmust und küsst gern*	• Wenn ich Angst habe, zittere ich.

↓

SCHWANGERSCHAFTSGESCHICHTE DER MUTTER

↓

- enorme Freude und Begeisterung während der Schwangerschaft
- fröhliche Bilder, Unmengen von Farben, Landschaften in den Farben der Natur
- Dein Herz lebt außerhalb deines Körpers und ist doch Teil von dir.
- Ein Teil außerhalb (der Fötus) ist immer noch ein Teil von einem selbst. (HG: Beide Hände fest verschränkt)
- Verbundenheit und Liebe
- Verbundenheit wie Körper und Seele (HG)

*„Hinter allem steckt gewiss eine Idee,
die so einfach,
so schön und so unwiderstehlich ist,
dass wir, wenn wir sie in einer Dekade,
einem Jahrhundert
oder einem Jahrtausend begreifen,
zueinander sagen werden:
„Wie könnte es anders sein?
Wie konnten wir nur
so lange so beschränkt sein?"*

—John Archibald Wheeler, Physiker

Eine Mahnung an alle Erwachsenen

Ein Erwachsener ist ein unter vielen Schichten verstecktes Kind.

—Woody Harrelson

Die Welt eines Kindes ist frisch und neu und schön, voller Wunder und Spannung. Es ist unser Unglück, dass diese Scharfsicht, dieser echte Instinkt für das, was schön und Ehrfurcht gebietend ist, sich bei den meisten von uns eintrübt und sogar verloren geht, bevor wir erwachsen werden.

—Rachel Carson

Jedes Kind ist ein Künstler. Das Problem ist nur, wie man ein Künstler bleibt, wenn man größer wird.

—Pablo Picasso

Wenn ich groß bin, will ich ein kleiner Junge werden.

—Joseph Heller

Ich wünschte, ich wüsste heute nicht, was ich damals nicht gewusst habe.

—Bob Seger

Im echten Manne ist ein Kind versteckt; das will spielen.

—Friedrich Nietzsche

Glücklich ist, wer noch heute etwas liebt, was er in seiner Kinderstube liebte. Der wurde von der Zeit nicht entzwei gebrochen, er ist nicht zwei Menschen, sondern einer, und damit hat er nicht nur seine Seele gerettet, sondern sein Leben.

—Chesterton

Ein großer Mensch ist derjenige, der sein Kinderherz nicht verliert.

—Mengzi

Jeder Mensch trägt die Seele eines früh verstorbenen Poeten in sich.

—Sainte-Beuve

Wüchsen die Kinder in der Art fort, wie sie sich andeuten, so hätten wir lauter Genies.

—Johann Wolfgang von Goethe

Es gibt Kinder draußen auf der Straße, die einige meiner schwierigsten Physikaufgaben lösen könnten, weil sie noch über eine Art der sinnlichen Wahrnehmung verfügen, die ich lange verloren habe.

—J. Robert Oppenheimer

Wir sind uns selbst am nächsten, wenn wir die Ernsthaftigkeit eines spielenden Kindes erreichen.

—Heraklit

Unsere größte natürliche Ressource ist die Fantasie unserer Kinder.

—Walt Disney

Während wir unseren Kindern zu zeigen versuchen, wie man durchs Leben geht, zeigen unsere Kinder uns, worum es im Leben geht.

—Kate Douglas Wiggin

Jedes Kind, das auf die Welt kommt, ist ein neuer Gedanke Gottes, eine stets neue und strahlende Möglichkeit.

—Kate Douglas Wiggin

Durch Umgang mit Kindern gesundet die Seele.

—Fjodor Michailowitsch Dostojewski

Literaturverzeichnis

1. Hahnemann, Samuel: Organon der Heilkunst, 6. Auflage, Narayana Verlag.
2. Boericke, William: Handbuch der homöopathischen Arzneimittellehre, Narayana Verlag.
3. Kent, J. T.: Gesamte homöopathische Arzneimittellehre, Narayana Verlag.
4. Sankaran, Rajan: Die Empfindung in der Homöopathie, Homeopathic Medical Publishers, Bombay.
5. Sankaran, Rajan: Sankaran's Schema, Homeopathic Medical Publishers, Bombay.
6. Chopra, Deepak: Schwangerschaft und Geburt ganzheitlich erleben. Naturheilkunde - Ernährung - Ayurveda - Meditation - Yoga. Medizinverlage.

Arzneimittelverzeichnis

Abelmoschus 281, 283

Adamas. 217

Bellis perennis 178-181

Borax 84

Canidae 146

Chamomilla 26

Chocolate 93

Compositae 81, 178-179

Ente 55-57, 213

Falco peregrinus 125

Haliaeetus leucoceph. 124-125

Lac delphinum 54

Lac felinum 87, 295

Lac macropus 97

Lithium 165-167, 292

Lithium carbonicum 166-167

Lyssinum 44, 146-149

Maiasaura lapidea 259

Malvaceae 69, 92, 281-282

Meerestiere 10, 190, 198, 203

Mollusken 198

Naja 86-87

Octopus Ink 199

Phosphorus 26, 86

Scorpio 85

Stramonium 26

Taraxacum 81

Tilia cordata 69

Uranium nitricum 238-240

Vultur gryphus 125

Über den Autor

Durch seine weltweite Lehrtätigkeit ist Dr. Dinesh Chauhan zu einer der einflussreichsten Gestalten in der homöopathischen Welt der Gegenwart geworden. In seinen Vorlesungen legt er Wert auf den Austausch von Philosophie und Physik und ständigen humorvollen Dialogen mit den Teilnehmern. All das zeigt nicht nur, dass er weiß, wovon er spricht, sondern macht aus seinen Vorlesungen auch eine vergnügliche, lebendige und mühelose Exkursion für seine Studenten.

Im Verlauf der Jahre hat Dr. Chauhan ein System der Fallaufnahme entwickelt, das den Menschen in den Mittelpunkt stellt. Seine Kunst der Fallaufnahme (die „Fallbeobachtung") ermöglicht es, relativ mühelos zum tiefsten Kern des Patienten vorzudringen. Der gesamte Prozess ist wissenschaftlich und reproduzierbar. Dr. Chauhan unterteilt den Verlauf seiner Anamnese in drei Phasen: **die passive, die aktive** und **die aktiv-aktive Phase der Fallbeobachtung**. Während die passive Phase das Zentrum des Patienten enthüllt, taucht der Behandler in den anderen beiden Phasen tief in die Welt des Patienten ein, bis er zu dessen innerstem Kern gelangt.

Zusammen mit Dr. Rajan Sankaran und dessen Team ist Dr. Chauhan einer der Hauptdozenten bei den Kursen der *Homoeopathic Research and Charities*, eines Instituts, das allgemein als die *Bombay School of Homoeopathy* bekannt ist. Diese Kurse werden von in- und ausländischen Studenten besucht.

Die von Dr. Chauhan und seiner Ehefrau, Dr. Urvi Chauhan, geleiteten klinischen Kurse in ihrer Praxis in Indien ziehen Teilnehmer aus aller Herren Länder an. Dr. Dinesh Chauhan hält Seminare in verschiedenen Ländern ab, wie Dänemark, Großbritannien, Südafrika, Korea, Japan, den Niederlanden, Belgien, Serbien, Israel und Deutschland und leitet dreijährige klinische Homöopathiekurse in Japan, Serbien und Israel.

Dr. Chauhan ist Autor des Buches *Der Weg zum Kern des Falles,* das bereits ins Deutsche, Serbische und Japanische übersetzt wurde.

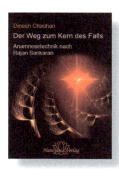

Dinesh Chauhan
Der Weg zum Kern des Falles

Praktische Anamnesetechnik nach Rajan Sankaran

168 Seiten, geb., € 18,-

Anhand von Beispielfällen aus den drei Naturreichen zeigt Chauhan detailliert, wie er den Patienten entlang der sieben Ebenen über die Hauptbeschwerde bis zur vitalen Empfindung und schließlich zur zentralen Störung begleitet und so zum passenden homöopathischen Mittel vordringt. Anschaulich wird mit zahlreichen Skizzen die Verwendung und Verwertung der Gestik und Körpersprache des Patienten dargestellt.

„In der Homöopathie gibt es zahlreiche inspirierte und intelligente Praktiker, großartige Autoren und talentierte Lehrer. In manchen Fällen finden sich all diese Eigenschaften in einer Person. Dinesh Chauhan ist einer von diesen. Mit großer Klarheit vermag er, komplexe Sachverhalte auf einfachste Weise darzustellen, was zeigt, dass er das Thema meisterhaft beherrscht." Harry van der Zee

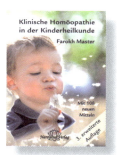

Farokh Master
Klinische Homöopathie in der Kinderheilkunde

3. erweiterte Auflage mit 108 neuen Mitteln

816 Seiten, geb., € 85.-

Das Werk von Farokh Master erfreut sich seit seinem Erscheinen ungebrochener Beliebtheit und ist zu einem der großen Standardwerke der homöopathischen Behandlung von Kindern geworden.

Die 3. Auflage wurde komplett überarbeitet und mit 108 neuen Mitteln ergänzt. Dies sind vor allem „kleinere" Mittel, die sich in Masters Praxis bei Kindern besonders bewährt haben. So empfiehlt Master Equisetum bei nächtlichem Einnässen, Alcoholus bei ADHS, Jaborandi bei Mumpsepidemien, Magnetis poli ambo bei Phimose und Sambucus bei nächtlichem Asthma.

Mit insgesamt über 180 Arzneimitteldarstellungen ist das Werk umfassender als sämtliche vergleichbaren Werke der Kinderheilkunde. Die große pädiatrische Erfahrung des Autors schlägt sich in der Darstellung der Mittel nieder, denn er beschreibt sie so, wie er sie selbst klinisch beobachtet hat.

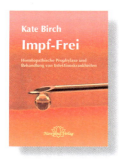

Kate Birch
Impf-Frei
Homöopathische Prophylaxe & Behandlung von Infektionskrankheiten

480 Seiten, geb., € 39.-

Ein praktischer Ratgeber für die homöopathische Behandlung und Vorbeugung von Infektionskrankheiten. Besprochen werden Windpocken, Masern, Scharlach, Mittelohrentzündung, Grippe, Pfeiffer'sches Drüsenfieber, Lungenentzündung, Herpes, Gonorrhoe, Syphilis, AIDS, Hepatitis, Tollwut, Tetanus, Diphtherie, Tuberkulose und Tropenkrankheiten. Ein ausführlicher Teil behandelt verschiedene Formen des Fiebers und deren homöopathischer Behandlung, ein weiteres Kapitel schildert Impfschäden und deren Therapie.

„Kate Birch hat es geschafft, den Sachverhalt auf fast perfekte Weise darzustellen. Ich schätze den praktischen Nutzen des Buches wirklichsehr. Es gibt genaue und konzentrierte Auskunft auch für Eltern, die sich unschlüssig sind, ob sie impfen sollen. Ich kann dieses Buch jedem Homöopathen wärmstens empfehlen." Dr. J. Rozencwajg

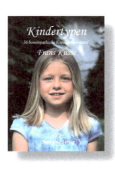

Frans Kusse
Kindertypen
57 homöopathische Konstitutionsmittel

280 Seiten, geb., € 39.-

Der liebenswürdige holländische Arzt Dr. Frans Kusse hat hier ein wunderbares neues Werk über die Typologie von 56 wichtigen homöopathischen Mitteln bei Kindern geschaffen. Mit einfachen, wohl abgewogenen Worten erfasst er auf geniale Weise die Charakterzüge dieser Mittel. Man denkt, man kennt viele dieser Mittel schon - und ist jedesmal überrascht, wie neu und klar sie hervortreten. Dabei schildert er auch neue Mittel wie Beryll, Lithium, Mangan, Helium, Hydrogen oder Saccharum officinale, die bei Kindern sehr oft angezeigt sind und doch bisher nur in Werken über die Behandlung Erwachsener oder einzeln verstreut in Fachzeitschriften zu finden waren. Viele Mittelbeschreibungen sind durch Fotos von geheilten Kindern bereichert. Möge dieses zauberhafte Buch auch allen Eltern, Lehrern und Psychologen eine Hilfe sein, die angezeigten Mittel bei den Kindern besser zu erkennen!

Weitere Titel beim Narayana Verlag

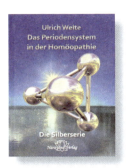

Ulrich Welte
Das Periodensystem in der Homöopathie - *Die Silberserie*

340 Seiten, geb., € 33,-

Die Gesetze des Periodensystems auf die homöopathischen Mittelbilder zu übertragen, ist eine der faszinierendsten Pionierleistungen der modernen Medizin. Mit 64 lebendigen Falldarstellungen aus eigener Praxis gibt uns Ulrich Welte eine Einführung in die Methodik der Serien und Stadien. Exemplarisch werden die Elemente der Silberserie dargestellt, die den Künstlern und Wissenschaftlern entspricht und vor allem neurologische Krankheitsbilder beeinflusst.

Ausgehend von der Symptomatik des Krankheitsbildes wird gezeigt, wie man typische Verhaltensweisen, auslösende Situationen, Berufe oder andere lebensbestimmende Charakteristika der Patienten in die Mittelwahl mit einbezieht. Viele neue Heilmittel sind mit der Theorie der Elemente entdeckt worden. Ferner sieht man die altbekannten Mittelbilder in neuem Licht. Das Periodensystem lebt!

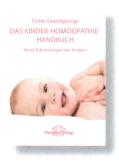

Didier Grandgeorge
Das Kinder-Homöopathie- Handbuch

Akute Erkrankungen bei Kindern

400 Seiten, geb., € 39.-

Akute Erkrankungen und weit darüber hinaus. Konzentriertes homöopathischen Wissen von einem unserer erfahrensten Kliniker - äußerst hilfreiche bewährte Indikationen mit vielen Tipps - eine wahre Fundgrube!

„Didier Grandgeorge legt ein brandaktuelles Buch zur Akutbehandlung von Kindern vor, ein Referenzwerk für alle Spezialisten der Homöopathie, die mit solchen Fällen zu tun haben. Akutfälle bei Kleinkindern können schnell problematisch werden und bedürfen einer präzisen Diagnose.

Didier Grandgeorge verfügt über eine erstaunliche Kenntnis des Repertoriums, und sein Ansatz der Homöopathie – beeinflusst von der Psychoanalyse – trifft genau den Kern des individuellen Falls. Seine Methode ist klar und liefert die Grundlage für ein rasches und effizientes Arbeiten!" Patricia Le Roux

Weitere Titel beim Narayana Verlag

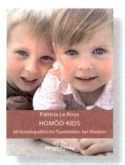

Patricia Le Roux
Homöo-Kids

60 homöopathische Typenbilder bei Säuglingen und Kindern

250 Seiten, geb., € 34,-

Eine moderne Arzneimittellehre für Kinder – von der Geburt bis zum 12. Lebensjahr. Die 60 beschriebenen Arzneimittel reichen von klassischen Polychresten wie Calcium carbonicum, Mercurius, Pulsatilla und Lycopdium zu weniger bekannten, aber bei Kindern äußerst bewährten Mitteln wie Beryllium, Helium, Saccharum lactis, Lac felinum, Faucum und Aqua marina.

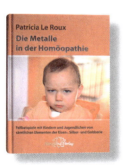

Patricia Le Roux
Die Metalle in der Homöopathie

Mit Fallbeispielen von Kindern und Jugendlichen aus der Eisen-, Silber- und Goldserie

440 Seiten, geb., € 48.-

Das erste Werk seiner Art, welches speziell für Kinder die Mittel nach der Theorie der Elemente von Jan Scholten erschließt. Zu jedem der über 50 Metalle gibt sie die wichtigsten Leitsymptome und illustriert sie auf einfache und leicht nachvollziehbare Weise anhand eines Falls aus ihrer eigenen kinderärztlichen Praxis. Die Beschwerden reichen von Infekten, Ekzemen, Asthma bronchiale über Glomerulonephritis, rheumatoide Arthritis, Anämie bis zu schulischem Misserfolg, psychomotorischer Entwicklungsverzögerung, Depression und Anorexie.

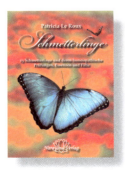

Patricia Le Roux
Schmetterlinge in der Homöopathie

13 Schmetterlinge - Prüfungen, Essenzen und Fälle

150 Seiten., geb., € 28.-

Die bekannte französische Kinderärztin Patricia Le Roux begibt sich in diesem Werk auf das fast unbekannte Territorium der Schmetterlingsmittel in der Homöopathie. Sie hat diese u. a. mit großem Erfolg bei hyperaktiven Kindern (ADHS) eingesetzt.

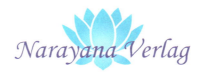

Blumenplatz 2, D-79400 Kandern
Tel: +49 7626-974970-0, Fax: +49 7626-974970-9
info@narayana-verlag.de

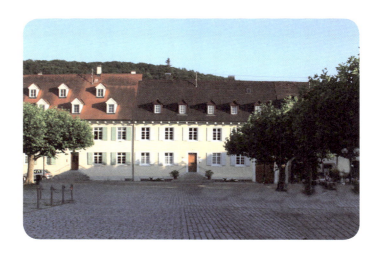

In unserer Online Buchhandlung
www.narayana-verlag.de
führen wir alle deutschen und englischen Homöopathie-Bücher.
Es gibt zu jedem Titel aussagekräftige Leseproben.

Auf der Webseite gibt es ständig Neuigkeiten zu aktuellen Themen, Studien und Seminaren mit weltweit führenden Homöopathen, sowie einen Erfahrungsaustausch bei Krankheiten und Epidemien.